Meinen geliebten Eltern
in tiefer Dankbarkeit
für meine Ausbildung,
die mich und weiterhin
verpflichten will zugeeignet.

Eure
Melanie Sabine
Altpeter-Berüwe

Seeshaupt
Weihnachten 1978

D1731904

Mit freundlicher Empfehlung
überreicht durch:

HERZ-
KREISLAUF-
SPEZIALIST PHARMA SCHWARZ

Pharma-Schwarz GmbH, Mittelstraße 11-13, 4019 Monheim

Psychosozialer „Stress" und koronare Herzkrankheit 2

Therapie und Prävention

Verhandlungsbericht vom 2. Werkstattgespräch
am 7. und 8. Juli 1977 in Höhenried

Herausgegeben von M. J. Halhuber

Gesprächsteilnehmer:
M. Altpeter, Ch. Becker-Carus, P. Buchheim, D. Brunner,
W. Butollo, J. Egger, A. W. von Eiff, F. H. Epstein, Ch. von Ferber,
L. von Ferber, H. W. Gnädinger, S. Heyden, K. D. Hüllemann,
W. Huth, K. Jung, H. Katschnig, W. Kerber, J. Keul, E. König,
H. Konzett, M. Lepper, H. Lydtin, M. Maaß, W. Müller, E. Nüssel,
E. Petzold, A. Reindell, H. Schaefer, W. Schierl, G. Chr. Schimert,
Th. Theorell, Th. von Uexküll, D. Vaitl

Springer-Verlag
Berlin Heidelberg New York 1978

Professor Dr. med. Max J. Halhuber
Ärztlicher Direktor, Klinik Höhenried
D-8131 Bernried/Obb.

Redaktion:
Angelika Langsdorf, Von-der-Tann-Str. 14a, D-8130 Starnberg

Mit 59 Abbildungen

ISBN 3-540-08902-0 Springer-Verlag Berlin · Heidelberg · New York
ISBN 0-387-08902-0 Springer-Verlag New York · Heidelberg · Berlin

CIP-Kurztitelaufnahme der Deutschen Bibliothek. *Psychosozialer Stress und koronare Herz-krankheit* : Verhandlungsbericht vom Werkstattgespräch. – Berlin, Heidelberg, New York : Springer. 2. 1977. Therapie und Prävention: am 7. u. 8. Juli 1977 in Höhenried. – 1978.

Druck und Bindearbeiten: Beltz/Offsetdruck, Hemsbach/Bergstr.
2121/3140-543210

Vorwort

Die freundliche Aufnahme des Verhandlungsberichtes vom
1. Werkstattgespräch: Psychosozialer „Stress" und koronare
Herzkrankheit (Springer-Verlag, 1977) hat dem Moderator Mut
gemacht, auch den zweiten herauszugeben. Dieses Mal sollten
noch deutlicher die „Reden" in „Schreiben" verwandelt werden, um auch demjenigen, der nicht teilgenommen hat, eine
lesbare Einführung in das Hauptthema: Die Prävention und
Therapie von „Stress" zu erleichtern.

Andererseits erscheint mir die möglichst wortgetreue Wieder-
gabe der spontanen Reaktionen und Diskussionsbemerkungen
die Lektüre eines Verhandlungsberichtes nicht nur informativ,
sondern auch reizvoll und anregend zu machen.

Das Thema dieses zweiten Werkstattgespräches war aber so
umfassend und problematisch, daß seine Behandlung in einem
eintägigen workshop bestenfalls eine Übersicht über die gegen-
wärtige Akzentverteilung erlaubt. Um die Lücken zu verringern,
wurden auch angemeldete, aber nicht mündlich zu Wort ge-
kommene Referate mitaufgenommen.

Allen Teilnehmern des 2. Werkstattgespräches, dem Verlag und
dem Sponsor, der Firma *Pharma-Schwarz GmbH,* sei wieder
für die gute Kooperation gedankt, ganz besonders auch Frau
ANGELIKA LANGSDORF für die sorgfältige Bearbeitung des
Manuskripts.

März 1978   M. J. HALHUBER

Inhaltsverzeichnis

Gesprächsteilnehmer

ALTPETER, M., Dipl. Psych.: LVA Oberbayern, Klinik Höhenried für Herz- und Kreislaufkrankheiten, D-8131 Bernried

BECKER-CARUS, CH., Prof. Dr.: Psychologisches Institut der Universität Tübingen, Friedrichstr. 21, D-7400 Tübingen

BUCHHEIM, P., Dr.: Facharzt für Neurologie und Psychiatrie, Gartenpromenade 18, D-8035 Gauting

BRUNNER, D., Prof. Dr.: Donolo Institute of Physiological Hygiene, 8, Aza St., Yaffa/Israel

BUTOLLO, W., Prof. Dr.: Psychologisches Institut der Universität München, Klinische Psychologie, Kaulbachstr. 93, D-8000 München

EGGER, J., Dr.: Rehabilitationszentrum Felbring, Hohe Wand, A-2723 Muthmannsdorf, N. Ö.

EIFF VON, A. W., Prof. Dr.: Medizinische Universitätsklinik Bonn, Venusberg, D-5300 Bonn

EPSTEIN, F. H., Prof. Dr.: Institut für Sozial- und Präventivmedizin der Universität Zürich, Gloriastr. 32, CH-8006 Zürich

FERBER VON, CH., Prof. Dr.: Universität Bielefeld, Fakultät für Soziologie, Kurt-Schumacher-Str. 6, D-4800 Bielefeld

FERBER VON, L., Dr.: Universität Bielefeld, Fakultät für Soziologie, Kurt-Schumacher-Str. 6, D-4800 Bielefeld

GNÄDINGER, H. W., Dipl. Psych. Dr.: LVA Oberbayern, Klinik Höhenried für Herz- und Kreislaufkrankheiten, D-8131 Bernried

HEYDEN, S., Prof. Dr.: Community Health Sciences, Duke University Medical Center, Durham, N. C./USA

HÜLLEMANN, K. D., Prof. Dr.: Klinisches Institut für Physiologie an der Med. Klinik St. Irmingard, Osternacherstr. 103, D-8210 Prien

HUTH, W., Dr.: Facharzt für Nervenkrankheiten, Nördliche Auffahrtsallee 18, D-8000 München 19

JUNG, K., Dr.: Rehabilitationszentrum Ohlstadt, D-8115 Ohlstadt

KATSCHNIG, H., Priv. Doz. Dr.: Allgem. Krankenhaus der Stadt Wien, Abteilung Sozialpsychiatrie und Medizinische Dokumentation, Lazarettgasse 14, A-1097 Wien

KERBER, W., Prof. Dr. Dr.: Institut für Gesellschaftspolitik, Hochschule für Philosophie, Kaulbachstr. 33, D-8000 München 22

KEUL, J., Prof. Dr.: Klinikum der Albert-Ludwigs-Universität, Abteilung Leistungsmedizin, Hugstetter Str. 55, D-7800 Freiburg

KÖNIG, E., Prof. Dr.: Städtisches Krankenhaus Schwabing, Kölner Platz 1, D-8000 München 40

KONZETT, H., Prof. Dr.: Pharmakologisches Institut der Universität Innsbruck, Peter-Mayer-Str. 1, A-6020 Innsbruck

LEPPER, M.: LVA Oberbayern, Klinik Höhenried für Herz- und Kreislaufkrankheiten, D-8132 Bernried

LYDTIN, H., Prof. Dr.: Kreiskrankenhaus Starnberg, Oßwaldstr. 1, D-8130 Starnberg

MAASS, M., Dipl. Psych.: Max-Planck-Institut für Psychiatrie, Kraepelinstr. 2, D-8000 München 40

MÜLLER, W., Dipl. Psych.: LVA Oberbayern, Postfach 2120, D-8000 München 83

NÜSSEL, E., Prof. Dr.: Medizinische Universitätsklinik Heidelberg, Bergheimer Str. 58, D-6900 Heidelberg

PETZOLD, E., Dr.: Medizinische Universitätsklinik Heidelberg, Bergheimer Str. 58, D-6900 Heidelberg

REINDELL, A., Dr.: Medizinische Universitätsklinik Heidelberg, Bergheimer Str. 58, D-6900 Heidelberg

SCHAEFER, H., Prof. Dr.: Physiologisches Institut der Universität Heidelberg, Im Neuenheimer Feld 326, D-6900 Heidelberg

SCHIERL, W., Dr.: Medizinische Poliklinik der Universität München, Pettenkoferstr. 8a, D-8000 München 2

SCHIMERT, G. CHR., Prof. Dr.: Institut für Prophylaxe der Kreislauf-krankheiten der Universität München, Pettenkoferstr. 2, D-8000 München 2

THEORELL, T., Dr.: Med. Kliniken, Serafimerlasarettet, Fack, S-11283 Stockholm

UEXKÜLL VON, TH., Prof. Dr.: Sonnenhalde 15, D-7800 Freiburg

VAITL, D., Prof. Dr.: Dr.-Justus-Liebig-Universität, Fachbereich Psychologie, Otto-Behaghel-Str. 10, D-6300 Gießen

Einleitung

M.J.Halhuber

Als Initiator, Moderator und Organisator begrüße ich Sie sehr
herzlich zum zweiten Werkstattgespräch zum Thema "Psychosozialer
Stress und koronare Herzkrankheit". Das positive Echo auf den
Verlauf des ersten Werkstattgesprächs am 8. und 9. Juli 1976 und
die noch immer zunehmende Aktualität dieses Themas haben die Ver-
anstalter bewogen, 1977 ein zweites Werkstattgespräch zu wagen.
Warum nimmt die Aktualität dieses umstrittenen Themas noch. immer zu? Wenn es wirklich gelingt, Zusammenhänge zwischen psychosozialer Überbeanspruchung - eine Diskussion um den Begriff des
"Stress" soll von vorneherein vermieden werden - also zwischen
psychosozialer Überbeanspruchung des Menschen und der koronaren
Herzkrankheit nachzuweisen, dann hat das weitreichende Konsequenzen für die Kardiologie in Forschung, Lehre und Praxis. Die Forschung muß dann interdisziplinär und sozialmedizinisch erweitert,
und die Lehre und Praxis ökologisch ausgerichtet werden, kurz, die
Kardiologen müßten dann psychologisiert werden. Stellen Sie sich
vor: Balint-Gruppen in Herzzentren! Bei der weitreichenden Bedeutung der Problematik, mit der wir uns heute und morgen befassen,
ist es wichtig, alle ernst zu nehmenden Einwände und Gegenargumente zu formulieren und zu diskutieren. Deshalb bin ich dankbar,
daß diesmal auch Herr HEYDEN mit dabei sein kann; ich erhoffe mir
von ihm als Advocatus diaboli eine hohe Standfestigkeit und Dis-
kussionsfreude, freies Geleit ist ihm zugesichert. Ein heikles
Thema bei einem solchen Symposium ist die Bestimmung der Schwer-
punkte, die in den Vordergrund gerückt werden, weil sie ja über
den Verlauf und die Ergiebigkeit der Diskussionen entscheidend
mitbestimmen. Dafür trage ich die Verantwortung. War es zu früh,
dieses Jahr den Hauptakzent auf Prävention und Therapie von Stress

zu legen, nachdem viele noch nicht einmal die meßbare Existenz
des Phänomens Stress akzeptieren können? Wenn z. B. die Existenz
von so etwas wie einer Typ A - Realität nicht allgemein bejaht
wird, wie kann man dann schon danach fragen, ob und wie ein Typ
A in einen Typ B verwandelt werden kann und soll? Wie soll diese
Umwandlung objektiviviert werden? Das sind zwei Hauptprobleme,
die hinter dem Programm des zweiten Werkstattgespräches stehen.
Ich bin mir der Gefahr der Frustration für uns alle durchaus bewußt, aber ich meine, daß in der Praxis die Frage nach der Vor-
beugung und Behebung von Stress heute so oft gestellt wird, daß
wir wenigstens anfangen müssen, Hypothesen zu generieren. Und
es ist schon viel erreicht, wenn an diesen beiden Tagen bei mehr
Experten als bisher ein Problembewußtsein entwickelt wird. In
dieser Hinsicht war schon das erste Werkstattgespräch 1976 erfolgreich, wie aus dem Echo auf den Verhandlungsbericht zu entnehmen
ist. Lassen Sie mich wiederholen, was ich im vergangenen Jahr
einleitend zur Definition des Werkstattgesprächs gesagt habe:
Wir besuchen einander bei der Denkarbeit, beim kreativen Basteln
von Hypothesen und Theorien. Wir brauchen keinen Ausgehanzug für
die Formulierung bereit zu legen, sondern dürfen ins Unreine
denken, und es soll innerhalb und außerhalb dieses Raumes auch
zum Brainstorming kommen. Und die Gedanken, Ideen, Einwände,
Facts und Phantasien sollen zwar durch das Tonband festgehalten
werden und nicht verlorengehen, aber sie sollen nur so an die
Öffentlichkeit kommen, wie die Autoren selbst es wünschen. Im
vergangenen Jahr hat das Einführungsreferat von Herrn SCHAEFER
entscheidende Markierungen für die nachfolgenden Diskussionen
gegeben. Wir danken Herrn VON UEXKÜLL, daß er sich bereit gefunden hat, heuer das Einleitungsreferat zu übernehmen. Auch er
ist in der Position, in der man einen Hubschrauberblick über die
Gesamtproblemlandschaft erwarten kann.

Das Problem einer Prävention von Stress in psychosomatischer Hinsicht

Th. von Uexküll

Als Herr HALHUBER mich fragte, ob ich das Einleitungsreferat dieser Tagung übernehmen könne, war die erste Reaktion der Wunsch,
meine Inkompetenz für ein derartig umfassendes Thema zu bekennen.
Ich bin nicht in der Lage, den gewünschten Hubschrauberblick zu
vermitteln. Erst die Versicherung, daß kein Bericht über den neu-
esten Stand der Weltliteratur, sondern eher provokative Hinweise
auf Grundsatzprobleme erwartet würden, machten mir Mut, ein Referat zur Problematik einer Prävention und Therapie von Stress
unter psychosomatischem Aspekt zu übernehmen. Es fällt mir schwer,
Sie nach einem so heißen Tag auch noch mit dem Stress eines Referats über Stress zu belasten, aber ich glaube, wenn man das
Maximum an Frustrationen gleich am Anfang hinter sich bringt,
dann hat man für die kommende Diskussion schon etwas geleistet.
Herr HALHUBER sagte, daß wir uns in unseren verschiedenen Werk-
stätten besuchen. Nun, meine Werkstatt ist im wesentlichen eine
Werkstatt, in der man versucht, Theorien zu basteln, und das ist
bekanntlich für Mediziner besonders frustrierend. Deshalb möchte
ich mein Referat folgendermaßen gliedern:
Zunächst werde ich an zwei Krankengeschichten darstellen, wie
sich das Problem aus der Sicht eines psychosomatisch orientierten
Internisten darstellt. Trotzdem ich damit wertvolle Zeit verliere,
glaube ich, daß es unerläßlich ist, das Problem konkret darzustellen, damit wir wissen, wovon wir sprechen, wenn wir uns nachher über ein so schwieriges theoretisches Thema unterhalten. Von
diesen Krankengeschichten möchte ich das Dilemma der medizinischen
Theorien und Konzepte dem Stressproblem gegenüber aufzeigen und
von dort ausgehend schließlich einen psychosomatischen Ansatz
zur Lösung der Schwierigkeiten zur Diskussion stellen. Der Umfang

des Themas zwingt mich, wichtige Probleme auszuklammern und die Frage hypothetischer Modelle der Diskussion zu überlassen. Die beiden Krankengeschichten stammen aus dem Werkstattbericht von KÖHLE und Mitarbeitern über die internistisch-psychosomatische Krankenstation (KÖHLE, K. et al., 1977), an der seinerzeit von mir geleiteten Abteilung in Ulm. Beide Patientinnen habe ich als mitbehandelnder Chefarzt kennengelernt.

Die erste <u>Patientin, Frau A.</u>, wurde wegen einer ambulant nicht mehr behandelbaren Hypertonie stationär aufgenommen. Zwei apoplektische Insulte und eine zusätzliche Blutung in der Sehrinde hatten eine Behinderung beim Lesen und einen Gesichtsfeldausfall hinterlassen. Jetzt war sie nach einer hypertonen Krise kurzzeitig bewußtlos geworden. In den ersten Gesprächen wirkte die große, massige Frau unruhig. Sie ließ den Arzt kaum zum Sprechen kommen und stellte ihre Erklärungen für alle Beschwerden gleich in den Vordergrund. Der Arzt fühlte sich der Patientin gegenüber eher ängstlich, wie vor einem Dampfkessel, der gleich explodieren könnte. Die Patientin klagte indirekt über extreme Einschränkungen in allen Lebensbereichen, die nur zum Teil auf die körperliche Behinderung zurückzuführen waren. Seit einer Uterusexstirpation vor sechs Monaten hatte sie sich noch weiter zurückgezogen, auch alle sexuellen Beziehungen zu dem Ehemann abgebrochen. In den Gesprächen wurde ihre Enttäuschung über den Verlust ihrer Selbständigkeit, Leistungsfähigkeit, Unabhängigkeit und die trotzig-depressive Form ihres Rückzugs deutlich. Sie hob den Kontrast zu früher hervor: In der Tschechoslowakei aufgewachsen - sie betont ihre Zweisprachigkeit - ernährte sie nach dem Kriege den verletzt heimkehrenden Mann, den sie dann, wie sie sagt, aus Fairness trotz seiner Behinderung geheiratet hätte. Sie gebar vier Kinder, denen sie eine Supermutter war: sie hat sie anderthalb Jahre gestillt, die Kinder kämen auch jetzt noch mit allen Problemen zu ihr. Sie konnte daher aus Zeitgründen den Lehrerinnenberuf nicht mehr ausüben. Später übernahm sie die Leitung einer Lebensmittelfiliale. Sie betont, wie sie sich auf ihr phänomenales Gedächtnis verlassen konnte und sämtliche Bilanzen im Kopf gehabt habe. Dann führte eine Bandscheibenoperation zur Berentung und einem Bruch dieser Entwicklung. Von den Ärzten ist sie enttäuscht: sie könnten ihr nichts bieten als einen Tod auf Raten. Ein tragfähiges Arbeitsbündnis kam nie zustande. Es stellt sich heraus, daß sie die verordneten Medikamente nicht eingenommen hat, angeblich wegen der auf den Packungen angegebenen Nebenwirkungen. Sie hat es auch abgelehnt, sich selbst den Blutdruck zu messen und fährt zu Beginn des stationären Aufenthaltes in dieser Ablehnung fort. Während der Visiten fällt jedesmal eine stark zunehmende Gesichtsrötung der Patientin auf, die jeden Versuch, den situativen Kontext ihrer Symptome abzuklären, zurückweist, weil sie - wie sie sagt - nichts auf sich sitzen lassen will. Als die Patientin nach einem solchen Versuch über ihren rebellierenden Magen klagt, und der Arzt Beziehungen zu dieser Reaktion herzustellen versucht, fühlt sich die Patientin grob mißverstanden. Sie schreibt dem Arzt einen Brief, in dem sie ihm vorwirft, ihre Äußerungen zu wörtlich zu nehmen.

In dem anschließenden Gespräch kann sie erstmals über ein Gefühl der Ohnmacht während der Visiten sprechen. Es falle ihr schwer, sich zu konzentrieren und immer eine intelligente Antwort parat zu haben. Sie fühle sich den Ärzten unterlegen. Eine Veränderung tritt nach einer Chefarztvisite ein: Frau A. hatte wieder darüber geklagt, wie schlecht ihr Gedächtnis geworden sei. Früher habe sie alle Telefonnummern im Kopf gehabt, heute könne sie keine einzige mehr behalten. Die Antwort des Chefarztes, er könne sich auch keine Zahlen merken, z.B. wisse er nicht, wann Napoleon geboren sei, all das könne man in Büchern nachlesen, imponiert ihr sehr. Sie akzeptiert den Vorschlag, sich die Telefonnummern vor den Gesprächen aufzuschreiben. Allmählich scheint sie ihre unrealistischen Idealvorstellungen in einer Art Trauerprozeß abbauen zu können; wohl weil sie erlebt, daß die Umwelt sie auch als Kranke achtet, beginnt sie, sich selbst wieder zu akzeptieren. Jetzt kann sie auch eine Leistung ihrer Tochter annehmen und voll Stolz darüber berichten, obgleich sie nicht mehr all die komplizierten Einzelheiten selbst überschauen und kritisieren könne, was sie früher immer von sich verlangt hatte.

Der bisher auch in der Klinik nur schwer einstellbare Blutdruck sinkt, die Abwehrhaltungen bilden sich zurück, während der Visite

tritt die auffällige Gesichtsrötung nicht mehr auf. Sie meint
schließlich, jetzt wisse sie selbst, wie es zu Hause weitergehen
könne. Sie hat auch begonnen, sich selbst den Blutdruck zu messen.
Wir wissen noch nicht, ob der Krankheitszustand auch längerfristig
behandelbar geworden ist. Das Beispiel läßt aber - wie uns scheint
- die Bedeutung der Beziehungen zwischen Patient und medizinischer
Umwelt und die stellvertretende Funktion der medizinischen Umwelt
für die alltägliche Mitwelt für das Gelingen der Krankheitsverarbeitung und für die Gewinnung eines angemessenen Krankheitsver-
haltens, auch für den Aufbau eines tragfähigen Bündnisses zwischen
Arzt und Patient erkennen.

Patientin Frl. C., 15 Jahre, leidet an den Folgen eines angeborenen, inoperablen Herzvitiums, Cor triloculare: pulmonale Hypertonie, AV-Block mit anfallsweisen Kammerextrasystolen und häufigen
Synkopen. Sie wurde seit früher Kindheit in einem Herzzentrum behandelt. Nach der Ablehnung einer Operation wurden mit Hilfe der
Massenmedien Mittel für eine Untersuchung in der Mayo-Klinik ge-
sammelt, in der sich die Operation ebenfalls als undurchführbar
erwies. Die Patientin wurde nach einer lange anhaltenden Synkope,
bei der die Angehörigen sie bereits als tot erlebt hatten, stationär aufgenommen. In der Klinik war sie bekannt, und die Prognose wurde als hoffnungslos eingeschätzt. Die Eltern, von der
langen Krankheit und den wiederholten Bewußtlosigkeiten der Tochter zermürbt und verstört durch ihre Hilflosigkeit, weigerten
sich, auch nur an die Möglichkeit zu denken, die Patientin noch
einmal nach Hause zu nehmen. Sie blieb, aufgegeben, nur zum Sterben in der Klinik, um ihr, aber auch den Eltern, weitere "unzu-
mutbare Belastungen" zu ersparen.

Als sie von der Aufnahmestation auf unsere Station verlegt wurde,
wirkte sie außerordentlich zerbrechlich, ängstlich, anklammernd
und hochgradig infantil, eine Inkarnation von Schwäche, Hilflosigkeit und Zartheit. Die Anamnese ergab, daß sie in totaler Ab-
schirmung aufgewachsen war, von Hauslehrern unterrichtet und ohne
jeden Kontakt mit Gleichaltrigen.

Im Verlauf von zwei Wochen gelang unter medikamentöser und vor-
sichtigster krankengymnastischer Behandlung eine Reduzierung der

Sauerstoffzufuhr durch die Nasensonde und eine teilweise Mobilisierung. Sie konnte auf dem Bettrand sitzen. Dabei fiel allen Beteiligten das unauffällige, zurückgezogene und schüchterne Verhalten der Patientin immer deutlicher auf. Schließlich gewann für sie die Beziehung zu ihrer Bettnachbarin, einer zehn Jahre älteren, ausbehandelten Leukämiekranken mit hoffnungsloser Prognose, Bedeutung. Als diese Patientin mit der rapiden Verschlechterung ihres Befindens die Zuwendung des Pflegeteams immer mehr auf sich zog, kam es zu einer erheblichen Verschlechterung des Zustandes von Fräulein C. Es traten schwerste Rhythmusstörungen mit Zeichen zerebraler Anoxie, Benommenheit, Krämpfen und Amnesie auf, eine Schiefhalsstellung (der Kopf war von der Mitpatientin abgewandt), blieb längere Zeit bestehen.

Jetzt fielen panische Angstzustände auf, die die Verschlechterung begleiteten. Die Patientin wurde in ein anderes Zimmer verlegt, und die Mitarbeiter der Station begannen sich intensiv mit ihr zu beschäftigen. In den Gesprächen wurde erstmals ein möglicher Zusammenhang zwischen der beobachteten Angst und den Rhythmusstörungen und bald auch allgemein über Zusammenhänge der psychischen und sozialen Situation mit den verbliebenen somatischen Kompensationsmöglichkeiten besprochen. Es kam zu einer überraschend schnellen Besserung der Symptomatik. Als die Leukämiepatientin starb, zündete die Patientin auf ihrem Nachttisch eine Kerze für sie an. Dabei konnte sie zum ersten Mal über ihre Gefühle dieser Patientin gegenüber und über ihre eigenen auf den Tod bezogenen Ängste sprechen. Erst jetzt konnte sie zunächst die Schwestern, dann schließlich auch die Ärzte über ihre eigene Erkrankung und über das Schicksal Herzkranker ausfragen. Dabei wurde deutlich, daß die Patientin trotz ihrer langen Leidensgeschichte kaum Informationen über Art und Prognose ihrer Krankheit erhalten hatte und daß sie, entsprechend den Spielregeln ihrer Umgebung, das, was sie in Erfahrung gebracht hatte, weitgehend verleugnen mußte. In ihrem Erleben waren Schweigen und Abriegelung vor Problemen und Ängsten die Reaktion der Erwachsenen gewesen.

Erst nachdem - was außerordentlich schwierig und mühsam war - auch mit den Eltern ein Arbeitsbündnis aufgebaut worden war, ließ sich das therapeutische Ziel erweitern. Die Patientin sollte unabhängiger von den Sauerstoffgeräten werden; die Entwicklung autonomer Verhaltensweisen sollte durch Aufnahme sozialer Kontakte unterstützt werden. Fräulein C. konnte jetzt an den wöchentlichen Patientengruppen und an den gemeinsamen Spielen der Patienten teilnehmen. Dabei befriedigte es sie besonders, daß man sie - anders als zuhause - nicht regelmäßig gewinnen ließ, daß man sie nicht als Todkranke verhätschelte. Sie lernte, solche und ähnliche Gefühle und Erlebnisse zu verbalisieren. Eine Gruppe von Studenten beteiligte sich schließlich an der Betreuung und setzte diese auch nach der Entlassung von Fräulein C. fort. Sie besuchten die Patientin zuhause und nahmen sie auf kleinere Ausflüge mit. Es gelang der Patientin, von der Sauerstoffzufuhr weitgehend unabhängig zu werden. Getragen von dem Schutz der Familie kann sie sogar im begrenztem Umfang eigene Aktivitäten entfalten: Sie übernimmt schriftliche Arbeiten für eine religiöse Gruppe, der sie angehört und konnte mehrfach an bis zu zweiwöchigen Ferienlagern teilnehmen. Sie beteiligt sich an Überlegungen über eine etwaige Berufstätigkeit. Die Nachbeobachtung beträgt bisher zweieinhalb Jahre.

Ich habe diese beiden Krankengeschichten als Einstieg in die notwendigerweise theoretischen Überlegungen über die Frage gewählt, was Stress eigentlich ist, wie wir ihn definieren und was wir unter einer Therapie oder gar einer Prävention von Stress verstehen sollen. Beide Krankengeschichten machen deutlich, daß es kaum möglich ist, zirkumskripte pathogene Faktoren zu isolieren, ohne den Gesamtzusammenhang zu berücksichtigen. Auch relativ globale Zuordnungen wie Familie, Beruf, oder Arzt-Patienten-Beziehung bleiben problematisch. Ebenso problematisch bleibt der Versuch, die Persönlichkeit der Kranken als den eigentlich verantwortlichen Faktor herauszustellen. In beiden Krankengeschichten ist die Umwelt von einer gefährlichen, unheildrohenden Atmosphäre erfüllt. Zwischen Umwelt und Persönlichkeit der Kranken bestehen Wechselbeziehungen, die an sich selbst verstärkende Regelkreise im Sinne eines Circulus vitiosus denken lassen. Unübersehbar ist das Ineinandergreifen sozialer, psychischer und physiologisch-somatischer Vorgänge. Und ebenso eindrucksvoll ist das Ungenügen aller therapeutischen Ansätze, die sich nur auf einen dieser Aspekte beschränken. Alle Teildiagnosen und alle Teiltherapien sind und waren eindrucksvoll unergiebig. Ich glaube, Sie werden mir zustimmen, daß es sich bei beiden Kranken um schwere Fälle eines jahre-, zum Teil lebenslangen Stress-Syndroms handelt, und daß unsere Therapie als zentralen Gesichtspunkt Stressprophylaxe anstrebte. Sie können natürlich den Einwand machen, daß eine derartige Ausweitung den Stressbegriff als wissenschaftliches Instrument wertlos macht, weil damit dann alles und d.h. zugleich nichts erfaßt wird. Aber damit sind wir schon mitten im Dilemma der medizinischen Theorien und Konzepte dem Stressproblem gegenüber.

Mit diesem Dilemma haben sich auch die Experten des ersten Werkstattberichtes herumgeschlagen. Wenn Lennart LEVI die Frage stellt: Was ruft eigentlich Stress hervor? Und die Antwort gibt: Schlechte Paßform zwischen Mensch und Umwelt, so hat er damit im Grunde eine ähnlich umfassende und allgemeine Definition gegeben. Er hat aber darüber hinaus noch einen grundsätzlich wichtigen Aspekt der Stressproblematik angesprochen, wenn er die schlecht passende Umwelt als erlebte Wirklichkeit bezeichnet. Nur: von dort zu einer Theorie und von dieser zu Modellen, die sich empirisch erproben lassen, ist ein langer Weg. Ich will im folgenden versuchen, mit Ihnen zusammen diesen Weg wenigstens ein Stück weit zu suchen.

Als Einstieg und zugleich als Provokation für die kommenden Diskussionen möchte ich mit der Behauptung beginnen, daß wir im Grunde nicht wissen, was Stress ist, und daß ich mir schwer vorstellen kann, daß man Therapie- und Präventionsstrategien gegen etwas entwickeln kann, von dem man nur eine vage und ungefähre Ahnung hat. Die Situation ist ja doch immer noch die gleiche, wie sie LEVIN und SCOTCH 1970 nach einem kritischen Überblick über die Literatur beschrieben haben (LEVIN, S., SCOTCH, N.A., 1970), nämlich, daß selbst in so elementaren Fragen keine Einigkeit herrscht, wie denen, ob Stress aus dem Stimulus bestehe oder aus der Art, wie dieser perzipiert wird, oder aus der Antwort, die auf den Stimulus erfolgt. Die Autoren betonen, daß die terminologische Konfusion, die daraus resultiert, auch kaum lösbare Probleme der Operationalisierung d.h. der Frage aufwirft, wie und mit welchen Methoden man sinnvolle und valide Daten zur Erprobung von Konzepten gewinnen könne.

Diese terminologische Konfusion ist unter anderem eine Folge der Tatsache. daß viele Begriffe ihre Bedeutung verändern, wenn man sie aus einem psychologischen und von dort aus in einen soziologischen Bereich überträgt, und umgekehrt; ein Übel, das sich weder durch einen Fächerpluralismus noch durch einen Fächerpurismus beseitigen läßt. Ungeachtet der Nützlichkeit, die manche Stresskonzepte für begrenzte Fragestellungen hätten, würde doch keines – wie die Autoren sagen – die Forderung einer umfassenden Theorie erfüllen.

In dieser Situation ist es ein schwacher Trost, daß es mit anderen Begriffen der Medizin nicht sehr viel besser steht. Wir wissen z. B. nicht, wie wir Krankheit oder Gesundheit definieren sollen. Ja, wir wissen nicht einmal, was wir unter Begriffen wie Körper und Seele zu verstehen haben, wenn wir versuchen, sie miteinander in Beziehung zu setzen. Auch hier gilt, daß unsere medizinischen Konzepte und Begriffsbestimmungen für begrenzte Fragestellungen sehr nützlich sind – wer würde das in Zweifel ziehen –, daß aber keine von ihnen die Forderung nach einer umfassenden Theorie erfüllt. Eine solche aber brauchen wir, wenn wir uns nicht mit Teildiagnosen und Teiltherapien somatischer oder psychologischer Art begnügen wollen, wie man das bei unseren Patienten zu deren Nachteil immer wieder getan hat und noch tut. Das Dilemma der Stressforschung ist also letztlich ein Dilemma der Medizin, die – wie WEINER es kürzlich formulierte – eine der wenigen empirischen Wissenschaften ist, die keine Theorie besitzt. (WEINER, H. 1977)

Wenn wir das Grundproblem der Stressforschung mit Lennart LEVI als das der guten oder schlechten Paßform zwischen Mensch und Umwelt, und Umwelt als die individuell erlebte Wirklichkeit des einzelnen definieren, so müßte eine Theorie der Medizin imstande sein, uns konkrete Modelle für diese Beziehungen des kranken oder gesunden Menschen zu seiner Umwelt und für die Bedeutung dieser Beziehungen im Krankheitsgeschehen zu geben. Um festzustellen, wie es damit aussieht, will ich jetzt versuchen, etwas genauer zu formulieren, was diese Forderung eigentlich besagt, indem ich die allgemeine Formel "schlechte Paßform zwischen Mensch und Umwelt" und "Umwelt als erlebte Wirklichkeit" auf unsere Krankengeschichte anwende.

Die Wirklichkeit, in der die Hochdruckpatientin lebte, war - so könnte man sagen - ein permanentes Examen, in dem nur der Klassenbeste bestand. Sie war darüberhinaus ein dauernder Kampf gegen Feinde, welche die Patientin erniedrigen und ihr etwas rauben wollten. Sie mußte sich ständig wehren und immer alles unter Kontrolle haben. Ärzte waren in dieser Wirklichkeit Examinatoren, die sie hereinlegen wollten. Visiten waren neue Prüfungen, und wer versagte, verlor mit der Achtung der Mitwelt die Achtung vor sich selbst. Die Patientin lebte - so könnten wir es formulieren - unter dem Diktat eines Programms, das ihr Deutungsanweisungen zur Interpretation ihrer Umgebung aufzwang. Unter diesem Diktat erlebte sie jede Umgebung als eine Wirklichkeit, die kaum erfüllbare Anforderungen an ihr Verhalten stellte. Man mußte eine Super-Mutter sein, man mußte ein Super-Gedächtnis haben, man mußte die Umgebung und sich selbst ständig unter Kontrolle haben. Dieses Programm hatte sie irgendwann in der Vergangenheit, wahrscheinlich in ihrer Kindheit, erworben und im späteren Leben immer fester eingeübt.

Fassen wir diesen Zusammenhang zwischen einem Programm, das man erwirbt, einer Wirklichkeit, die man erlebt und die unser Verhalten bestimmt, allgemeiner, so sehen wir, daß ein solches Programm alle Eigenschaften von dem hat, was wir gewöhnlich eine Theorie nennen. Auch eine Theorie gibt uns ein Schema, um Phänomene unserer Umgebung so zu interpretieren, daß wir mit ihnen umgehen können. Theorie ist etwas, das Praxis ermöglicht und zugleich die Form dieser Praxis bestimmt. Nur bei der Patientin A. handelte es sich um eine unbewußte und daher durch Praxis nicht korrigierbare Theorie. Eine Situation, in der sie in die Lage versetzt wurde, die Theorie, von der sie beherrscht war, wenigstens ein Stück

weit zu sehen und ein Stück weit zu ändern, entstand erst in einer
Wirklichkeit, in der sie ihr Problem mit anderen teilen konnte,
in der auch andere, sogar Chefärzte, Zahlen vergaßen.

Bei der Patientin C. lagen die Verhältnisse scheinbar umgekehrt.
Sie hatte keine Theorie, um die beunruhigenden Reaktionen ihres
Körpers zu deuten. Niemand hatte mit ihr ein Programm eingeübt,
nach dem man mit so etwas umgehen kann, im Gegenteil: Ihre Körperreaktionen machten ihrer Umgebung soviel Angst, daß die Patientin
Unterstützung und Zuwendung ihrer Familie nur gewinnen konnte,
wenn sie das ganze Thema tabuierte und auf ihre Selbständigkeit
verzichtete. Sonst zog man sich vor ihr zurück und ließ sie völlig
allein. In Situationen, in denen wir keine Theorien bzw. Programme
zur Deutung der Gegebenheiten haben, können wir aber von archa-
ischen phylogenetisch erworbenen Programmen zum Kampf gegen dro-
hende Feinde oder zur Flucht vor unheimlichen Gefahren ergriffen
werden, die somatisch mit Tachykardie und Blutdruckerhöhung und
psychisch mit Angst, Wut und Panikbereitschaft einhergehen.

Umwelt als vom Kranken erlebte Wirklichkeit scheint demnach die
nach früher erworbenen Programmen oder "Theorien" interpretierte
Umgebung zu sein, und Paßform hat offenbar damit zu tun, wie gut
oder wie schlecht die individuell erlebte Wirklichkeit in den
Schuh - wenn ich es einmal so sagen darf - der gemeinsamen Wirklichkeit paßt, in der man mit Menschen zusammenlebt, von denen
man abhängt. Anders ausgedrückt: Paßform ist offenbar das Ergebnis
der Anstrengung des einzelnen, sich durch die Probleme, die ihn
bedrängen, nicht isolieren und aus der Gemeinschaft ausschließen
zu lassen, wie Aussätzige isoliert und ausgestoßen zu werden, sondern es zu erreichen, daß seine Probleme von den anderen als Teil
einer Wirklichkeit akzeptiert werden, die alle angeht.

Die Modelle, die wir suchen, müßten also imstande sein, den Zusammenhang zwischen Programmen zum Aufbau der individuellen Wirklichkeit eines Menschen, seinen Theorien - der allgemeinen oder
sozialen Wirklichkeit, in der er lebt - und seinem Körper abzu-
bilden. Aber die Medizin beharrt auf der Überzeugung, daß Wirklichkeit für Patienten und Ärzte dasselbe sei wie für Physiker,
Chemiker und Mikrobiologen. Der Gedanke, daß Umwelt als erlebte

Wirklichkeit für jeden Menschen verschieden sein und daß diese
Verschiedenartigkeit das Fundament für eine allgemeine Krankheits-
und Gesundheitslehre bilden könnte, ist unserem medizinischen Denken völlig fremd. Die Wirklichkeit, welche die Medizin für Ärzte
aufbaut, hat hier offenbar ein Skotom.

Ich möchte jetzt dieses Skotom näher betrachten, und dazu will
ich den Gedanken eines Zusammenhanges zwischen Theorie bzw. Programm, erlebter Wirklichkeit und Praxis, der sich uns bei der Be-
trachtung der Krankengeschichten aufgedrängt hat, auf die Medizin
selbst anwenden, d.h. ich will den Zusammenhang zwischen medizinischen Theorien und der beruflichen Wirklichkeit, die Ärzte erleben, untersuchen. Dabei stellt es sich als erstes heraus, daß die
Feststellung WEINERS, daß Medizin keine Theorie habe, differenziert werden muß. Medizin hat zwar keine umfassende Theorie, aber
sie ist nicht ohne Theorien, sie hat sogar viele Theorien. Aber
sie hat zwei fundamentale oder Grund-Theorien, die sich gegenseitig ausschließen: eine für somatische und eine für psychische
Krankheiten. Wir wollen daher die Frage stellen, was diese beiden
Theorien für die Umwelt, d.h. für die erlebte Berufswirklichkeit
des Arztes, und für die Aufgaben bedeuten, die diese Berufswirklichkeit an den Arzt stellt?

Auch in der Medizin sind Theorien eng mit Praxis verknüpft. Die
Theorien der Medizin haben schon immer darüber entschieden, wie
Kranke von Ärzten behandelt wurden. Studenten müssen Theorien lernen, um die Befähigung zu praktischem Handeln als Ärzte zu erwerben. Das ist notwendig, weil Theorien dem Arzt Schemata, Modelle,
mit einem Wort Programme vermitteln, mit deren Hilfe er sich eine
berufliche Umwelt, eine Wirklichkeit aufbauen kann, in der er zum
Handeln befähigt ist. Die Theorie der somatischen Krankheiten gibt
dem Arzt das Modell eines anatomischen Körpers, dessen Organe, Gewebe und Zellen sich durch einen mehr oder weniger raschen Aus-
tausch biochemischer Bestandteile erhalten. Das Modell erlaubt dem
Arzt, Krankheiten als Störungen der Austauschprozesse in dem drei-
dimensionalen Bezugsrahmen des anatomischen Körpers zu lokalisieren. Die Theorie für psychische Krankheiten ist völlig anderer
Art: Sie gibt dem Arzt kein dreidimensionales, räumliches, sondern

ein eindimensionales, zeitliches Modell. Dies Modell ist keine Raum-, sondern eine Zeit-Gestalt, in der wir die Entwicklung des Fühlens, Denkens und Verhaltens, bzw. der ihnen entsprechenden Programme eines Menschen abbilden können. Das gilt für FREUDS psychodynamisches Modell ebenso, wie für die lerntheoretischen Modelle von PAWLOW bis SKINNER. Sie erlauben dem Arzt, Krankheiten als Entwicklungsstörungen in der biographischen Vergangenheit eines Menschen zeitlich zu "lokalisieren".

Der Weg, auf dem diese zwei verschiedenartigen Theorien Praxis und d.h. Handeln möglich machen, ist der gleiche: Sie sagen dem Arzt, wie er sich durch Selektion und Interpretation der Phänomene, die Patienten darbieten, eine Umwelt, eine individuelle Wirklichkeit aufbauen kann, in der er weiß, wie er handeln muß. Mit anderen Worten: Sie geben dem Arzt Deutungs- und Verhaltensanweisungen oder - wie wir auch sagen - sie geben ihm Modelle für Diagnosen und deren therapeutische Konsequenzen. Sie tun das prinzipiell in der gleichen Weise, wie die früh erworbenen Programme der Patientin A. und der Patientin C. Modelle für eine "diagnostische" Einordnung ihrer Umgebung und deren "therapeutische" Behandlung gaben.

Wenn wir diese Beziehungen zwischen Theorie und Umwelt bzw. Wirklichkeit festhalten, wird klar, daß die beiden Theorien zwei fundamental verschiedene ärztliche Wirklichkeiten aufbauen: Das dreidimensionale räumliche Modell eines anatomischen Körpers konstruiert eine Wirklichkeit für die sensomotorischen Aktivitäten eines Arztes, mögen diese nun in direkten Interventionen eines Chirurgen z.B. einer Operation eines Herzfehlers bei der Patientin C. oder in direkten Eingriffen mit Hilfe von Pharmaka z.B. antihypertensiven Mitteln bei der Patientin A. bestehen. Sie haben alle das gleiche Ziel, Organe, Gewebe und Zellen in ähnlicher Weise zu manipulieren, wie wir Gegenstände unserer Umgebung mit unseren Händen oder mit Werkzeugen manipulieren, die unsere Hände dirigieren. Daher sind Physik, Chemie und die Ingenieur-Wissenschaften Basisfächer für die somatische Medizin. In dieser Wirklichkeit lassen sich die Krankheit der Patientin A. als Blutdruckerhöhung auf Grund einer Enge der terminalen Strombahn mit Hirninfarkten und

die Krankheit der Patientin C. als Cor triloculare räumlich lokalisieren. - Die Wirklichkeit, die das andere Modell konstruiert,
hat nichts mit motorischem Verhalten zu tun. Sie leitet unser
Sprachverhalten, oder sie bemüht sich, einen gemeinsamen Bezugsrahmen für Sprecher und Zuhörer aufzubauen, ein bestimmtes "uni-
verse of discourse", wie man es nennen kann, mit spezifischen
Kommunikationsobjekten. Aus diesem Grunde sind letzten Endes Se-
miotik und Linguistik Basisfächer für eine Medizin psychischer
Krankheiten. In dieser Wirklichkeit ist die Krankheit der Patientin A. unter anderem als Folge einer Unterdrückung aggressiver
Triebregungen in der frühen Kindheit und die Krankheit der Patientin C. als Folge einer Vernachlässigung durch ängstliche, über-
protektive Eltern während der ganzen Jugend biographisch lokali-
sierbar.

Wenn wir Patienten in diesen beiden ärztlichen Wirklichkeiten abbilden, sehen wir die Grenze oder den mysteriösen Sprung, "the
mysterious leap", wie DEUTSCH es einmal formuliert hat (DEUTSCH,
F. 1959), zwischen Leib und Seele anders als wir das bisher gewöhnt waren. Wir sehen den Körper des Kranken in der oder als die
Wirklichkeit, die Ärzte mit Hilfe der Theorie für somatische
Krankheiten aufgebaut haben. Und wir sehen seine Seele in der oder
als die Wirklichkeit, die Ärzte mit Hilfe der Theorie für psychische Krankheiten konstruieren.

Diese Umformulierung eines sehr alten Problems erlaubt uns, festzustellen, daß in beiden Abbildungen ein entscheidender Bereich
ausgespart ist: Für die Umwelt oder die Wirklichkeit des Kranken
selbst und die Anteile, welche sein Körper und seine Psyche zu
dem Aufbau seiner Umwelt beigesteuert haben, besteht ein Skotom.
Damit wird einsichtig, warum ein Dilemma der modernen Medizin,
nämlich dieses Skotom, zu einem Dilemma der Stressforschung werden
mußte, deren Aufgabe es ja ist, die Umwelt des Menschen und seine
Beziehungen zu ihr zu erforschen.

Als Ergebnis dieser Analyse ist also eine weitere provozierende
These festzuhalten: Es geht nicht darum, ein Dilemma der Stressforschung durch Modelle der Medizin zu überwinden, sondern es geht
darum, das Dilemma der Medizin durch Modelle zu beheben, welche

die Stressforschung entwickeln müßte. Dazu bietet sich in der Tat
ein Ansatz, und dieser Ansatz liegt in dem Begriff "Adaptation"
verborgen.

Stress wird als Adaptationsleistung definiert. Aber was ist Adaptation? Die Antwort: "Anpassung eines Lebewesens an die Umgebung"
enthält nur die halbe Wahrheit, denn Anpassung der Umgebung an das
Lebewesen ist ebenso wichtig. Ich habe Ihnen an verschiedenen Beispielen die Methoden darzustellen versucht, nach denen Lebewesen
Umgebung an sich anpassen. Die beiden Patientinnen, aber auch die
somatologischen und psychologischen Ärzte verfahren prinzipiell
genau in der gleichen Weise: Sie interpretieren die Umgebung für
ihre subjektiven Bedürfnisse nach Theorien, die Programme mit Deu-
tungs- und Verhaltensanweisungen liefern.

Diese Methoden gegenseitiger Anpassung von Lebewesen und Umgebung
durch Bildung von Programmen, welche festlegen, wie Umgebung auf
ein Lebewesen wirkt und wie dieses wiederum auf die Wirkung antwortet, hat in der phylogenetischen Vergangenheit die Arten her-
vorgebracht, die an verschiedene Umgebungen adaptiert sind. Die
Summe der dabei entstandenen Programme bzw. Theorien, die ein Lebewesen genetisch gespeichert hat und mit auf die Welt bringt,
nennen wir seine Konstitution. Die Summe der während der individuellen Vergangenheit, der Ontogenese eines Lebewesens erworbenen
Programme für die gegenseitige Anpassung zwischen ihm und seiner
Umgebung bezeichnen wir als Disposition. Und die Kämpfe, die jedes Lebewesen in der Gegenwart bestehen muß, um diese gegenseitige Anpassung zuwege zu bringen, nennen wir Stress. Stress ist
daher letztlich der Kampf um Theorien bzw. Programme zum Überleben.

Eine Medizin, die zwischen den Wirklichkeiten von Lebewesen, Tie-
ren wie Menschen, und der Wirklichkeit, die Physiker, Chemiker
und Mikrobiologen erforschen, keinen Unterschied macht, kann dem
Arzt keine Theorien zum Aufbau einer Wirklichkeit liefern, in der
er Kranke in den von ihnen erlebten Wirklichkeiten abbilden kann.
Denn diese Wirklichkeiten haben, wie die von allen Lebewesen,
Tieren wie Menschen, eine historische Dimension, die historische
Dimension einer phylogenetischen und ontogenetischen Vergangen-

17

heit, in der die Programme entstanden sind. Die Wirklichkeit,
welche die Physik beschreibt, ist unter diesem Aspekt ahistorisch.
Das Problem, vor dem wir damit stehen, ist ein allgemein biolo-
gisches Problem. Nach der Analyse des Aufbaus erlebter Wirklichkeiten läßt es sich in allgemeiner Form als ein Kreisgeschehen
darstellen, denn Adaptation als Anpassung an die Umgebung und Anpassung der Umgebung an sich selbst sind keine zwei unabhängig
voreinander ablaufenden Vorgänge, und infolgedessen kann man es,
wie Abb. 1 zeigt, als Kreismodell darstellen.

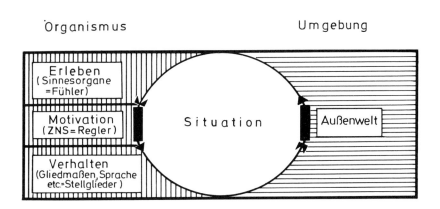

Abb. 1

In diesem Schema wirkt die Umgebung über das von den Bedürfnissen
(Motivationen) und deren Programmen gesteuerte Erleben auf den
Organismus und dieser wirkt, seinem Erleben entsprechend, mit
seinem Verhalten wieder auf die Umgebung zurück. Das Ergebnis
dieses Kreisprozesses von Erleben und Verhalten ist die sich ständig verändernde "Situation", die dem Lebewesen die Probleme zeigt,
die immer wieder von ihm gelöst werden müssen.

Der Erste, der dieses Problem in dieser Form gesehen und eine
allgemeine Theorie formuliert hat, um es zu lösen, war Jakob von
UEXKÜLL. Er hat um die Jahrhundertwende mit seiner Umwelttheorie
ein Modell aufgestellt, mit welchem sich die Methode gegenseitiger
Anpassung zwischen Lebewesen und Umgebung zur Bildung individueller Umwelten beschreiben läßt. Es ist das Modell des Funktionskreises. Die nächste Abbildung zeigt ein Bild aus dem Buch Jakob

von UEXKÜLLS (Abb. 2). Die Zecke, die viele Monate auf einem Ast
unbeweglich warten kann, bis ein Beutetier, irgendein Säugetier,
unter dem Ast vorbeiläuft, bekommt durch die Buttersäure aus dem
Schweiß der Säugetiere ein Signal als Wirkung der Umgebung auf
den Organismus. Die Zecke läßt sich daraufhin fallen, und wenn
sie auf das Säugetier fällt, bohrt sie ihren Rüssel in dessen
Haut. Das ist die Wirkung des Lebewesens auf die Umgebung.

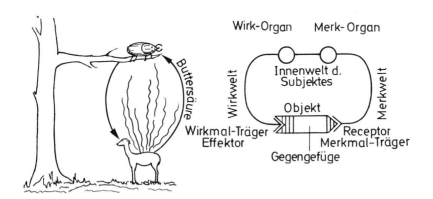

Abb. 2

Diesen Vorgang kann man in Form eines Kreisschemas, des sog.
Funktionskreises darstellen, in der das Lebewesen mit Merken und
Wirken die Umgebung wie mit den zwei Gliedern einer Zange umfaßt,
dem Rezeptorglied und dem Effektorglied, die dem Objekt ein Merk-
mal und ein Wirkmal aufprägen (Abb. 3). Bei der Wirkung der Umgebung auf das Lebewesen erfolgt eine Bedeutungserteilung und bei
der Wirkung des Lebewesens auf die Umgebung eine Bedeutungsver-
wertung.

Ich möchte ganz kurz den wesentlichen Inhalt der Umwelttheorie
referieren, der ja den meisten bekannt ist: Da jedes Lebewesen
von seiner Umgebung nur das perzipiert, was seine Sinnesorgane
nach dem jeweils verfügbaren Programmen bzw. "Theorien" erfassen,
und nur mit solchen Umgebungsfaktoren umgeht, auf die seine Be-
wegungsorgane wirken, macht es aus einer physikalisch, chemisch
oder mikrobiologisch beschriebenen Umgebung eine seiner Gattung

und seinen Bedürfnissen entsprechenden Ausschnitt, seine Umwelt.
Diese Umwelt ist daher terminologisch streng von Umgebung zu
unterscheiden, ein Unterschied, der auf Grund der Umgangssprache
meistens nicht gemacht wird.

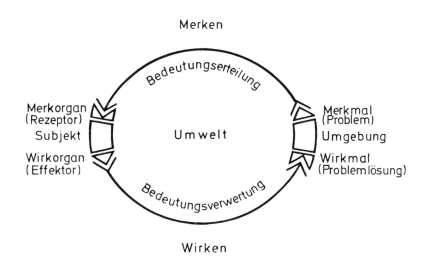

Abb. 3

Nach dieser Theorie - und das ist für die Medizin wichtig - läßt
sich Gesundheit als kontinuierlicher, ungestörter Ablauf der Funktionskreise definieren, in denen ein Lebewesen seine Bedürfnisse
befriedigt. Dafür müssen die entsprechenden Programme verfügbar
sein; wenn sie fehlen oder nicht zur Befriedigung der Bedürfnisse
führen, tritt jener Zustand ein, den der Terminus "Stress" oder
"Disstress" beschreibt, der Kampf um neue Theorien zum Überleben.
Jetzt kann Gesundheit in Krankheit umschlagen, in unseren beiden
Krankengeschichten ein permanent drohendes Ereignis.

Die Konsequenzen, die sich aus diesen Überlegungen für den Weg,
den wir nach meiner Ansicht suchen müssen, ergeben, will ich, um
jetzt zum Schluß zu kommen, nur stichwortartig andeuten. Die Konsequenzen zeigen uns eine Möglichkeit, psychologische, vor allem
psychoanalytische und soziologisch gewonnene Beobachtungen über
die Frühgeschichte des menschlichen Individuums in den Rahmen
einer Theorie der individuellen Wirklichkeit als möglichen Krank-

heits- und Stressfaktor einzuordnen. Dafür ist ein Gesichtspunkt
von prinzipieller Wichtigkeit: Der Mensch unterscheidet sich von
seinen tierischen Mitgeschöpfen vor allem dadurch, daß er nicht
in einer naturgegebenen, artspezifischen Umwelt, sondern in einer
kulturgegebenen, individuellen Wirklichkeit lebt. Und das bedeutet in unserem Zusammenhang, daß bei ihm biologische Funktionskreise im Verlauf seiner Kindheit sozialisiert werden. Im Verlauf
dieses Sozialisierungs- und Enkulturationsprozesses werden die
körperlichen Bedürfnisse des Kindes von den Bezugspersonen, d.h.
der mitmenschlichen Umgebung, sozial interpretiert. Dabei erlernt
das Kind die Programme, die eine spezifische Kultur zur Bedürf-
nisbefriedigung bereithält.

Die Einübung der ersten Programme zur Sozialisation seiner Funktionskreise vollzieht sich in einer Entwicklungsphase, in der das
Kind noch kein festes Ich und noch keine festen Grenzen zur Umgebung hat, wie Michael BALINT es formuliert hat (BALINT, M.,
1973). Das Kind lebt anfangs in einer symbiotischen Verschmelzung
mit der Mutter oder in einer "dyadischen Welt". Die zweite Geburt,
wie MAHLER (MAHLER, M.S., 1972) das genannt hat, oder die Geburt
als Individuum erfolgt bei dem Ablösungsprozeß aus dem symbiotischen Funktionskreis, und ist dafür Voraussetzung, daß das Kind
die in den ersten Lebensmonaten eingeübten Programme soweit internalisiert, soweit in sich aufgenommen hat, daß es sie in seiner Phantasie als imaginierte Dramen ohne Beteiligung der realen
Mutter spielen kann. Die beim Tier noch weitgehend an die biologischen Triebe gebundene Phantasie, die nur primärprozeßhaftes,
d.h. durch Auslöser angestoßenes Verhalten, zuläßt, muß sich soweit von den biologischen Zwängen gelöst haben, daß sie einen
eigenen Bereich, eine phantasierte Innenwelt, aufbauen kann. In
dieser Innenwelt können dann Handlungen in der Phantasie erprobt
werden, ehe sie sich im äußeren Verhalten realisieren. Damit wird
 - wie die Psychoanalyse sagt - sekundärprozeßhaftes Verhalten
möglich und aus biologischer Umwelt entsteht eine kulturspezi-
fische, individuelle Wirklichkeit.

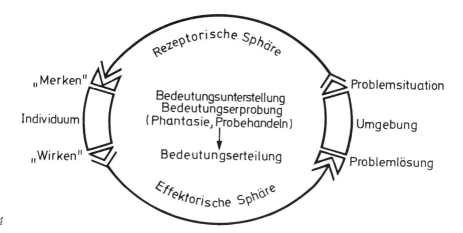

Abb. 4

Wir können dafür aus dem Funktionskreisschema, durch eine kleine Erweiterung, ein Modell entwickeln (Abb. 4), indem wir hinein-schreiben, daß innerhalb der durch die Phantasie aufgebauten In-nenwelt zunächst eine Bedeutungsunterstellung und eine Bedeutungs-erprobung stattfindet, ehe die Bedeutungserteilung die effekto-rische Seite in Gang setzt.

Geht man davon aus, daß der primäre Sozialstatus des Kindes die symbiotische Einheit mit einer mütterlichen Bezugsperson dar-stellt, so ist der Zustand der Individuation, in dem Ichbildung und Bildung einer individuellen Wirklichkeit zu wachsender Auto-nomie, aber auch zu wachsender Trennung von den Bezugspersonen führt, gewissermaßen ein sekundärer Sozialstatus. Damit ist aber auch der Aufbau gemeinsamer oder sozialer Wirklichkeiten, die man dann als tertiären Sozialstatus bezeichnen könnte, zu einem Problem geworden, zu dessen Lösung der einzelne besondere Stra-tegien erlernen muß. Die Probleme, mit denen er hier konfrontiert ist, kann der einzelne - wie unsere Krankengeschichten zeigen - nicht allein lösen. Wirklichkeit als soziale Konstruktion ent-steht - wie BERGER und LUCKMANN (BERGER, P., LUCKMANN, Th. 1966) es formuliert haben - nur in "Vis-à-vis - Situationen", in der einzelne über ihre individuellen Programme zur Interpretation von Umgebung - wie BERGER und LUCKMANN sagen - miteinander verhandeln. Diese Verhandlungen hatten bei unseren Patientinnen in der Vergangenheit nicht stattgefunden. So mußte die Aufgabe, solche Verhandlungen einzuleiten, von uns übernommen werden.

Wenn wir, und damit komme ich zum Schluß, schließlich noch bedenken, daß kaum eine andere Situation soviel Angst auslöst wie der Verlust der Zugehörigkeit zu einer relevanten Gruppe (WOLFF, H.G., 1953) - das Beispiel der beiden Patientinnen hat das eindrucksvoll gezeigt -, gewinnen Kommunikation und Verhinderung von Kommunikation für Gesundheit und Krankheit eines Menschen enorme Wichtigkeit. Jedenfalls müssen wir zu den verschiedenen Möglichkeiten von Stress auch die Verhinderung von Kommunikation, das Mißlingen des Aufbaus gemeinsamer sozialer Wirklichkeiten rechnen. Ich glaube, daß dieser Gesichtspunkt für die Frage einer Therapie und Prävention von Stress fruchtbar sein könnte, jedenfalls lassen sich von dort her die beiden Krankengeschichten und unsere Versuche einer Stresstherapie und -prophylaxe sinnvoll interpretieren.

Literatur

1. KÖHLE, K., BÖCK, D., GRAUHAN, A.: Die internistisch-psychosomatische Krankenstation. Basel: Rocam 1977

2. LEVIN, S., SCOTCH, N.A.: Perspectives in Stress Research. In: Social Stress, Chicago

3. WEINER, H.: Psychobiology and Human Disease. Amsterdam: Elsevier 1977

4. DEUTSCH, F.: On the mysterions leap from the Mind to the Body. New York

5. BALINT, M.: Therapeutische Aspekte der Regression. Hamburg: Rowohlt Studium 1973

6. MAHLER, M.S.: Symbiose und Individuation. Stuttgart: Klett-Cotta 1972

7. BERGER. P. und LUCKMANN, Th.: Die gesellschaftliche Konstruktion der Wirklichkeit. Frankfurt: S. Fischer, 5. Auflage

8. WOLFF, H.G.: Stress and Disease. Springfield: C.C. Thomas 1968

Diskussion

HALHUBER: Ich danke Herrn VON UEXKÜLL für diese sehr weitgefaßte
psychosomatische Theorie zum Stressproblem. Es gibt hier natürlich sehr viele Einstiegsmöglichkeiten für eine Diskussion. Um
sie nicht in irgendeine Richtung zu manipulieren, habe ich mich
als Moderator zurückzuhalten und nur einzugreifen, wenn ich den
Eindruck habe, daß es notwendig wäre, eine Brücke zum Thema zu
schlagen.

VON FERBER, CH.: Herr VON UEXKÜLL, ich möchte eigentlich an Ihre
Schlußbemerkungen anknüpfen, nämlich daß die erlebte Wirklichkeit der Menschen von diesen zusammen mit anderen aufgebaut wird.
Von daher gesehen würde ich die Patientengeschichte ein wenig anders interpretieren und Sie gerne fragen, ob der von Ihnen einge-
führte Begriff der "individuell erlebten Wirklichkeit" nicht zu
erweitern ist um den Begriff der mit anderen geteilten Wirklichkeit.

Die Krankengeschichte, wie Sie sie uns aus der Sicht des Klini-
kers geschildert haben, hat natürlich zu Recht die ganze Indivi-
dualität der Persönlichkeit der Patienten geschildert. Aber die
Begriffe, die Sie verwendet haben, und zwar gerade, um die Aus-
weglosigkeit der Kranken uns zu schildern, waren doch Begriffe,
die in der sozialen Umwelt in der Regel mit hohem Prestige verbunden sind. Sie haben von der "Super-Mutter" gesprochen. Sie
haben uns geschildert, daß diese Frau - entgegen dem konventionellen Leitbild der Frau - im Beruf besonders aktiv gewesen ist,
daß sie in ihrem Leben eine Rolle gespielt hat, daß sie in ihren
Lebensleistungen von ihrer Umgebung in besonderer Weise anerkannt
worden ist. Natürlich kann man - und als Kliniker muß man es wahrscheinlich auch - die Krankengeschichte dieser Frau unter dem Gesichtspunkt der Verhinderung von Kommunikation interpretieren.
Man wird sie aber eben wohl auch unter dem Gesichtspunkt der mit
anderen geteilten Wirklichkeit interpretieren müssen als Bestärkung in einem letztendlich für die Frau pathologischen biographischen Prozeß. Denn weder ihre Kinder, noch ihr Mann, noch etwa
ihre Kollegen haben sie in dem Übereifer ihrer beruflichen Tätigkeit und in ihren Überansprüchen korrigiert, vielmehr haben sie
sie bestätigt. Fragt man nun weiter, warum die Bezugspersonen
nicht korrigierend eingegriffen haben, dann müssen wir uns ein-
gestehen, daß das Bild, dem diese Frau nachgelebt hat, ja ein
Leitbild unserer Gesellschaft ist. Als Soziologe drängt es mich
daher, Ihre Theorie, die besagt: Kommunikation ist aufzunehmen,
Verhinderung von Kommunikation zu vermeiden, in soziologischer
Richtung zu erweitern. Wir müssen uns bereit finden, kollektive,
miteinander geteilte Wertvorstellungen in Frage zu stellen, wenn
wir feststellen, daß sie für bestimmte Personen in einen pathogenen biographischen Prozeß hineinführen. Ihre psychosomatische
Theorie erweitert sich dann konsequenterweise in die soziale Dimension.

Daraus folgt für unser Tagungsthema: Stressbewältigung heißt auch
Auseinandersetzung mit kollektiven Wertvorstellungen. Wenn wir
zur Stressbewältigung beitragen wollen, können wir gar nicht um-
hin, die "mit anderen geteilte Wirklichkeit" stärker in Frage zu

stellen und ihre pathogenen Wirkungen für einzelne Personen schärfer herauszuarbeiten. Allerdings muß ich Ihnen darin zustimmen, daß die Berücksichtigung psychosomatischer und sozialmedizinisch-soziologischer Gesichtspunkte unausweichlich zu einer Konfrontation mit der naturwissenschaftlich messenden Medizin führt. Auf Grund Ihrer Kritik der beiden Grundtheorien der Medizin fühle ich mich aber zu der Feststellung ermutigt, daß möglicherweise für die "Messung" des Stress und der Stressoren methodisch unterschiedliche Wege beschritten werden müssen und ein multidisziplinäres Vorgehen angezeigt ist.

HEYDEN: Ich glaube, daß noch eine dritte Interpretation dieser beiden Krankheitsbilder möglich ist. Ich möchte an das VIRCHOW-Wort anknüpfen: "Die Zukunft der Medizin wird die Gesundheitserziehung sein."

Stress - wie es Herr VON UEXKÜLL hier vorgetragen hat - würde ich bei beiden Patienten interpretieren als einen Mangel an Gesundheitserziehung, und ich will das ganz pointiert ausführen.

Bei der ersten Patientin mit der Adipositas und der essentiellen Hypertonie, mit der falschen Berufswahl in der Lebensmittelfiliale, mit der Weigerung, Medikamente einzunehmen, da sie Angst vor Nebenwirkungen hat und ihrer Ablehnung, den Blutdruck selbst zu messen, interpretiere ich das eindeutig als Mangel an Gesundheitserziehung durch den behandelnden Arzt. In der Patientin C. haben wir ein inoperables Vitium vor uns. Wiederum ist es die mangelnde Information des Arztes, wie Herr VON UEXKÜLL selbst gesagt hat, die diese Patientin zur Angst getrieben hat, in eine fast neurotische Angst vor dem Tode, und erst als die Information gekommen war - von wo auch immer - hat sich das Krankheitsbild gebessert. Dann sprach Herr VON UEXKÜLL von den Teiltherapien, die unergiebig waren. Die Therapien haben aber nach dem, was Herr VON UEXKÜLL sagte, gar nicht stattgefunden, denn bei Patientin A. wurde die Therapie nicht akzeptiert, wurden keine Medikamente eingenommen, bei Patientin C. wurde in der Mayo-Klinik und in einer deutschen Klinik eine Inoperabilität erklärt. Also war von einer Therapie gar nicht die Rede. Man kann also nicht sagen, daß "die Teiltherapien unergiebig waren, solange der Stress nicht berücksichtigt wurde". Sie sehen also - gleichgültig, aus welchem Lager man kommt -, daß wir hier wahrscheinlich noch viel mehr Theorien anbringen können, wie man diese bei den Krankheitsgeschichten interpretieren sollte oder wollte. Mir scheint jedoch, daß die Stresstheorie hier am wenigsten angebracht ist, um ein Stresskonzept vorwärts zu treiben.

VON UEXKÜLL: Zunächst möchte ich erfreut feststellen, daß die beiden Krankengeschichten Sie doch angeregt haben, sich konkrete Vorstellungen zu machen und die Interpretation, die ich gegeben habe, zu überdenken und unter Ihrem Gesichtspunkt durchzuspielen. Zunächst zu Herrn VON FERBER: Da würde ich meinen, daß überhaupt keine Differenz besteht. Wenn ich gesagt habe "unter psychosomatischem Aspekt", so habe ich das nur deshalb nicht psychososoziosomatisch genannt, weil der Terminus psychosomatisch sich eingebürgert hat. Daß selbstverständlich als Hintergrund die soziale Wirklichkeit, die sozial gemeinsam geteilten Wertvorstellungen

usw. ständig eine Rolle spielen, ist ganz klar. Ich glaube aber,
wir müssen unterscheiden zwischen den internalisierten Programmen
und Wertvorstellungen, die dazu da sind, daß der einzelne sich
seine individuelle Wirklichkeit aufbaut, in der er ja allein ist,
auf der einen Seite und den Wertvorstellungen der jeweiligen Gesellschaft, in der er lebt, auf der anderen Seite. Wer kann in
die individuelle Wirklichkeit eines anderen hineinschauen? Ich
glaube, das ist ein Faktum, von dem wir ausgehen müssen, daß ständig diese Wertvorstellungen, die er internalisiert hat, an den
Wertvorstellungen gemessen werden, die die Umgebung, die soziale
Wirklichkeit, die Gruppe an ihn heranträgt, und daß die Dekompen-
sation erst in dem Augenblick beginnt, in dem es der Patientin
nicht mehr gelingt, die an der gemeinsamen Wirklichkeit der für
sie relevanten Gruppe teilzunehmen auf Grund ihrer individuellen
Wertvorstellungen, mit denen sie die Wertvorstellungen dieser
Gruppe interpretierte; als Kommunikation nicht mehr möglich war
aus Gründen, die sowohl in der Gruppe als auch in der Patientin
lagen, brach das System zusammen. Nun, selbstverständlich müssen
wir Daten gewinnen, mit denen wir Konzepte verifizieren und fal-
sifizieren können. Es ist ja im letzten Werkstattbericht viel von
weichen und harten Daten gesprochen worden. Ich meine aber, das
Primäre ist, daß wir sinnvolle Daten finden, und erst sekundär
ist es wichtig, ob wir sie messen oder nicht, messen. Zu Herrn
HEYDEN würde ich sagen: Ob Sie das Erziehungsmangel oder Mangel
an Erziehung nennen, was ich Einübung von Programmen genannt habe,
ich glaube, da besteht kein großer Unterschied. Ob das Beispiel
sinnvoll ist, um Stresskonzepte zu entwickeln, weiß ich nicht,
daß es das Problem außerordentlich erschwert, ist mir klar. Ich
glaube aber, daß es notwendig ist, das Problem so komplex darzustellen, wie es wirklich ist, und es nicht vorher zu vereinfachen.

KEUL: Sie haben einen Unterschied zwischen den somatischen und
den psychischen Erkrankungen gemacht. Mir ist diese Grenzziehung
als Kliniker nicht klar, da ich nur eine Einheit von psychischen
und somatischen Krankheiten sehen kann; denn einen Patienten, der
in meine Sprechstunde kommt, habe ich als eine Einheit mit seinen
psychischen und somatischen Erkrankungen aufzufassen. Somit können
wir vom Klinischen her diese Trennung nicht vollziehen, insbesondere da auch eine Fülle von Auswirkungen des Somatischen auf die
Psyche und des Psychischen auf das Somatische bestehen. Gerade
bei Herzerkrankungen wird dies deutlich. Bei der Trennung, die
Sie vollzogen haben, daß nämlich der somatische Bereich dreidi-
mensional und der psychische Bereich eine eindimensionale zeitliche langfristige Schiene sei, kann ich nicht erkennen, warum
diese zeitliche Zerlegung eines Krankheitsbildes nicht auch für
den somatischen Bereich gilt. Häufig haben wir eine Reihe von
Herzfunktionsstörungen mit hohem Krankheitswert, die sich allein
dadurch therapieren lassen, daß mehr körperliche Aktivität von
diesen Patienten betrieben wird. Diese Patienten sind nicht als
organisch krank zu bewerten, sondern sie haben eine Funktionsmin-
derung mit vielen Auswirkungen in ihrem Gesundheitsgefühl. Gerade
bei dieser großen Patientengruppe sehe ich eine enge Verzahnung,
da die Therapie auch in einer Änderung der Verhaltensweise aus-
laufen muß, so daß mir die Trennung in die beiden Krankheitssche-
mata nicht sehr sinnvoll erscheint.

VON UEXKÜLL: Diese Trennung habe ja nicht ich gemacht. Diese Trennung macht die Medizin, und ich wäre sehr froh, wenn Sie mir oder
uns ein Einheitskonzept darstellen können, in dem sich auch eine
Differentialdiagnose stellen läßt. Indem wir sagen, der Mensch
ist eine psychophysische Einheit, ist das Problem ja nicht gelöst.
Es gibt ganz zweifellos Ursachen für Krankheitsentstehung, für
Verschlimmerung von Krankheiten, die im psychischen Bereich liegen und sich auf das Somatische auswirken und umgekehrt. Und die
müssen wir lokalisieren, und dazu brauchen wir Modelle, dazu brauchen wir Schemata. Also ich würde sagen, wir brauchen dieses Ein-
heitsmodell dringend, wir haben es aber noch nicht.

HALHUBER: Als Moderator habe ich die Pflicht, die Diskussion immer wieder zum Thema des gesamten Werkstattgespräches zurückzuführen, d. h. hier und jetzt eine Brücke zu versuchen zwischen
Psychosomatik und koronarer Herzkrankheit. So frage ich: Ist die
Patientin A. nicht ein Modellbeispiel für den Verhaltenstyp A
nach FRIEDMAN und ROSENMAN?

VON UEXKÜLL: Ich würde sagen: Absolut! Und bei den wenigen Untersuchungen, die es über Apoplexie gibt, stellt sich eindeutig heraus, daß dieser Verhaltenstyp A auch bei den Apoplexien gehäuft
gefunden wird. Die Frage, warum die einen eine koronare Herzkrankheit, die anderen eine Apoplexie bekommen, überhaupt die Beziehungen zwischen Apoplexie und koronarer Herzkrankheit, ist auch
im Hinblick auf die Therapie hochinteressant. Sie können durch
Senkung des Blutdrucks die Gefährdung an koronarer Herzkrankheit
und an Apoplexie keineswegs im gleichen Ausmaß senken. Auch da
liegt eine Fülle interessanter Probleme.

HEYDEN: Die Apoplexie kann durch Hochdrucktherapie gesenkt werden.
Bezüglich der koronaren Herzkrankheit sind bis jetzt keine Beweise
vorhanden, daß man die Infarktrate durch medikamentöse Behandlung
senken kann. Ich glaube, zu der Feststellung von Herrn VON UEXKÜLL
einen neueren Beitrag liefern zu können aus der Duke University
in Durham, wo die Neurologen sich mit diesem Problem auseinandergesetzt haben*. In einer retrospektiven Studie, die psychosoziale Faktoren bei Apoplexie-Patienten zu eruieren versucht hat,
wurden keine Unterschiede in der Gruppe der Apoplektiker und der
Kontroll-Patientengruppe im gleichen Alter, gleicher Rasse und
gleichen Geschlechtes gefunden. Mir scheint wesentlich, daß ich
nicht versucht habe, zu vereinfachen. Ich habe nur versucht, anders zu interpretieren. Für meine Begriffe ist eine Hypertonike-
rin, die übergewichtig ist und übergewichtig bleibt und nicht zum
Normalgewicht heruntergebracht wird, nicht informiert, nicht erzogen und nicht motiviert. Und wenn sie dann in der Lebensmittelfiliale arbeitet und den falschen Beruf wählt, dann ist sie ebenfalls nicht gut beraten. Und wenn sie über die Nebenwirkungen der
Hypertonie-Behandlungsmittel mehr besorgt ist als über die guten
Auswirkungen der Medikamente, dann ist sie nicht informiert. Dann
frage ich Sie: Was sollen wir da noch mit dem Stress? Wir brauchen
doch erst einmal die Gesundheitserziehung, wir müssen doch prak-

---

* GIANTURCO, D.T. et al.: Personality Patterns and Life Stress in
Ischemic Cerebrovascular Disease. I. Psychiatric Findings. Stroke
5 453, 1974.

tisch bleiben. Das Problem ist, daß 60 % unserer essentiellen Hypertoniker übergewichtig sind, 20 % über ihrem Normalgewicht bleiben. Diese Leute müssen aus der Bevölkerung herausgefunden und zur Salzreduktion und Gewichtsabnahme motiviert werden. Wenn wir das erreicht haben, dann können wir uns sekundär mit den psychosozialen Faktoren auseinandersetzen.

BRUNNER: Herr VON UEXKÜLL, Sie sagten früher, die psychische Situation verändert die Krankheit und das Krankheitsgeschehen. Läßt sich dies vielleicht anders formulieren, nämlich: Die psychische Situation verändert die Symptomatologie des Krankheitsgeschehens, aber nicht das Krankheitsgeschehen? Ich möchte unterscheiden zwischen dem, was wirklich objektiv besteht im Kranken und was er subjektiv äußert. Das Karzinom besteht weiter, wie aber der Patient darauf reagiert, und die subjektive Symptomatologie, mit der sich die Krankheit äußert, ist von der Psychologie beeinflußt. Das mag verschieden sein von Krankheit zu Krankheit. Ich glaube, auch in der Koronarkrankheit kann man es ähnlich sehen. Die Arteriosklerose besteht weiter. Ich bin nicht überzeugt, daß man durch irgendwelche psychologischen oder psychischen Situationen die Arteriosklerose verändern kann. Aber die subjektive Symptomatologie der Koronarkrankheit ist von der psychischen und emotionellen Situation des Patienten beeinflußt.

VON UEXKÜLL: Zunächst einmal zu Herrn HEYDEN: Erziehung ist ein psychosoziales Phänomen. Sie können nicht erziehen unter Ausklammerung der psychosozialen Faktoren. Und selbstverständlich haben Sie recht, daß letzten Endes alle Erziehung auch Gesundheitserziehung ist, aber das Problem der Gesundheitserziehung und das Problem einer Motivierung von Patienten, von Hochdruckpatienten, von Adipösen zum Abnehmen, das ist ein Problem, das so außerordentlich schwierig ist, daß es - glaube ich - nicht mit einer Handbewegung abgetan werden kann. Wenn es uns gelingt, Adipöse zu motivieren, daß sie abnehmen, dann haben Sie einen Riesenerfolg. Aber wie Sie das machen, das ist ein Problem für sich.

Zu Herrn BRUNNER: Es gibt die schönen Untersuchungen von HENRY - Sie kennen sie: Mäuse, die in den ersten 14 Lebenstagen, solange die Augen noch geschlossen sind, isoliert aufgezogen werden, lernen nicht die Verhaltensmuster, um sich in eine Sozietät zu integrieren. Wenn diese Mäuse weiterhin isoliert aufgezogen werden, haben sie einen sehr niedrigen Blutdruck und eine hohe Überlebensrate. Wenn man diese Mäuse aber in eine Mäusegesellschaft bringt, entstehen heftige Kämpfe, die nicht zu einer stabilen Hierarchie führen. Diese Mäuse entwickeln eine Hypertonie mit allen Symptomen der malignen Hypertonie des Menschen mit Arteriosklerose und allem, was Sie wollen. Also ich glaube, man kann diese Dinge wirklich nicht trennen. Diese Mäuse erleben die Wirklichkeit anders als die anderen Mäuse, die gelernt haben, das Alpha-Tier zu beachten und sich in die Rangordnung einzufügen.

VON FERBER, CH.: Ich möchte an das anknüpfen, was Herr VON UEXKÜLL zunächst zu Herrn HEYDEN gesagt hat. Ich bin etwas überrascht, Herr HEYDEN, daß Sie auf die Gesundheitserziehung so stark abheben, obwohl wir bisher in den vergangenen 10 Jahren keine ermutigenden Erfolge gesehen haben. Es zeigt sich doch, daß die Motiva-

tion der Patienten für den Arzt erhebliche Probleme aufwirft. Aber
selbst, wenn die Gesundheitserziehung wirksamer wäre, würden Sie
kaum behaupten können, daß Lebenssituationen, wie sie Herr VON
UEXKÜLL in den beiden Krankengeschichten vorgestellt hat, nicht
auftreten würden. Das Problem, vor das uns die beiden Krankengeschichten gestellt haben, betrifft die Auseinandersetzung mit
der von den Patienten selbst aufgebauten und von ihnen als real
erlebten Wirklichkeit. Der Therapeut wird gefordert, mit dem Patienten oder auch mit dessen Bezugspersonen eine Bedeutungsände-
rung der Lebenssituation herbeizuführen. Dieses therapeutische
Problem bleibt in jedem Falle bestehen mit oder ohne perfekte Gesundheitserziehung. Denn Menschen können unter ihrer Einschätzung
oder Deutung der Wirklichkeit leiden, weil sie aus der Deutung der
Lebenssituationen zu Überforderungen getrieben werden und für sich
selber, aber auch mit Hilfe ihrer Bezugspersonen, keinen Ausweg
finden. Ob sie solche Überforderungen nun Stress nennen oder auch
nicht, können wir dahingestellt sein lassen, nur: der therapeutische Schritt, der getan werden muß, erledigt sich nicht mit dem
Hinweis auf eine perfekte Gesundheitserziehung.

HEYDEN: Zu der Patientin A., die die Medikamente aus Angst vor Nebenwirkungen nicht eingenommen hat: Wir haben ja Beweise seit den
fünfziger Jahren, d.h. seitdem überhaupt eine medikamentöse Blut-
drucktherapie existiert, Beweise aus internationalen Studien, die
jetzt in dem "Hypertension Detection and Follow-Up Program" ihren
Schlußpunkt erreicht haben -, daß medikamentös gut behandelte Hypertoniker keine Apoplexie bekommen, und bei solchen, die bereits
eine Apoplexie durchgemacht haben, durch die Routineeinnahme von
Medikamenten zumindest das Auftreten des Myokardversagens und Nierenversagens verhindert wird. Über diese Beweise müssen wir uns
hier nicht mehr unterhalten. Also wenn die Patientin A. auch ohne
Gesundheitserziehung in Bezug auf ihr Übergewicht und ihre falsche
Berufswahl nur die Medikamente eingenommen hätte und über die Nebenwirkungen in einer vernünftigen Weise aufgeklärt worden wäre,
wären die zwei Apoplexien nicht aufgetreten. Diese Behauptung
stelle ich auf Grund der umfangreichen Forschungen, die in den
letzten zehn Jahren im Vereinigten Königreich, in den USA, Schweden und Neuseeland durchgeführt worden sind, auf.

Bei der Patientin C. behaupte ich, daß sie keine Todesangst gehabt hätte, wenn sie informiert worden wäre. Wir haben hier gar
keine großen Rätsel zu lösen. Wenn diese beiden Dinge stattgefunden hätten - im einen Fall die medikamentöse Therapie und im anderen Fall die Aufklärung durch einen Arzt -, dann wären diese beiden Krankheitsbilder, die Apoplexie und die Todesangst, die zur
Neurose geführt hat, nicht aufgetreten.

VON FERBER, CH.: Herr HEYDEN! Über epidemiologische Beweise brauchen wir nicht zu streiten, aber über das, was Sie als Beweis für
einen Individualfall herangezogen haben, darüber müssen wir streiten, denn darin steckt der typische ökologische Fehlschluß, daß
Sie von statistischen Wahrscheinlichkeitsaussagen, die gewonnen
sind an Kollektiven, auf den Einzelfall schließen. Und Sie wissen,
und da ist es nun ja deutlich geworden bei den Problemen der Arz-
neimittelwirkung, daß Sie eben von statistischen Aussagen her niemals auf den konkreten Einzelfall schließen können. Und das gilt
in diesem Falle auch.

VON UEXKÜLL: Ich habe die Krankengeschichten sehr gekürzt. Man könnte sich natürlich über jede einzelne stundenlang unterhalten. Ich möchte nur Herrn HEYDEN sagen: Ich bewundere seinen Rationalismus und seinen Glauben an die Aufklärung.

HALHUBER: Ich habe den Eindruck, Sie beide sind nicht sehr weit voneinander entfernt, wenn wir uns über einen weitgefaßten Begriff der Gesundheits- (und Krankheits-) Erziehung einigen können. Ein Hinweis, daß Linguistik und Semantik wirklich heute ein Teil der Medizinausbildung sein müßten. Ich glaube nämlich, daß Mangel an Gesundheitserziehung auch Mangel an Kommunikation ist, nicht gelungene Kommunikation, und daß es an sich zwischen beiden Positionen viel weniger Widersprüche gibt, als es aufs erste aussieht. Aber auch ich beneide Herrn HEYDENS Glauben an die rationalistische Aufklärung.

SCHAEFER: Ich bezweifle, daß die Widersprüche so klein sind. Aber in der Sache scheint mir trotzdem eine Versöhnung möglich, wenn man folgendes bedenkt: Ich bewundere auch Ihren Rationalismus, Herr HEYDEN, darin bin ich mit Herrn HALHUBER einig, ich würde aber meinen, daß man die Krankengeschichten, die Herr VON UEXKÜLL vorgetragen hat, vielleicht auch anders interpretieren kann. Seine Interpretation ist eine individuelle, aber er ist kein Hellseher und kein diagostischer Gott. Also könnte man sich darauf berufen, daß in der Krankengeschichte das eine oder andere überinterpretiert oder fehlinterpretiert ist. Ich behaupte nicht, daß das der Fall ist, sondern ich meine nur, daß man das könnte. Nun sollte man aber folgendes bedenken: Wenn wir die "Umgebung" des Menschen im Gegensatz zur "Umwelt" (ein, wie ich glaube, guter Gegensatz) betrachten, so liegt Herrn HEYDENS Problem darin, daß die Umgebung es nicht fertiggebracht hat, den Menschen zu dem zu erziehen, was er gerne sein möchte. Insofern hat Herr HEYDEN vollkommen recht, daß diese beiden Frauen nicht richtig erzogen waren. Es fragt sich aber: Warum ist das nicht passiert? HEYDENS Theorie würde wahrscheinlich sein: Sie ist nicht in die richtigen Hände gefallen. Herr VON UEXKÜLL würde sagen: Sie hat eine falsche Konstitution, jedenfalls eine falsche Mischung von ererbten und erworbenen Eigenschaften, mit denen sie auf diese ihre Umwelt reagiert. Wahrscheinlich stimmt beides. Selbst wenn diese Frau in die richtigen Hände gefallen wäre, würde sie unter bestimmten Umständen nicht auf diese richtigen Hände richtig reagiert haben. Möglicherweise aber wäre sie mit den Eigenschaften, die sie hat, tatsächlich von den richtigen Händen auf den richtigen Weg gebracht worden. Es sind also zwei extreme Positionen, die hier im Raum stehen: Die eine Position, die eine rein extreme, rationalistische Beeinflussung des Menschen für das Wesentliche hält - diese Hypothese vertritt Herr HEYDEN -, eine zweite Hypothese, von Thure VON UEXKÜLL vertreten, sagt, daß es darauf ankommt, wie die Menschen sich herausgebildet haben aus diesem Mischmasch von genetischen und aufgeprägten Eigenschaften, um auf ihre Umgebung so zu reagieren, daß sie aus ihrer Umgebung so etwas machen wie ihre physiologische Umwelt. Wenn man das so sieht, dann sieht man, daß zwischen Ihren beiden Standpunkten nicht unbedingt ein Gegensatz bestehen muß, sondern daß dieser Gegensatz nur dann aufscheint, wenn jeder von Ihnen beiden ein Häretiker wird. Wenn Sie sich gegen Thure VON UEXKÜLL sperren, verfallen Sie tatsächlich in eine Häresie des

Rationalismus. Ich sehe keine Rettung, Sie von dieser Häresie
freizusprechen. Wir sollten uns klar machen, daß man von jedem
Standpunkt aus den anderen verstehen könnte, wenn man sieht, daß
er nicht die ganze Wirklichkeit in sein Konzept inkorporiert. Was
VON UEXKÜLL gesagt hat, war ein sehr eindrucksvoller Exkurs darüber, wie Menschen entstehen, in ihrer typischen psychosozioso-
matischen Eigentümlichkeit. Gerade auch die frühkindlichen Schick-
sale sind, wie wir inzwischen wissen, entscheidend dafür, wie hinterher das Schicksal eines solchen Menschen gerade auch im Somatischen abläuft. Es ist ja so, daß die soziologischen Bedingungen,
unter denen die Menschen leben, nur in dem Maße auf diese Menschen
somatisch wirken, d.h. also in einer somatischen Katastrophe en-
den, wie diese Wirkungen entweder ihr Verhalten prägen, d.h. sie
zu dem bringen, was HEYDEN eine Fehlerziehung nennen würde - sie
essen zuviel, sie rauchen usw. - und indem sie auf der anderen
Seite diese Menschen zu Emotionen bringen, von denen die Psycho-
physiologie oder besser die Soziophysiologie die Wege aufzeichnet,
wie derartige Wirkungsflüsse tatsächlich entstehen. Hier würde
z.B. Herr VON FERBER leicht in eine Häresie verfallen, wenn er
glaubt, daß er mit der sozialen Umwelt alleine diese Dinge erklären kann; das geht nicht. Er hat eben ein wenig polemisiert mit
dem "im Prinzip falschen Ansatz", den ich wahrscheinlich nach
seiner Meinung mache. Aber der Ansatz ist nur dann im Prinzip
falsch, wenn man entweder glaubt, man könne allein aus den sozialen Bedingungen schon auf die somatischen Folgen der Krankheit
schließen, oder wenn man glaubt, daß man somatische Krankheit erklären könnte, ohne daß man auf die sozialen Ursachen dieser
Krankheiten Bezug nimmt.

HEYDEN: Wir kennen bei der Patientin A. nicht die übrigen Risikofaktoren. Bestand eine gleichzeitige Hyperlipidämie, bestand
gleichzeitig ein latenter oder manifester Diabetes? Wie hoch waren die Blutdruckwerte? Aber ich muß noch einmal - auch zu Herrn
VON FERBER - sagen: Ich bin bei weitem nicht abhängig von Stati-
stiken; das kann jeder Kliniker jedem Patienten mit größter Wahrscheinlichkeit voraussagen: Wenn sein Vater an einer Apoplexie
gestorben ist und er einen Blutdruck von 200/120, übergewichtig ist und keine Medikamente einnimmt, dann wird er eine Apoplexie durchmachen. Und ich möchte auch hier den Vorwurf zurückwei-
sen, daß ich ein Rationalist sei. Ich bin Realist, weil wir seit
drei Jahren das "hypertension detection and follow-up program" in
Gemeinden, in 14 großen Zentren, d.h. nicht an den Universitätskliniken, sondern in den Dorf- und Stadtgemeinden der USA durchführen, an insgesamt 10 000 Hypertonikern, wobei wir zeigen können, daß 85 % der Patienten diese Medikamente einnehmen. Wir können sie motivieren und zwar nicht mit Ärzten, sondern mit Schwestern. Das sind keine ganz unerwarteten Dinge, jetzt wird endlich
systematisch die Intervention durchgeführt, und wir haben das erste Mal seit 3 Jahren den Beweis, daß es möglich ist, Menschen
zu motivieren, die nie in ihrem Leben motiviert worden sind.
Durchschnittsalter dieser Population war 1973 bei Beginn der Studie 55 Jahre.

KERBER: Nicht gerade als Theologe, sondern vielleicht als Philosoph möchte ich sagen: Die Behauptung, durch Aufklärung, durch

bloße Information könne man der Patientin die Angst nehmen, erscheint mir rationalistisch. Der Begriff der Erziehung und des
Lernens muß sicher umfassender verstanden werden. Zum Lernen gehört auch das Mit-der-Angst-Umgehen, das Sich-Adaptieren, das
Gemütsmäßige, nicht rational Vermittelbare. Auch die bloße Information hat sicher ihre Bedeutung, aber für den Gesamtmenschen
spielt sie nur eine begrenzte Rolle. Wenn ich das mit hineinnehme,
dann sehe ich zwischen den beiden Positionen keinen großen Gegensatz mehr. Wenn man aber die Aufgabe des Arztes nur in der Vermittlung von nackter Information sähe, wenn er dem Patienten
nicht hilft, gemütsmäßig, psychologisch und soziologisch mit seinem Leben fertig zu werden, dann reicht eine bloß medikamentöse
Behandlung nicht aus, bestimmte Krankheitsprozesse zu bremsen.

THEORELL: Well, I just have a few comments to Doctor HEYDEN. Of
course, we all know that he knows very well himself that he is
exaggerating when he makes his statement. I have visited a couple
of hypertension detection centers in the United States where I
have heard complaining from the staff there about all the troubles
they had when they started giving pills to everybody who had a
blood pressure above the specific systolic or diastolic level.
For instance, if they gave them saluretic treatment they developed
low serum potassium which was a problem to handle. And we know
that similar problems would arise if you institute ß-receptor
blocker treatment in large segments of the population. So, ob-
viously, the thing is not quite as simple as just to give everybody pills or to prescribe a certain medical treatment. There are
always side effects. Ideally one should try to limit the number
of people to the smallest possible one. And then, of course,
ideally one should try to define a group of people who have "salt
hypertension" and then reduce salt intake in those people.Also,
one should try to select people who have obesity and try to make
them lower their overweight. Finally, one should select people who
have a "neurogenic" hypertension and perhaps "treat" them by
teaching autogenous training. These groups may overlap partly.

Thus I would like to emphasize the importance of differentiated
types of treatments.

HEYDEN: THEORELL hat ein oder zwei von den 14 Zentren besucht und
hat gefunden, daß am Anfang große Schwierigkeiten existierten,
die Leute in das Programm hereinzubekommen. Und tatsächlich waren
im Jahr 1972/73 wie in jedem großen "Community Program" Schwierigkeiten da. Es sind etwa 10 - 15 % jetzt im Laufe der drei Jahre abgesprungen, und das ist bei 10 000 Leuten eine sehr kleine
Zahl. Das konnte auch nur dadurch erreicht werden, daß allen 14
Zentren die Aufgabe vom Nationalen Herz- und Lungeninstitut auf-
oktroyiert wurde, das Hauptgewicht auf Erziehung und menschliche
Anteilnahme und auf die ständige Bereitschaft, die Klinik offen
zu halten, auszurichten. Daß auch die Medikamente umsonst abge-
geben werden, darf ich nicht unerwähnt lassen, und daß für solche Patienten, die kein Auto haben, eine Transportmöglichkeit
existiert. (Die ganze Studie kostet 5 Millionen Dollar im Jahr.)
Das ist also eine der größten Interventionsstudien, die jemals
durchgeführt worden ist, die aber beweist, daß - wenn alle diese

Faktoren erfüllt sind - es mit der Motivation und der Überredung
der Patienten klappt, ihre Medikamente einzunehmen. Und nun muß
bewiesen werden, daß das auch wirklich etwas nützt bei der Verhütung der Apoplexie, des Herzinfarkts, des Nierenversagens und
des Myokardversagens. Aber dafür waren ja Beweise bereits in der
"Veterans Administration"-Studie gegeben, zumindest beim schweren
Hochdruck.

HÜLLEMANN: Ich kann sowohl die hier vertretene Auffassung von
Herrn HEYDEN wie die von Herrn VON UEXKÜLL verstehen und meine,
diese beiden Auffassungen als Kliniker und Lehrer auch vertreten
zu müssen: Selbstverständlich muß ich dafür sein, daß die Patienten aufgeklärt werden. Deutschland steht - ich glaube zusammen
mit Frankreich - an der Spitze jener Länder mit hohen Zahlen
an Frühberentung und vorzeitigem Tod als Hochdruckfolge. Noch ist
es in unserem Lande so, daß der Hochdruck von den Ärzten nicht
ernst genug genommen wird. Der Hochdruck wird nicht konsequent
genug diagnostiziert und nicht konsequent genug behandelt. Selbstverständlich versuchen wir, die Aufmerksamkeit der angehenden Mediziner, der Studenten für das Hochdruckproblem zu schärfen.
Trotzdem wird es immer wieder Patienten geben, deren Hochdruck
erst behandelt wird, wenn bereits irreversible Organschäden vorliegen. Wir werden immer wieder diese Patienten bekommen - ob es
nun der Hochdruck ist oder eine andere Krankheit - die so ahnungs-
los unaufgeklärt scheinen, wie die Patienten, von denen Sie, Herr
VON UEXKÜLL,gesprochen haben. Sie haben an dem Beispiel Ihrer Patienten aufgewiesen, wieviel psychosomatische Zuwendung Sie bei
der Therapie eingesetzt haben. Das bedeutet aber doch keineswegs,
daß es versäumt worden wäre, diese Patientin gleichzeitig nach
den Regeln der ärztlichen Kunst mit entsprechenden Pharmaka zu
behandeln. Ob nun Ihr zusätzliches psychotherapeutisches Vorgehen ein Mehr an therapeutischer Effizienz erbrachte - nach welchem allgemien anerkannten Maßstab will man das beurteilen? Ändert sich durch die Psychotherapie wirklich nur die Symptomatologie und die Krankheit nimmt ihren schicksalhaften Verlauf, wie
Herr BRUNNER für das Karzinom und auch für die Arteriosklerose
feststellte? Herrn BRUNNERS Aussage ist nicht beweisbar, aber
auch nicht widerlegbar. Der heutige naturwissenschaftliche Er-
kenntnisstand ist für die Lösung unseres Problems zu eng. Ob
eine tiefenpsychologisch begründete mitmenschliche Zuwendung in
den Gesamttherapieplan bei arteriosklerotischen und auch sonstigen Erkrankungen integriert werden muß, ist nicht mehr eine alleinige Frage der Verstandeserkenntnis, sondern eine Frage des Ent-
schlusses, in welche Richtung ich meine Therapie dauerhaft vorwärts treiben möchte.

EPSTEIN: Ich möchte zwei Bemerkungen machen. Ich glaube, es ist
vielleicht unglücklich, so wichtig das Modell des Pillennehmens
bei der Hypertonie ist, dies als Modell für die Gesundheitserziehung zu nehmen. So schwierig es auch ist, Menschen zu motivieren, eine Pille zu nehmen, so ist das relativ noch am einfachsten.
Das spielt gewissermaßen dem Patienten in die Hände, er will ja
eher eine Pille, denn er will ja seinen Lebensstil nicht ändern.
Das Rauchen zu beeinflussen, ist viel, viel schwieriger, und Er-
nährungsveränderungen sind noch viel schwieriger. Übrigens glaube
ich, daß Herr HEYDEN weder ein Rationalist, noch ein Realist ist,

sondern ein Praktiker und ein extremer Somatiker. Und um dieses somatische Argument ad absurdum zu führen, glaube ich, das, was Herr HEYDEN wirklich meint, ist Folgendes: Wenn er einen Menschen zwingt, mit größtem Widerwillen seinen Fettkonsum zu senken, hoch ungesättigte Fette zu essen und seinen Cholesterinspiegel von 280 auf 200 herunter zu bringen, dann meint Herr HEYDEN wirklich, daß er diesen Menschen gegen Koronarkrankheiten geschützt hat, so ekelhaft es diesem Menschen auch ist, sich diesen neuen Lebensstil anzugewöhnen. Und vielleicht hat er recht! Das ist die somatische im Gegensatz zur psychosomatischen - ich möchte fast sagen - Weltanschauung. Glaubst du das wirklich?

HEYDEN: Ich glaube das sicher nicht. Ich weiß, daß ein Hypertoniker, ein unbehandelter Hypertoniker mit einer Hypertonie von 200/120 mm Hg, mit einer positiven Familienanamnese - Vater an Apoplexie gestorben -, daß dieser Patient mit größter Wahrscheinlichkeit eine Apoplexie durchmacht.

KÖNIG: Meine kurze Frage schließt teilweise an Ihr Argument an: Ich meine, die Tatsache, daß eine Hypertonie mit Tabletten wirkungsvoll behandelt werden kann, widerspricht ja nicht der Theorie von Herrn VON UEXKÜLL, die ja mehr die Entstehung dieser Erkrankung und auch den Zustand dieser Erkrankung beschreiben will. Auch wenn die aus dieser Theorie entwickelte Therapie keinen Effekt hat (was wohl häufig der Fall ist), spricht dies nicht gegen Ihre Theorie im Hinblick auf die Entstehung der Hypertonie. Das Fehlen der therapeutischen Relevanz macht es aber Klinikern schwer, von Ihrer Theorie überzeugt zu sein. Ich wollte Sie fragen, ob es nach Ihrer Meinung wissenschaftlich richtig und logisch ist, wenn man so argumentiert: Auch wenn der therapeutische Erfolg, gleichsam als Kreuzprobe, fehlt - negativ ausfällt -, kann die Entstehungstheorie stimmen?

VON UEXKÜLL: Ich bin ein bißchen traurig, daß sich die Diskussion jetzt auf das Tablettennehmen eingeengt hat und es nun fast so aussieht, als würde es eine Alternative zwischen Tabletten oder Psychotherapie geben. Dabei haben meine Beispiele genau das Gegenteil demonstrieren sollen, nämlich die Notwendigkeit, Patienten durch ein Eingehen auf ihre psychosozialen Schwierigkeiten und die darin begründeten Widerstände zu motivieren, sich den Erfordernissen der modernen Medizin entsprechend - unter anderem auch mit Tabletten - behandeln zu lassen. Die Diskussion hat gezeigt, wie schwierig das ist, und ich kann Herrn EPSTEIN nur beipflichten, wenn er meint, es sei unglücklich, das Modell des Tablettennehmens bei Hypertonie als Modell für Gesundheitserziehung zu nehmen, wenn man darunter die Motivierung versteht, einen krankmachenden Lebensstil zu ändern. Es ist in der Tat sehr viel leichter, einen Menschen zu überreden, Tabletten zu schlucken, als das Rauchen aufzugeben oder seine Ernährung zu ändern. Aber das Beispiel von Herrn HEYDEN hat gezeigt, wie schwer - und kostspielig - es bereits ist, Patienten allein zu einem Tablettennehmen zu motivieren, das sie vor einem zukünftigen Gesundheitsschaden bewahren soll.

Wir wissen, daß man Verhaltensänderungen, die in einem Experiment erzielt werden, das die Patienten gewissermaßen gemeinsam mit motivierten Ärzten und motiviertem Pflegepersonal durchführen, nicht außerhalb des experimentellen Setting erwarten darf. Mit einem Kostenaufwand von 5 Millionen Dollar jährlich gelingt es - und das ist in der Tat eindrucksvoll - , unter 10 000 Menschen die Hypertoniker zur Einnahme von Tabletten zu motivieren, zu der sie von sich aus nicht motiviert waren. Voraussetzung dafür war unter anderem ein Offenhalten der Kliniken für die Patienten, Abholung der Personen, die kein Auto hatten, zur Kontrolluntersuchung usw., persönliche Anteilnahme der Ärzte und des Pflegepersonals usw. Die Tabletteneinnahme funktioniert, wenn eine künstliche Subkultur geschaffen wird, in der ein Gesundheitsproblem zu einem Hauptproblem der ganzen Gemeinde wird.

Wie lange funktioniert das? Sicher nicht mehr, nachdem der kostspielige Apparat abgebaut ist und sich niemand mehr um die Tabletteneinnahme und die Blutdruckmessungen kümmert. Wahrscheinlich auch nicht mehr so gut wie am Anfang, wenn das Experiment nach 5 oder 10 Jahren zu einer Routine geworden ist und die soziale Belohnung für die Compliance des Patienten durch Beachtung von seiten der Gemeinde ausbleibt. Darüber gibt es meines Wissens noch keine Befunde. Aber nehmen wir einmal an, das Experiment würde auch als Dauereinrichtung funktionieren, was würde es kosten, in unserem Gesundheitssystem etwa 40 Millionen Bundesbürger zwischen 20 und 60 Jahren auf diese Weise zu motivieren, sich überwachen und notfalls mit Tabletten behandeln zu lassen? Aus den 5 Millionen Dollar für 10 000 Personen würden 20 Milliarden Dollar pro Jahr werden!

Diese Hochrechnung soll zweierlei zeigen:

1. Sagen wir statt "Subkultur", die den Patienten motiviert, sein Gesundheitsverhalten mit dem Arzt zu planen und nach diesen Plänen zu leben, "Patient-Arzt-Beziehung", so bekommen wir eine Vorstellung von der Größenordnung, die dem Problem eines tragfähigen Arbeitsbündnisses zwischen Patient und Arzt unter ökonomischen Gesichtspunkten zukommt. Meine Beispiele sollten illustrieren, wie wichtig es für den Aufbau eines solchen Arbeitsbündnisses ist, daß der Arzt gelernt hat, die psychosozialen Probleme seiner Kranken genauso zu berücksichtigen, wie ihre somatischen Probleme. Ich glaube, daß eine solche psychosomatische Betreuung nicht nur effektiver, sondern auch billiger ist, als Gesundheitserziehungsprogramme auf breiter Basis ohne Berücksichtigung der individuellen Probleme und Widerstände des Patienten. Damit habe ich nichts gegen - sondern im Gegenteil sehr viel für die Wichtigkeit einzelner Experimente gesagt, wie sie Herr HEYDEN geschildert hat.

2. Prävention und Therapie von Stress ist nichts anderes als das Bemühen, "schlechte Paßformen zwischen Mensch und Umwelt" zu verbessern. Dazu gehört auch - und in erster Linie - die Bereitschaft und Fähigkeit der Ärzte, mit ihren Kranken "Subkulturen" individueller Art aufzubauen, in denen der Einzelne mit seinen persönlichen Problemen und Schwierigkeiten, die ja letzten Endes hinter seinem Fehlverhalten stehen, besser verstanden wird, als in seiner sozialen Umgebung. Mangelnde "Compliance" ist schließlich auch Symptom einer schlechten "Paßform" und einer ineffektiven Therapie.

HALHUBER: Interdisziplinäre Gespräche verlangen erfahrungsgemäß
viel Geduld und Bereitschaft zum Hinhören auf den anderen, auf
seine uns oft fremde Sprache und deren Bedingtheiten. Das ist
in der Diskussion des Einleitungsreferats schon deutlich geworden. Sie fordern auch Bescheidenheit in den Erwartungen. Darf ich
auch die Erwartungen des Moderators zusammenfassen?

Erstens: Ich erbitte mir nicht eine intensive - dazu ist es einfach noch zu früh - , sondern extensive Bestandsaufnahme der der-
zeitigen präventiven und therapeutischen Möglichkeiten bei über-
höhtem Sympathikus-Tonus durch psychosoziale Überbeanspruchung.
Das ist eine Einengung und vielleicht eine Konkretisierung.

Zweitens: Ich erbitte Hinweise für den Präventivkardiologen und
Rehabilitationskliniker, vor allem von Seiten der Nicht-Mediziner,
welche Möglichkeiten am ehesten sozialmedizinisch praktizierbar
sind.

Drittens: Welche Grenzen sind zu beachten? Da wende ich mich vor
allem auch an den Ethiker.

Und viertens: Zeichnen sich schon Theorieumrisse einer ökologischen und interdisziplinären Kardiologie ab, wie sie meines Erachtens in Zukunft unabdingbar sind?

Diese Erwartung ist sehr anspruchsvoll, aber auf Grund der Erfahrungen vom letzten Werkstattgespräch im vergangenen Jahr bin ich
hier nicht ohne Hoffnung.

Schon beim ersten Einzelthema des Werkstattgesprächs "Medikamente
gegen Stress" wird deutlich, daß die Problematik der Indikation
und Dosierung der ß-Rezeptorenblocker bis zur Sinnfrage unseres
Daseins reicht, und eigentlich nur interdisziplinär befriedigend
beantwortet werden kann. Lassen Sie mich deshalb folgende Fragen
an die Diskutierenden dieses Teilthemas richten: Soll und darf
schon bei Verdacht auf koronare Herzkrankheit großzügig zur
Stressabwehr, also zur Verringerung des Sympathikus-Tonus chronisch oder akut ein ß-Rezeptorenblocker gegeben werden? Wir hatten im Laufe der letzten Jahre bei zwei Infarktpatienten Todesfälle vor dem Fernsehschirm anläßlich von Fußball-Länderspielen.
Unter welchen Bedingungen darf oder soll man hier besonders großzügig sein?

Kombinierte Behandlung durch lernpsychologische Konfrontations-
therapie (Stressbewältigungstraining) und β-Rezeptorenblocker
bei Patienten mit chronischen Angstreaktionen – Forschungs-
strategie, vorläufige Ergebnisse und mögliche Parallelen
zu koronaren Herzkrankheiten

W. Butollo

Wir sind mitten in der Studie und haben eine sehr vorläufige Auswertung gemacht. Die Studie hat eigentlich mehrere Fragestellungen, die auf den ersten Blick für die KHK nicht so sehr von Bedeutung zu sein scheinen!

1. Ist der ß-Rezeptorenblocker neben den Effekten, die er im or-
ganischen Bereich auslöst, auch ein angstreduzierendes Mittel?
Läßt sich das bei der "Normalangst" ebenso wie bei sogenannten
klinisch relevanten Ängsten feststellen, also bei Angstneurosen
und Phobien?

2. Die zweite Fragestellung für uns war, ob wir für ganz bestimmte Fälle von Angstneurosen, die heute noch mehr oder weniger als
unbehandelbar gelten, wirksame Kombinationen von Behandlungsver-
fahren (Verhaltenstherapie und ß-Rezeptorenblocker entwickeln
können?

3. Die psychologischen Behandlungen, die zwar ihren Ursprung in
der Verhaltenstherapie haben, aber in der Zwischenzeit eine Reihe
von Modifikationen erfahren haben, sind für den Patienten strek-
kenweise sehr belastend. Lassen sie sich durch parallele Verabreichung eines ß-Rezeptorenblockers etwas weniger belastend gestalten?

Dies sind vorläufig die Hauptfragestellungen. In den psychologischen Therapien, in denen sehr starke Konfrontationen entweder
mit Vorstellungen, die angstbesetzt sind, oder auch mit realen
Inhalten, die angstbesetzt sind, stattfinden, ist die Belastung

des Patienten ein großes Problem. Wird der Patient die intensiven Angstgefühle bei der Konfrontation ertragen, wird er seine Therapiemotivation halten können? Gerade die Angstpatienten sind durch eine sehr lange Beruhigungszeit nach dem Angstanfall gekennzeichnet. Wenn sie in der Therapie sehr starken emotionalen Reaktionen ausgesetzt sind, besteht die Gefahr, daß sie bei einer ambulanten Betreuung die Behandlung in einem ungünstigen Stadium abbrechen. Auch aus diesen Gründen wurde diese Untersuchung durchgeführt. Das Design kann ich hier nur ganz kurz skizzieren. Die Grundstrategie lautet: Wir möchten untersuchen, ob das Verum, nämlich Betadrenol, eine andere Wirkung hat als ein Plazebo oder gar kein Präparat. Das ist die eine echte unabhängige Variable. Die zweite echte unabhängige Variable ist die psychologische Therapie: Findet sie statt oder findet sie nicht statt. Und dann haben wir im Design noch eine dritte Variable, die aber keine echte experimentelle Variable ist. Es gibt differentielle Unterschiede innerhalb einer großen Diagnosegruppe von Angstpatienten. Hier haben wir differenziert zwischen drei Diagnosegruppen, sog. freiflutenden Ängsten oder körperbezogenen Ängsten (d.h. Ängsten, die unabhängig von äußeren Situationen scheinbar spontan bzw. als Reaktion auf eine Körperempfindung auftreten), Agoraphobien und Sozialängsten. Das ist der Untersuchungsplan. Was hier weniger interessiert, ist, daß wir innerhalb der psychologischen Therapien wiederum einige Varianten gegenübergestellt haben, und zwar so, daß wir mit einigermaßen objektiven Verfahren feststellen können, welches Verfahren bei welcher Diagnosegruppe in Kombination mit oder ohne ß-Rezeptorenblocker bessere Ergebnisse bringt.

Nun zur Durchführung: Es handelt sich um eine sehr umfangreiche Studie, die im Herbst vergangenen Jahres am Institut für Psychologie in München begonnen wurde. An dieser Studie haben elf Psychologen als Therapeuten teilgenommen, außerdem waren noch ein Arzt und ein Techniker in dem Team.
Die Betreuung sah so aus, daß die Patienten zunächst einmal zu zwei Diagnosen im Abstand von ein bis drei Monaten kamen. Diese Diagnosen beinhalteten ein ausführliches Interview, eine Reihe von Fragebogen, die die Angstreaktionen der Patienten, aber auch eine Reihe von anderen Variablen erfaßt haben, und außerdem ein

paar peripher-psychologische Variablen. Wir bevorzugten hier Haut-
widerstandsmaße und die Pulsfrequenz.

Nach der zweiten Diagnose fing die Therapiephase an. Sie beinhal-
tete eine relativ intensive Betreuung, die sich über fünf Wochen
erstreckte. Die Patienten hatten in der Woche drei Sitzungen.
Während dieser fünf Wochen hatten die Beta-Gruppen-Patienten das
Präparat, und wenn sie gleichzeitig auch die psychologische Therapie bekamen, auch eben diese Behandlung. Während dieser fünf Wochen wurden Verlaufsregistrierungen vorgenommen, d.h. Ratings
über Angstreaktionen sowohl durch den Therapeuten wie auch durch
den Patienten selbst. Außerdem wurde in der Mitte und am Ende der
Behandlung noch eine ausführliche Fragebogendiagnostik durchgeführt. Nach Abschluß der Intensivphase kam nach einer kurzen Ruhepause eine Nachbetreuung, die wir versucht haben in Form von
Selbsthilfegruppen zu organisieren. Diese sind noch nicht abgeschlossen, und auch das Follow-up liegt derzeit noch nicht vor.
Die Auswertung, die wir bis jetzt vorgenommen haben, bezieht sich
nicht auf alle 90 Patienten, die in dieser Studie behandelt worden sind, sondern erst auf etwa 50. Die Ergebnisse sind dementsprechend auch noch mit Vorsicht zu betrachten. Ich möchte Ihnen
anhand einiger Skizzen zeigen, welche Zwischenergebnisse bezüglich der interessierenden Fragestellungen vorliegen. Die ersten
Diagramme stellen die Ergebnisse in den peripher-psychologischen
Maßen dar. Das sind Maße, die nicht als Indikator spezifischer
Angstreaktionen betrachtet werden können. Es sind entweder Ruhe-
aufnahmen oder Habituationsversuche, in denen der allgemeine Er-
regungszustand erfaßt wird. Im Habituationsversuch werden die Patienten in einer relativ entspannten Situation einfachen Reizwie-
derholungen ausgesetzt. Dabei wird festgestellt, wie lange es
dauert, bis diese Erregungen, die durch die Reize ausgelöst werden, sich wieder beruhigen. Abb. 1 zeigt die vorläufigen Ergebnisse in einem Maß der autonom-nervösen Aktivierung, der Spontan-
fluktuation des Hautwiderstandes. Die galvanische Hautreaktion
(GHR) ist ein Maß, das relativ empfindlich auf kurzfristige, aber
auch auf langfristige Aktivierungsschwankungen reagiert. Es hat
nur den Nachteil, daß die interindividuelle Variation enorm ist,
was die Mittelauswertung erschwert. Im Diagramm bedeutet: "Pre"

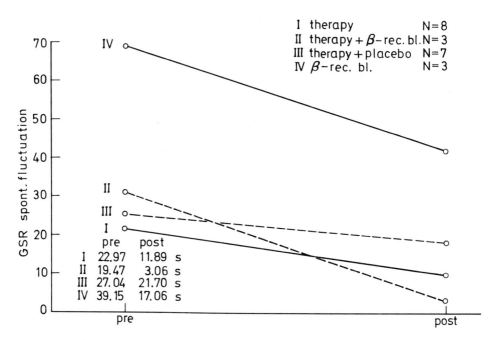

Abb. 1. Durchschnittliche spontane Fluktuation der galvanischen
Hautreaktion vor und nach Behandlung + ß-Rezeptorenblocker

die Messung vor Beginn einer Behandlung, "Post" die Datenerhebung
am letzten Behandlungstag, an dem z.B. auch noch das Präparat
wirksam war. Gruppe I bedeutet, daß diese Patienten nur eine psychologische Therapie bekommen haben, Gruppe III erhielt psychologische Therapie plus Plazebo, Gruppe II erhielt nur den ß-Rezeptorenblocker. Der Unterschied zwischen der Gruppe II und den anderen Gruppen ist hinsichtlich der Pre-Post-Veränderung statistisch nachweisbar, der Unterschied zwischen Gruppe I und den anderen Gruppen war bei den Daten, die wir bisher haben, nicht nachweisbar. Gruppe IV fällt - vermutlich wegen dem kleinen N - völlig
aus dem Rahmen. Der (zufällige) Anfangswert läßt die Veränderung
kaum interpretieren. Analoge Ergebnisse sind für die Habituations-
rate festzustellen (Abb. 2).

Abb. 3 zeigt die Pulsrate in der Ruheaufnahme. Hier konnten wir
keine statistisch signifikante Veränderung sehen. Der Trend weist
jedoch in eine ähnliche Richtung.

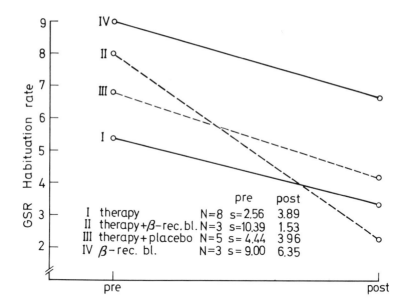

Abb. 2. Durchschnittliche Gewöhnungsrate der galvanischen Hautreaktion vor und nach Behandlung + ß-Rezeptorenblocker

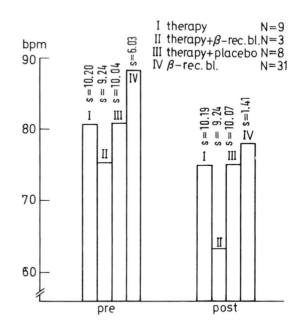

Abb. 3. Durchschnittli-
che Ruheperiode vor und
nach Behandlung + ß-Re-
zeptorenblocker

Weitere Ergebnisse wurden über die Selbsteinstufung der Patienten bezüglich ihrer Angstreaktionen gewonnen. Dazu muß ich etwas weiter ausholen. In der bisherigen Literatur über die anxiolytische Wirkung von ß-Rezeptorenblockern besteht einigermaßen ein Konsens darüber, daß der ß-Rezeptorenblocker zur Eliminierung von Situationsängsten nicht gut geeignet ist. Ängste also, die durch bestimmte Situationen oder Objekte ausgelöst werden. Derartige Präparate sollen aber eine gute Wirkung haben bei solchen Ängsten, die ihren Ursprung in einer vegetativen Instabilität haben. Ängste, die also eine Folge beunruhigender körperlicher Empfindungen sind. Um das zu untersuchen, haben wir die verschiedenen Angstdiagnosegruppen verglichen und aus den Angstfragebogen solche Skalen gebildet, die entweder eher Situationsangst oder eher Körperangst zum Gegenstand haben. Tabelle 1 zeigt die durchschnittlichen Veränderungen. Die größten Veränderungen sind durchwegs in der Gruppe mit ß-Rezeptorenblockern und Therapie zu beobachten.

Tabelle 1. Durchschnittliche Änderung der Mittelwerte in den drei relevanten FSS-Skalen. (Differenz zwischen den Zeitpunkten "Prä" und "Post")

			Psychotherapie	
			+	−
Soziale Störungen	ß	+	−.28 (11)	.00 (5)
		−	−.01 (21)	−.32 (8)
Vegetative Störungen	ß	+	−.52 (7)	−.16 (3)
		−	−.43 (18)	−.17 (8)
Klaustrophobie	ß	+	−.67 (11)	.34 (5)
		−	.16 (20)	−.24 (8)
			−1.47	+.18
			−.28	−.73

Negative Vorzeichen bedeuten eine Verbesserung. Die Zahlen in Klammern geben die jeweilige Stichprobengröße an.

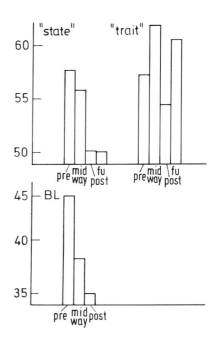

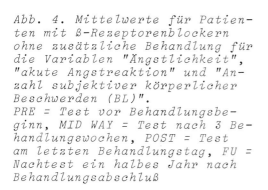

*Abb. 4. Mittelwerte für Patien-
ten mit ß-Rezeptorenblockern
ohne zusätzliche Behandlung für
die Variablen "Ängstlichkeit",
"akute Angstreaktion" und "Anzahl subjektiver körperlicher
Beschwerden (BL)".
PRE = Test vor Behandlungsbeginn, MID WAY = Test nach 3 Be-
handlungswochen, POST = Test
am letzten Behandlungstag, FU =
Nachtest ein halbes Jahr nach
Behandlungsabschluß*

Abb. 4 zeigt die Veränderungen der durchschnittlichen Angstein-
schätzungen im Verlauf der Sitzungen. In den Angstschätzungen
weist die Gruppe II (Verhaltenstherapie und ß-Rezeptorenblocker)
die größten Veränderungen auf. Weitere, hier nicht mehr im Detail
darzustellende Befunde, erläutern folgenden vorläufigen Schluß:
Bei Agoraphobie und bei körperbezogenen Ängsten konnte gezeigt
werden, daß durch die Kombination des ß-Rezeptorenblockers mit
der psychologischen Behandlung eine raschere Reduktion der Angst-
maße erreicht werden kann. Das ist nicht nachweisbar der Fall bei
Sozialängsten.

Sie werden fragen: Was hat nun der ß-Rezeptorenblocker allein bewirkt? Wir haben auch eine kleinere Gruppe untersucht, die über
einen längeren Zeitraum nur den ß-Rezeptorenblocker bekommen hat.
Die vorläufige Tendenz ist aus Abb. 5 zu erkennen.

Die Skala für den aktuellen Angstzustand zeigt, daß hier eindeutig auch eine Beruhigung eintritt (State-Anxiety). Bei allgemeiner Ängstlichkeit (Trait) ist das nicht der Fall.

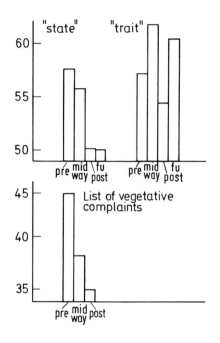

Abb. 5. Durchschnittliche Frage-
bogenwerte für Angstpatienten
mit ß-Rezeptorenblocker ohne zusätzliche Behandlung.
PRE = Test vor Behandlungsbeginn;
MID WAY = Test nach 3 Behand-
lungswochen; POST = Test am letzten Behandlungstag; FU = Nachtest
ein halbes Jahr nach Behandlungsabschluß

Ich möchte von diesen Detailergebnissen jetzt wieder zurückkommen
zur grundsätzlichen Fragestellung. Für uns war also interessant:
Kann der ß-Rezeptorenblocker die psychologische Therapie erstens
einmal wirksamer gestalten und kann er sie erträglicher gestalten? Und wenn ja, bei welchen Formen von Störungen gelingt das
eher? Soweit ich die jetzt vorliegenden Ergebnisse überblicke,
ist beides mit Einschränkung zu bejahen. Wenn die Ängste weniger
situationsbezogen sind, sondern stark generalisiert auftreten,
vor allem dann, wenn sich die Ängste auf eigene Körperreaktionen
beziehen, ist die Wirkung deutlich. Angst vor Herzschmerzen, Angst
vor Kreislaufschwankungen, Angst vor dem Umkippen usw. kann durch
die kombinierte Behandlung positiv beeinflußt werden. Anders ist
es bei den Sozialängsten und Monophobien.

Als nächstes wäre die Fragestellung zu untersuchen, ob das Phänomen Angst bei solchen Patienten, die tatsächlich eine traumati-
sche körperliche Erfahrung hinter sich haben, durch eine kombinierte Behandlung (ß-Rezeptorenblocker und psychologische Unterstützung der Rehabilitation) ebenfalls günstig beeinflußt wird.

Aber das ist eine Fragestellung, die ich etwas ausführlicher im
Verlauf des heutigen Tages noch einmal ansprechen möchte, und
zwar in meinem zweiten Beitrag über psychologische Interventionen in der Infarktrehabilitation.

Diskussion

SCHAEFER: Das zweite Bild, Herr BUTOLLO, ist elektrophysiologisch
vermutlich falsch gedeutet, weil Sie auf der linken Seite sehr
verschiedene Ausgangswerte haben, und die Kurven sich überkreu-
zen. Wenn wir bei einer elektrophysiologischen Reaktion Überkreu-
zungen sehen, wissen wir, daß der Effekt wahrscheinlich durch den
Ausgangswert bestimmt ist. Das ist ein altes Gesetz. Sie können
jede Population, die Sie so selektieren, daß die Ausgangswerte
unterschiedlich sind, zu einer Überkreuzung bringen.

BUTOLLO: Das ist eine Information, die mich etwas überrascht, denn
meine bisherige Erfahrung war die, daß bei höheren Ausgangswerten
eine Veränderung zwar leichter möglich ist, gerade wenn Sie an
den Plafond-Effekt denken (diejenigen, die eine größere Varia-
tionsbreite zeigen, haben auch größere Chancen, große Veränderungen zu zeigen), daß dies aber nicht notwendig Überschneidun-
gen ergeben muß. Das Maß der GHR-Habituation bedeutet die Anzahl
der wiederholten Reizdarbietungen, die erforderlich sind, bis auf
den Reiz keine sichtbare Reaktion im Hautwiderstand mehr erfolgt.
Wir zählen also nicht die Amplituden der Reaktion, sondern die
Anzahl der Wiederholungen bis zum Kriterium. Und da wissen wir,
daß bei hohen Ausgangswerten auch die Beruhigung im allgemeinen
langsamer erfolgt, d.h. daß wir mit hohen Ausgangswerten auch
schlechtere Habituationen erzielen. Danach wäre aber das Gegenteil dessen zu erwarten, was Sie im Diagramm sehen, nämlich aus-
einanderlaufende Kurven. Da dies nicht der Fall ist, kann der
Effekt auf die experimentelle Variation (ß-Rezeptorenblocker und
VT) zurückgeführt werden.

SCHAEFER: Dann wäre meine Gegenhypothese die, daß die Differenzen
auf der rechten Seite "Post" eindeutig bestimmt sind durch die
verschiedenen Ausgangswerte. Meine Gegenhypothese müßte jetzt im
einzelnen diskutiert werden, und das ist wahrscheinlich sehr kompliziert, wie überhaupt glavanische Hautreaktionen zu den Methoden
gehören, die ein Elektrophysiologe möglichst nicht anwendet.

BUTOLLO: Ja, ich glaube, daß man Ihre Hypothese prüfen kann, Herr
SCHAEFER. Man müßte dafür jedoch ein eigenes Experiment durchführen, in dem die Ausgangswerte der "Versuchsgruppen" verschieden
sind, jedoch keine experimentelle Intervention erfolgt. Wenn sich
dann die Kurven kreuzen, würde ich Ihnen zustimmen. Vorläufig
bleibe ich jedoch bei meiner Interpretation. Ihrer Kritik am GHR
kann ich nur teilweise zustimmen. Seine scheinbare Instabilität
dürfte auf Grund seiner Empfindlichkeit für kognitive Prozesse zurückzuführen sein, was aber für Psychologen interessant ist.

KÖNIG: Ich meine, daß Ihre Methode nicht geeignet ist, zu Ihrer
Fragestellung etwas Eindeutiges auszusagen. ß-Rezeptorenblocker

ändern auch die Durchblutung in den Extremitäten, so daß die Meßgrößen alleine dadurch verändert werden können, ohne daß sich an
der psychologischen Situation etwas geändert hat.

Der theoretische Einwand von Herrn SCHAEFER scheint mir allerdings nicht so gravierend, denn Ihre Kurven sagen nur aus, daß
die ß-Rezeptorenblocker auch dann noch wirken, wenn der Patient
besonders erregbar ist.

Die zweite Anmerkung ist mehr genereller Art. Wenn ich Ihre gesamten Ergebnisse zusammenfasse, kommt dabei eigentlich nur heraus, daß die körperlichen Symptome der Angst und die Angst sich
gegenseitig beeinflussen. Wahrscheinlich ist es doch so, daß bei
den Patienten, die irgendwelche Kreislaufsymptome haben, die durch
die ß-Rezeptorenblocker direkt beeinflußt werden, auch die Angst
kleiner wird oder weggeht, wie umgekehrt diese Symptome ja diese
spezielle Angst auslösen. Das ist eine alltägliche Beobachtung in
der Klinik.

BUTOLLO: Daß Sie sich an den physiologischen Parametern festhalten, ist mir gar nicht so unangenehm. Es wurden gerade bei der
Untersuchung zur Anxiolyse von ß-Rezeptorenblockern die Fehler
gemacht, daß Angst ausschließlich physiologisch definiert wird.
Angst ist aber nicht physiologisch allein zu definieren, sondern
Angst kann auch als subjektive Reaktion und als Konstrukt definiert werden, z.B. über einen Fragebogen. Die Frage, die uns interessiert, lautet: Wenn sich durch den ß-Rezeptorenblocker und
auch durch die psychologische Behandlung die physiologischen Reaktionen ändern, ändern sich dann notwendigerweise auch die subjektiven Angaben zur Angst, die Fragebogendaten und die Fremdbe-
urteilung? Trivial ist diese Frage deshalb nicht, weil kein or-
ganischer Befund vorliegt, die Angst also eher die Körperempfin-
dungen auslöst und damit einen Teufelskreis in Gang setzt. Beim
Verschwinden eines körperlichen Symptoms verschwindet nicht notwendig auch die Angst. Diese für somatische Erkrankungen zwar
plausible Erwartung gilt nur bedingt, wenn überhaupt, für die
Angstneurosen mit sogenannten funktionellen Störungen. Der ß-Rezeptorenblocker soll die somatische Rückmeldung der Angst unter-
binden und damit eine weitere Verstärkung der Angstreaktion hemmen. Angst und körperliche Begleitvorgänge werden als in einer
Wechselwirkung stehend konzipiert, d.h. entweder der Patient
nimmt dann das Präparat immer, oder er kann mit dem Wiederauftre-
ten dieser Symptome schlecht umgehen, außer er ist durch eine
psychologische Betreuung darauf auch noch vorbereitet worden. Das
wollte ich am Schluß noch dazu anhängen.

Zur Methodik der Prüfung von Psychopharmaka

A. W. von Eiff

Es geht um zwei Fragen: Erstens: Wirkt ein Pharmakon? Zweitens:
Wie sind die Auswirkungen auf das sympathische Nervensystem? Wir
wollen uns auch über die Strategie solcher Untersuchungen unterhalten. Zuerst möchte ich das Problem der subjektiven Reaktion
diskutieren. Wenn subjektive Reaktionen in klinischen Untersuchungen geprüft werden, treten möglicherweise dieselben Irrtümer
auf, die man bei der Prüfung objektiver Reaktionen vorfindet. Bevor ein therapeutischer Vergleich geplant wird, muß festgestellt
werden, wie die subjektiven Reaktionen erfaßt werden können. Psychoanalytische Methoden sind für Langzeituntersuchungen nicht geeignet. Diese Methoden können nämlich selbst therapeutische Effekte produzieren, ohne daß man die Möglichkeit hat, den Grad des
Einflusses zu beurteilen. Außerdem erlauben sie keine quantitati-
ven Differenzierungen. Dieses Argument gilt auch für einfache Be-
fragungen. Bei dieser Methode kann die subjektive Interpretation
durch den Patienten selbst oder vor allen Dingen durch den Untersucher zu unzuverlässigen Resultaten führen. Die Benutzung von
Fragebogen, wie sie Herr BUTOLLO eben auch angewandt hat, ist ein
mögliches Vorgehen, obwohl diese Methode bei diesen klinisch-the-
rapeutischen Prüfungen keineswegs den Anspruch der Reliabilität
efüllt, die gefordert werden muß, um subjektive Reaktionen kor-
rekt zu erfassen. Wir haben aber in therapeutischen Untersuchungen keine andere Möglichkeit, die gewünschten Kategorien der Beobachtungen zu standardisieren und in Stufen einzuteilen. Wenn die
Versuchsperson gezwungen ist, die stufenweise Einteilung selbst
vorzunehmen, indem sie die Antworten anstreicht, wird die Möglichkeit subjektiver Interpretation durch den Prüfer reduziert. Wenn
man Fragebogen dieser Art benutzt, welche selbstverständlich für

eine individuelle Diagnose öllig ungeeignet sind, sollte man auf
Folgendes achten. Erstens: Der erwartete Effekt des Psychopharmakons - das gilt also jetzt für die Prüfung sämtlicher Mittel, die
irgendwie auf psychische Zustände wirken - darf nicht durch die
Fragen in irgendeiner Form suggeriert werden. Im Gegenteil, bestimmte Fragenkomplexe müssen die Aufmerksamkeit der Versuchsperson in eine ganz bestimmte Richtung lenken, die nichts mit dem
erwarteten Effekt des Pharmakons zu tun hat. Dieses Vorgehen geschieht in Analogie zu der sog. Kontrasuggestion, die MARTINI,
der Begründer der modernen Arzneimittelprüfung, 1953 empfohlen
hatte. Die spezifischen Fragen, die sich auf die Arzneimittel-
wirkung beziehen, müssen an verschiedenen Stellen und in zahlreichen Maskierungen erscheinen. Auf diese Weise hat man die Möglichkeit, widersprüchliche Angaben zu erfassen, die dann von der
statistischen Berechnung ausgeschlossen werden müssen. Die Aus-
füllung der Fragebogen sollte in Gegenwart einer Person erfolgen,
die nicht unmittelbar mit dem Experiment zu tun hat, so daß eine
unverstandene Frage von diesem Assistenten beantwortet werden
kann. Aber der Assistent darf nicht wissen, um welches Medikament
es sich handelt. Wir empfehlen, daß der Fragebogen in Abwesenheit
des eigentlichen Versuchsleiters ausgefüllt wird, weil es möglich
ist, daß die Versuchsperson die Wünsche und Erwartungen des Versuchsleiters aus seinem Verhalten erfassen kann. Der Patient soll
die Fragebogen täglich zur selben Zeit und unter völlig gleichen
Bedingungen ausfüllen. Änderungen der äußeren Situation müssen
aufgezeichnet werden. Der Gewöhnungseffekt, Adaptationseffekt,
auf den ich später noch eingehen werde, spielt auch bei den subjektiven Antworten eine Rolle, und muß entsprechend beachtet werden. Mit Hilfe der Fragebogenmethoden lassen sich vor allem auch
subjektive Nebenwirkungen eines Arzneimittels erfassen. Wir haben
z.B. eine solche Studie mit Hilfe von Fragebogen durchgeführt,
bei denen gesunde Versuchspersonen 4 mg Haloperidol einnahmen,
bzw. ein Plazebo verabreicht bekamen. Beim statistischen Vergleich ergab sich, daß von den 18 Nebenwirkungen, die von den
Patienten angegeben wurden, nur 2 statistisch als Effekte des Ha-
loperitols gesichert werden konnten, nämlich einmal die Angabe:
"Ich fühle mich müde"; diese Angabe konnte sowohl bei den männlichen wie bei den weiblichen Personen statistisch gesichert wer-

den, und zweitens eine Angabe, die nur in der Gruppe der weiblichen Personen statistisch gesichert werden konnte, nämlich: "Ich fühle mich müde und erregt". Natürlich kann man mit Hilfe eines solchen Fragebogens nicht feststellen, ob ein Patient wirklich durch das Psychopharmakon beeinflußt wurde, also z.B. müde wurde. Wenn sich auf diese Weise eine statistische Sicherung erzielen läßt, bedeutet das nur, daß die Aussage "Müdigkeit" unter dem Einfluß dieses bestimmten Medikaments häufiger gemacht wurde als unter dem Einfluß von Plazebo.

Ich komme nun zur Prüfung der Reaktionen des autonomen Nervensystems unter dem Einfluß von psychoaktiven Drogen. Unser Standard-Stressor, der inzwischen in verschiedenen Labors im deutschsprachigen Raum als "Bonner Stressor" verwendet wird, besteht in der Addition einer möglichst großen Anzahl von Zahlen innerhalb von fünf Minuten, während die Versuchsperson mit einem speziell zusammengestellten affektiven Lärm von 95 dB beschallt wird. Dieser Stressor hatte sich in jahrelangen Untersuchungen als am besten geeignet erwiesen, wenn es darum geht, das Stressverhalten von Kollektiven zu untersuchen. Wir verwenden diesen Stressor auch bei der Prüfung von Psychopharmaka. Das Problem des Adaptationseffektes ließ sich auf folgende Weise demonstrieren. An zwei verschiedenen Testtagen wurde Plazebo verabreicht, die Untersuchungen wurden dabei sowohl unter strengen Ruhebedingungen wie unter Stress durchgeführt. Geprüft wurden: Systolischer und diastolischer Blutdruck, Pulsfrequenz und Myointegral, also das quantitative Verhalten des myographisch erfaßten Muskeltonus. Es fand sich, daß sowohl in Ruhe wie bei Stress am zweiten Testtag der systolische Blutdruck signifikant niedriger war als am ersten Testtag. Hätte man am zweiten Testtag ein Medikament verabreicht, das keinen pharmakologischen Effekt gehabt hätte, wäre der Eindruck entstanden, dieses Medikament führe zu einer sicheren Blutdrucksenkung. Wie kann man nun vermeiden, daß man einen Adaptationseffekt oder eine Konditionierung durch Medikament als pharmakologischen Effekt ansieht? Zur Prüfung dieser Frage wurde eine Versuchsserie in der Art durchgeführt, daß drei Testserien bei 18 gesunden Personen stattfanden. Jede Testserie umfaßte 6 Versuchspersonen. Geprüft wurde die Wirksamkeit des Pharmakons Tradon-5Phenyl-2imino-4oxazolidon. Eine Versuchsgruppe erhielt am ersten Versuchstag Plazebo P und am zweiten Tag das Medikament M. Die zweite Versuchsgruppe erhielt an beiden Tagen Plazebo PP; und die dritte Versuchsgruppe am ersten Tag Medikament M und am zweiten Tag Plazebo P. Auf diese Weise ließ sich der Wiederholungseffekt und der eigentliche Medikamenteneffekt berechnen. Es war nun nicht gleichgültig, ob es sich um die Reihenfolge Plazebo - Medikament oder Medikament - Plazebo handelte. Ein stimulierender Effekt des Tradons auf den Blutdruck war deutlicher in der MP-Sequenz, denn in der PM-Sequenz wurde dieser Effekt zum Teil durch den Wiederholungseffekt maskiert. Um nun festzustellen, ob ein Medikamenteneffekt vorlag, wurde statistisch geprüft, ob die Differenz MP in der PM-Serie signifikant von der Differenz PM in der MP-Serie differierte. Beim systolischen Blutdruck ließ sich ein Medikamenteneffekt statistisch nicht sichern. Beim Atemminutenvolumen AMV dagegen konnte ein Effekt des Medikaments statistisch gesichert werden, in dem Sinne, daß das Tradon das Atemminutenvolumen reduzierte. Bei der Atemfrequenz kam es bei der Reihenfolge PM zu einem sicheren Effekt im Sinne einer Senkung der Atemfrequenz, der sich jedoch nicht als Medikamenteneffekt sichern ließ. Unter Stressbedingungen ließ sich beim systolischen Blutdruck bei der Reihenfolge MP ein sicherer Unterschied nachweisen, aber ein pharmakologischer Effekt ließ sich insgesamt nicht sichern. Hingegen fand man bei der Pulsfrequenz folgendes Verhalten: Bei der Reihenfolge PP, also bei der zweimaligen Verabreichung von Plazebo, kam es zu einem signifikanten Gewöhnungseffekt. Bei der Reihenfolge MP bestand ein signifikanter Unterschied zwischen der M- und P-Medikation in dem Sinne, daß die Pulsfrequenz unter dem Medikament höher lag. Hier konnte man zunächst auch nur einen Adaptationseffekt annehmen; erst der Vergleich mit der PM-Phase ergab, daß es sich um einen echten pharmakologischen Effekt handelte. Bei dem Atemminutenvolumen war unter Stress ein signifikanter Gewöhnungseffekt vorhanden und auch ein Effekt in der Reihenfolge MP, der aber als Scheineffekt, also als ein reiner Adaptationseffekt entlarvt werden konnte. Zusammenfassend läßt sich also sagen, daß Tradon scheinbar statistisch gesichert in Ruhe die Atemfrequenz und im Stress den systolischen Blutdruck, die Pulsfrequenz und das Atemminutenvolumen beeinflußt hatte, daß sich aber

ein sicherer Medikamenteneffekt in Ruhe nur bei dem Atemminutenvolumen und bei Stress nur bei der Pulsfrequenz beweisen ließ.
Solche pharmakologsichen Versuche dürfen nur bei Versuchspersonen
unter vergleichbaren Bedingungen in Bezug auf Alter und Sexualhor-
monaktivität durchgeführt werden. Denn es war uns möglich zu beweisen, daß Östradiol in signifikanter Weise die Reaktionen des
autonomen Nervensystems unter Stress beeinflußt. Weitere entscheidende Einflüsse können Begleitfaktoren sein, auf die Paul MARTINI
schon früh in seiner Methodenlehre der therapeutischen klinischen
Forschung hingewiesen hat.

Wir haben in speziellen Untersuchungen geprüft, ob solche Begleitfaktoren auch im kurzdauernden pharmakologischen Experiment eine
Rolle spielen, und wir haben auf Grund vorausgegangener Beobachtungen insbesondere zwei Faktoren geprüft; erstens den Einfluß
des Untersuchers und zweitens den Einfluß des Typs der Blindtechnik. 26 männliche Personen wurden untersucht, wobei die intraindi-
viduellen Veränderungen verglichen wurden. Jede Versuchsperson
wurde fünfmal in Abständen von acht Tagen untersucht. Das statistische Modell, das hier benutzt wurde, war eine 2^3-faktorielle
Analyse mit kompletter Vermischung der Interaktion und Blockeffek-
te. Das verwendete Pharmakon war Meprobamat in einer Dosis von
1,2 g. Die Varianzanalyse ergab erstens: Das verwendete Pharmakon,
nämlich Meprobamat in der Dosis von 1,2 g, führte zu einer signifikanten Beeinflussung des systolischen Blutdrucks, der Atemfrequenz unter Ruhebedingungen, sowie der Puls- und Atemfrequenz unter Stress. Zweitens: Der Versuchsleiter stellte einen signifikant
beeinflussenden Faktor auf die Blutdruckwerte dar. Drittens: Die
Resultate wurden nicht durch die Blindtechnik beeinflusst, d. h.
es fanden sich gleiche Resultate bei der einfachen und doppelten
Blindtechnik. Man muß also sehr viele Dinge beachten, und eine
Prüfung dieser Art ist sehr kompliziert.

Nun will ich Ihnen noch zeigen, wie nun auf Grund bestimmter Ana-
lysen überhaupt vorausgesagt werden kann, ob die Anwendung von
ß-Rezeptorenblockern sinnvoll ist oder nicht. Es geschieht einmal
auf Grund eines pharmakologischen Experiments. Wenn man Metachilyl
injiziert, gibt es drei Typen von Reaktionen: 1. Normale Reaktion

findet statt, indem der Blutdruckabfall durch die Erweiterung der
Gefäße zustande kommt, und bei normaler Reagibilität der hypotha-
lamischen und bulbären Kreislaufzentren dann die Gegenreaktion zu
einer Normalisierung des Blutdrucks führt bei entsprechendem Puls-
frequenzverhalten. 2. Sind die Zentren hyperreagibel, dann ist der
Blutdruckabfall geringer, und es findet eine überschießende Reaktion des Blutdrucks und der Pulsfrequenz statt. 3. Sind die Zentren hyperreagibel, dann kommt es in der Zeiteinheit nicht zur Normalisierung des abfallenden Blutdrucks, und auch die Pulsfrequenz
ist schwächer. Das gilt für alle Menschen, die noch keinen arte-
riosklerotisch geschädigten Karotissinus haben. Zwischen Stress
und Mecholylreaktionen besteht unter der Voraussetzung noch nicht
veränderter Gefäße eine enge Korrelation. Man kann aus der Reaktion voraussagen, wie der Betreffende im Stress reagiert. Ist er
ein Hyperreaktor, ist er auch im Stressversuch ein Hyperreaktor,
ist er ein Normoreaktor, ist er auch im Stress ein Normoreaktor,
und ist er ein Hyporeaktor, ist er auch im Stress ein Hyporeaktor.
Die Ergebnisse sind reproduzierbar, außer daß am zweiten Tag ein
Adaptationseffekt erkennbar ist. Man kann die Reagibilität dieser
Zentren pharmakologisch beeinflussen. Bei starker Reaktion der
Pulsfrequenz und Hyporeaktion des Blutdrucks haben wir im pharmakologischen Test das Bild vor uns, das eine Indikation für ß-Rezeptorenblockerbehandlung darstellt. Wenn es unter Stress zum völligen Verschwinden der Pulsfrequenz-Variabilität kommt, haben wir
einen zweiten Indikator für eine ß-Rezeptorenblockerbehandlung.

Literatur

EIFF V., A.W.: Seelische und körperliche Störungen durch Stress.
Stuttgart: Fischer 1976

EIFF V., A.W.: Grundumsatz und Psyche. Berlin, Göttingen, Heidelberg: Springer 1957

EIFF V., A.W.: Essentielle Hypertonie. Stuttgart: Thieme 1967

EIFF V., A.W., PLOTZ, E.J., BECK, K.J., CZERNIK, A.: Amer. J.
Obstet. Gynec. 109, 887 - 892 (1971)

EIFF V., A.W., PIEKARSKI, C.: Stress Reactions of Normotensives
and Hypertensives and the Influence of Female Sex Hormones on
Blood Pressure Regulation. In: Hypertension and Brain Mechanisms:
Progress in Brain Research, Vol. 47, edit. by de Jong, W.,
Provoort, A.P. and Shapiro, A.P., Amsterdam: Elsevier 1977

EIFF V., A.W.: The Planning of Therapeutic Comparison Psychophar-
macology. In: F. Antonelli (Hrsg.): Therapy in Psychosomatic
Medicine. Rom: Sozgi 1977

Diskussion

BRUNNER: Herr VON EIFF, ich möchte zwei Fragen an Sie stellen:
Das Ziel der Verabreichung von ß-Rezeptorenblockern ist die Verhinderung oder Reduzierung des Anstieges der Pulsfrequenz und des
Bludruckes. Andererseits wissen wir, daß psychische Aktivität einen Anstieg des Blutdruckes und der Pulsfrequenz bewirkt.

Wir sind weiter der Meinung, daß Sport und physische Aktivität
empfehlenswert und gesundheitsfördernd sind. Wann ist – wenn so –
die Erhöhung der Pulsfrequenz und des Blutdruckes ein schädliches,
und wann ein gesundheitsförderndes Element?

Die zweite Frage ist etwas kürzer. Was wäre geschehen, wenn in
jener Versuchsanordnung, in der den Versuchspersonen Meprobamat
verabreicht wurde, und der Unterschied der Reaktion bei verschiedenen Untersuchern geprüft wurde, die Untersucher und nicht die
Untersuchten das Meprobamat genommen hätten?

VON EIFF: Das Zweite, Herr BRUNNER, ist eine nette Anregung, das
kann ich nicht beantworten. Zur ersten Frage: Es gibt verschiedene
Indikationen für die ß-Rezeptorenblockerbehandlung. Beim Nachweis
einer Sympathikushyperaktivität ist bei der Hypertonie die ß-Rezeptorenblockerbehandlung die Methode der Wahl. Zweitens gibt es
Störungen im Stress, wo nicht die Blutdrucksteigerung im Vordergrund steht, sondern die Pulsfrequenzsteigerung, unter Umständen
erst erkennbar durch Stressuntersuchungen. Auch hier haben wir
eine Indikation für die Anwendung von ß-Rezeptorenblockern. (Literaturübersicht in VON EIFF, 1976)

BRUNNER: Glauben Sie daran, daß man jugendliche labile Hypertoniker mit Sport behandeln soll?

VON EIFF: Ja, selbstverständlich.

HÜLLEMANN: Noch einmal zu der Frage von Herrn BRUNNER. Ich weiß
nicht, ob ich Sie richtig verstanden habe. Sie stellten fest, psychische und auch physische Aktivität kann den Blutdruck und die
Herzfrequenz erhöhen. Ihre Frage ging dann dahin, warum die körperlich ausgelöste Blutdruckerhöhung erwünscht sei und die psychisch ausgelöste Blutdruckerhöhung nicht erwünscht sei. Bei der
körperlichen Belastung handelt es sich nicht nur um ein quanti-
tatives, sondern auch um ein qualitatives Phänomen. Die verschiedenen körperlichen Aktivitäten sind bei gleichem energetischem
Aufwand von unterschiedlichen hämodynamischen Veränderungen be-
gleitet. Bei statischer Muskelarbeit steigt der Blutdruck sehr
schnell maximal an. Bei dynamischer Belastung mit großen Muskelgruppen kommt es kaum zu einem Anstieg des diastolischen Blutdruckes und zu einem ganz geringen Anstieg des systolischen Blutdruckes. Ein typisches Beispiel für eine statische Muskelbean-
spruchung ist das Öffnen eines klemmenden Fensterflügels. Allein
durch die 70 %-ige Anspannung der Bizepsmuskulatur erhält man

einen nahezu 100 %-igen Anstieg des systolischen Blutdruckes. Das Produkt systolischer Blutdruck x Herzfrequenz, sogenanntes Doppel produkt, gibt einen Hinweis auf die Herzbelastung. Unter stati- scher Belastung wie auch unter psychischem Stress kann das Doppel produkt wesentlich höhere Werte einnehmen als unter dynamischer Belastung. Psychische und statische Belastung haben praktisch keinen Trainingseffekt auf das Herz-Kreislauf-System; durch dy- namische Belastung großer Muskelgruppen wird das Herz-Kreislauf- System ohne gefährliche Belastung wünschenswert trainiert.

Metabolische und zirkulatorische Veränderungen nach ß-Rezeptorenblockade mit Bunitrolol bei psychischen Belastungen

J. Keul

Es ist grundsätzlich bei der Verabreichung eines ß-Rezeptoren-blockers zwischen psychischen bzw. emotionalen und körperlichen Belastungen zu unterscheiden. Ferner ist die Wirkungsweise der ß-Rezeptorenblocker schwerpunktmäßig in zwei Bereiche zu gliedern:

1. Einwirkungen der ß-Rezeptorenblocker auf das Herz-Kreislauf-system, z.B. Herzfrequenz, Rhythmusstörungen, Blutdruck, Kontraktilität u.a.

2. Biochemische Veränderungen, z.B. Wirkung auf die Glykolyse, Lipolyse, hormonale Regulation, myokardialer Sauerstoffver-brauch u.a.

Herr HALHUBER hat bemerkt, daß 2 Patienten in der hiesigen Klinik beim Fernsehen verstorben seien. Abb. 1 zeigt die Reaktion der Herzfrequenz bei Herzinfarktpatienten, die in einer Rehabilitationsklinik behandelt wurden. Sie sehen die unterschiedlichen Reaktionen der Herzinfarktpatienten beim Fernsehen während der Fußballweltmeisterschaft 1974. Deutlich wird das unterschiedliche Verhalten der Herzfrequenz während des Fußballspiels und die Einwirkung der ß-Rezeptorenblockade. Es läßt sich erkennen, daß es bei einer Vielzahl von Gesunden und Kranken durch ß-Rezeptorenblocker zu keiner Beeinflussung der Herzfrequenz kommt, wenn dieser Vorgang keine besondere überschießende Reaktion des Herz-Kreislaufsystems hervorruft. Andererseits kann es zu deutlichen Verminderungen der Herztätigkeit kommen.

Veränderungen der Herzfrequenz und Rhythmusstörungen bei Normal-personen und Herzinfarktpatienten werden beim Autofahren und zwar bei Stadt- und Landfahrten und bei Hochgeschwindigkeitsfahr-

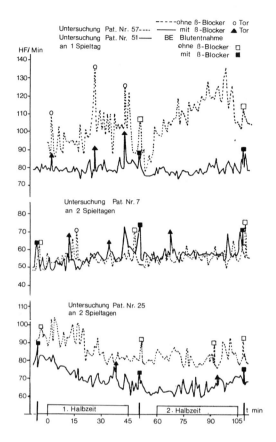

Abb. 1. Die obere und untere Kurve zeigt das unterschiedliche
Verhalten von Patienten mit und ohne ß-Rezeptorenblocker. Die
Herzfrequenz nach Einnahme eines ß-Rezeptorenblockers kann zeit-
weise um 50 Schläge/min niedriger liegen. Bei der mittleren Kurve
zeigt sich keine Wirkung von Bunitrolol auf die Herzfrequenz. Sie
liegt bei diesem Patienten um 50/min und steigt nie über 70/min
an. Unter ß-Rezeptorenblocker wird kein zusätzlicher Effekt beobachtet

ten auf der Autobahn deutlich (Abb. 2). Unter ß-Rezeptorenblocker
findet sich eine leichte Herzfrequenzsenkung. Bemerkenswerter ist
jedoch, daß nur noch vereinzelt Rhythmusstörungen auftraten.

Extremwerte werden durch Belastungssituationen wie z.B. Autorennen auf dem Nürburgring hervorgerufen.

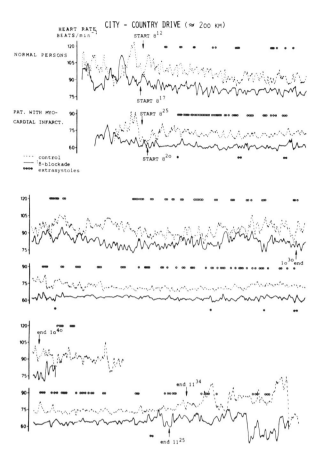

Abb. 2. Die Veränderungen der Herzfrequenz und der Extrasystolen bei einer Normalperson und einem Patienten mit Zustand nach Herzinfarkt während einer ca. 3-stündigen Stadt-Landfahrt. Es ist deutlich erkennbar, daß unter ß-Rezeptorenblockade mit Bunitrolol die Herzfrequenz niedriger liegt. Besonders auffallend ist jedoch, daß die Extrasystolen, die bei dem Herzinfarktpatienten gehäuft auftraten, fast völlig verschwinden

Das Verhalten der Herzfrequenz bei einem Rennfahrer im Training und im Wettkampf (Abb. 3) zeigt, daß bereits im Training Herzfrequenzwerte von 180/min überschritten werden. Während der stärkeren emotionalen Anspannung des Rennens selbst steigt unter ß-Rezeptorenblockade die Herzfrequenz nicht über 120/min an. Es war für diesen Rennfahrer eines seiner erfolgreichsten Rennen überhaupt. Man kann an diesem Befund erkennen, daß diese Anstiege der Herzfrequenz für den Gesamtorganismus nicht sinnvoll oder günstig

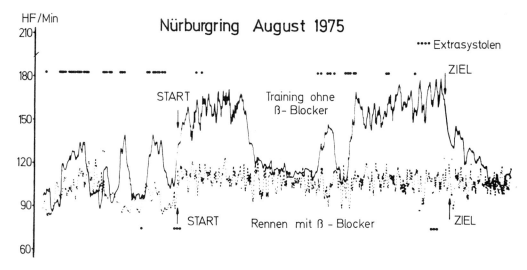

Abb. 3. *Die Veränderungen der Herzfrequenz und der Extrasystolen bei einem Formel-I-Rennfahrer. Die ausgezogene Linie stellt die Herzfrequenzen während eines Trainings auf dem Nürburgring dar ohne ß-Rezeptorenblockade. Es ist deutlich erkennbar, daß die Herzfrequenzen bei den Trainingsfahrten 180/min erreichen und gehäuft Extrasystolen auftraten. Nach ß-Rezeptorenblockade traten nur noch vereinzelt Extrasystolen auf und die Herzfrequenz überstieg nicht 120/min*

sind; denn eine so große Herz- Kreislaufleistung mit Herzfrequenzen von über 180 oder gar 200/min sind nicht notwendig, da ein hoher Energieumsatz nicht stattfindet. Die höchsten Herzfrequenzen bei einem Autorennfahrer lagen bei 210/min. Bei Fallschirmspringern anläßlich der Weltmeisterschaften stiegen die Herzfrequenzen vom Ruhewert über Absprung, Öffnen des Fallschirmes hin bis zur Landung an und ließen sich durch ß-Rezeptorenblockade deutlich senken (Abb. 4). Die Situation ist wie bei den Rennfahrern: Sehr hohe Herz- Kreislaufleistungen, die für die zu leistende Arbeit nicht erforderlich sind.

Es ist auch zu einer Reihe von Stoffwechselveränderungen wie Anstiege der freien Fettsäuren, des Glyzerols, der Blutglukose u.a., die mehr als Ausdruck der emotionalen Anspannung und Angst zu werten sind, gekommen. Beim Fallschirmspringen erfolgt eine Zunahme der Lipolyse, obwohl kaum Fettsäuren verbrannt werden, da die Fallschirmspringer körperlich keinen Belastungen mit hohem

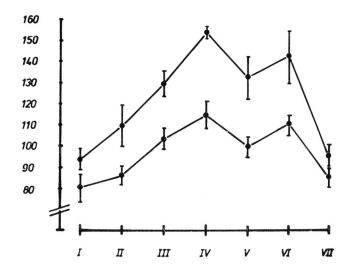

Abb. 4. Bei Fallschirmspringern läßt sich zeigen, daß es unter der Anspannungssituation zu deutlichen Erhöhungen der Herzfrequenz kommt. Bereits beim Flug ist die Herzfrequenz deutlich erhöht und steigt bis zum Absprung (IV). Nach ß-Rezeptorenblockade (untere Kurve) liegen die Herzfrequenzwerte deutlich niedriger

muskulärem Energieumsatz ausgesetzt sind (Abb. 5). Als Ausdruck der lipolytischen Spaltung besteht eine Zunahme des freien Fett-säurespiegels und des Glyzerols, die unter ß-Rezeptorenblocker weniger stark ausgeprägt ist.

Der Anstieg des Glyzerols gilt als besseres Kriterium der lipo-lytischen Spaltung als die freien Fettsäuren, da die biologische Halbwertszeit der freien Fettsäuren nämlich sehr kurz ist. Stär-kere Veränderungen der einzelnen Fettfraktionen finden sich bei Rennfahrern (Abb. 6).

Im Training, mehr noch unter Wettkampfbedingungen, finden sich deutlich geringere Unterschiede in der Zunahme der freien Fett-säuren unter einem ß-Rezeptorenblocker. Ein wesentlich geringerer Anstieg der Glukose, vor allem im Wettkampf, bedeutend geringer ausgeprägt nach Einnahme eines ß-Rezeptorenblockers als nach Ein-nahme eines Plazebos. Bei muskulären Belastungen sind andere Re-aktionen zu erwarten (Tabelle 1).

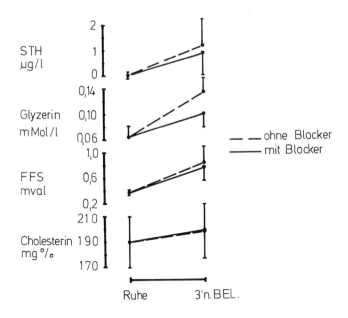

Abb. 5. Die Blutfette, insbesondere das Glyzerol, zeigen als Ausdruck einer verstärkten Lipolyse eine deutliche Zunahme, die durc. die ß-Rezeptorenblockade teilweise gehemmt wird

Es ist die Frage, ob mit einem ß-Rezeptorenblocker die Glykolyse bei starken muskulären Belastungen, wie z.B. einem 400 m-Lauf, gehemmt werden kann, da andere Funktionskreise betroffen sind. Die ß-Rezeptorenblocker führen zu keiner Hemmung der Glykolyse bei starken muskulären Belastungen: Die Laktatspiegel bleiben gleich; der Glukosespiegel ist nicht signifikant verändert und die Leistungsfähigkeit ist nicht vermindert. Bei anderen Belastungsformen, bei denen sich körperliche und emotionale Anspannungen überlagern, können andere Veränderungen auftreten. Bei Badmintonspielern findet sich ein sehr starker Anstieg des Glukosespiegels (Abb. 7).

Unter einem ß-Rezeptorenblocker zeigt der Glukosespiegel einen viel geringeren Anstieg. Man kann davon ausgehen, daß nur die durch die psychische Belastung bedingte Komponente unterdrückt wird, aber ansonsten der ß-Rezeptorenblocker keine unmittelbare Einwirkung auf die Glukose selbst hat.

61

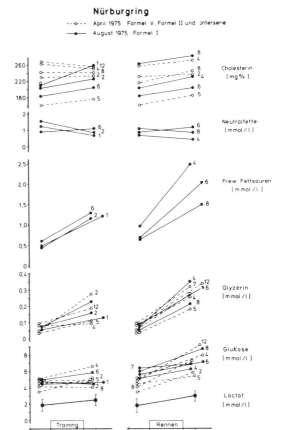

Abb. 6. Sehr ausgeprägt
sind die Zunahmen des Glyzerols und der freien Fettsäuren als Ausdruck einer
gesteigerten Lipolyse bei
den Autorennfahrern auf dem
Nürburgring. Cholesterin
und Neutralfette sind nicht
wesentlich verändert, hingegen kommt es im Wettkampf
auch zu einem deutlichen
Anstieg des Blutzuckerspie-
gels, was sicherlich als
Ausdruck der starken emo-
tionalen Anspannung aufzufassen ist

Ein bemerkenswerter Befund ist die Tatsache, daß unter dem ß-Rezeptorenblocker Bunitrolol - ob das generell der Fall ist, kann
derzeit nicht entschieden werden - eine Minderung der Adrenalinausscheidung im Urin erfolgt. Bei 39 Herzpatienten, die einen
Herzinfarkt durchgemacht haben, wird eine signifikante Minderung
der Adrenalinausscheidung gegenüber dem Plazeboversuch beobachtet
(Abb. 8). Hervorzuheben ist, daß bei der Einteilung dieses Ge-
samtkollektivs in Hypo-, Normo- und Hyperreaktive oder nach der
subjektiven Selbsteinschätzung in "Begeisterte, sehr Begeisterte
oder Gleichgültige" keine besonderen Unterschiede in der Aus-
scheidungsmenge von Adrenalin bestehen oder in der Ansprechbar-
keit auf die ß-Rezeptorenblocker.

Tabelle 1. Bei einer starken muskulären Belastung, wie z. B. einem 400 m-Lauf, der zu besonders hohen Laktatspiegeln führt, finden sich keine Beeinflussungen durch die ß-Rezeptorenblockade. Auch die Leistungsfähigkeit wird nicht vermindert. Offensichtlich hat bei einer muskulären Belastung die ß-Rezeptorenblockade keinen hemmenden Einfluß auf die Glykose

400 m – DISTANCE RUN (N = 12)		
LACTATE (mmol/1)	CONTROL	ß-BLOCKADE (Bunitrolol 10 mg)
$\overline{X}$	17,56	17,47
S	± 2,20	± 2.59
GLUCOSE (mmol/1)		
$\overline{X}$	7,59	8,00
S	± 0,69	± 0,74
RUNNING TIME (sec)		
$\overline{X}$	64,5	64,7
S	± 4,1	± 4,7

Es ist die Frage, inwieweit es sinnvoll erscheint, bei solchen emotionalen Belastungen - sei es Gesunden oder Kranken - einen ß-Rezeptorenblocker zu verabreichen. Wenn man bedenkt, daß die Wirkung eines ß-Rezeptorenblockers, die nur kurzfristig über einige Stunden besteht, in vielem den Auswirkungen körperlicher Aktivität, d.h. körperlichem Training, gleichkommt, sollte die Gabe eines ß-Rezeptorenblockers für solche Situationen abgelehnt werden. Mit einem körperlichen Training kann eine viel physiolo-

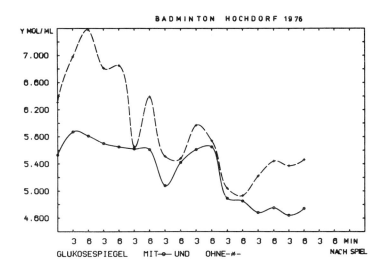

BADMINTON HOCHDORF 1976

Y MOL/ML

GLUKOSESPIEGEL   MIT—•— UND   OHNE—*—   NACH SPIEL

*Abb. 7. Bei Badminton-Spielern zeigt der Glukosespiegel, insbe-
sondere in der Anfangsphase, deutlich niedrigere Werte. Offensichtlich ist in der Anfangsphase des Badminton-Spiels noch eine
starke emotionale Überlagerung gegeben, die zu deutlich überhöhten Blutzuckerspiegeln führt. Diese anfängliche überschießende
Freisetzung von Glukose wird durch ß-Rezeptorenblocker vermindert
(n = 20)*

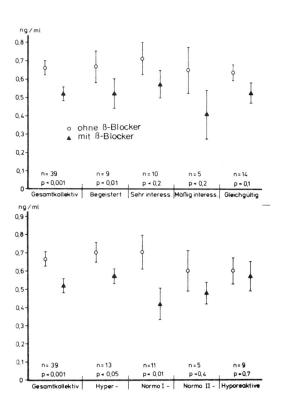

*Abb. 8. Die Adrenalin-
ausscheidung im Urin ist
unter Bunitrolol signi-
fikant vermindert. Eine
verminderte oder ver-
stärkte Abweichung in
den verschiedenen Grup-
pen ist jedoch nicht er-
kennbar*

gischere, langfristigere Anpassung erreicht werden. Zum Vergleich
sind die Auswirkungen einer ß-Rezeptorenblockade und eines körperlichen Trainings auf bestimmte Funktionsbereiche des Organismus gegenübergestellt (Tabelle 2).

Tabelle 2. ß-Rezeptorenblockade und körperliches Training führen
zu ähnlichen Veränderungen. Es ist jedoch darauf hinzuweisen, daß
körperliches Training zu einer bleibenden vegetativen Umstimmung
führt, die lange erhalten bleibt. Hingegen die ß-Rezeptorenblockade nur immer kurzfristig diese günstigen Effekte am Herzen sichtbar werden läßt. ß-Rezeptorenblockade kann körperliches Training
nicht ersetzen

Vergleichende Wirkungen der ß-Rezeptorenblockade und des körperlichen Trainings

ß-Rezeptorenblockade	Körperliches Training
Herzfrequenz ↓	Herzfrequenz ↓
Blutdruck ↓∅	Blutdruck ↓∅
Kontraktilität ↓	Kontraktilität ↓
Sauerstoffverbrauch ↓	Sauerstoffverbrauch ↓
Lipolyse ↓	Lipolyse ↑
Glykolyse ↓∅	Glykolyse ↓
Substratoxydation ⟨ Kohlen-hydrate ↑ / Fette ↓	Substratoxydation ⟨ Kohlen-hydrate ↓↓ / Fette ↓↑

Mit einer ß-Rezeptorenblockade können eine überhöhte Herzfrequenz
oder ein überhöhter Blutdruck gesenkt werden. Die Kontraktilität
und der myokardiale Sauerstoffverbrauch können vermindert werden.
Die Substratoxydation des Herzmuskels wird zu einer verstärkten
Kohlenhydratutilisation verschoben. Dies ist im wesentlichen

dadurch bedingt, daß das Substratangebot der freien Fettsäuren
durch die Hemmung der Lipolyse vermindert wird. Das körperliche
Training, das eine langfristige Auswirkung auf den Organismus
hat, zeigt ähnliche Effekte auf die Herzfrequenz, evtl. auf einen
erhöhten Blutdruck, Kontraktilität und den Sauerstoff des Herzens;
bezüglich der Substratoxydation des Herzens wirkt körperliches
Training unterschiedlich, da die körperliche Aktivität in ihren
Auswirkungen von der Dauer und der Intensität der Belastung abhängig ist.

ß-Rezeptorenblocker und körperliche Aktivität vermindern den Sauerstoffverbrauch des Herzens (Abb. 9). In unserem Arbeitskreis
konnte gezeigt werden, daß in Ruhe kein wesentlicher Unterschied
zwischen Untrainierten und Trainierten besteht. Bei Belastungen

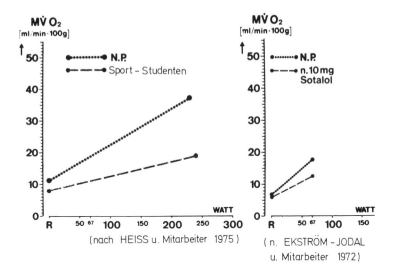

Abb. 9. Es ist deutlich erkennbar, daß bei trainierten Menschen
bei körperlicher Belastung der Sauerstoffverbrauch des Myokards
erheblich vermindert ist, wofür die verschiedenen Gründe aus Tab.
2 anzuführen sind. Ähnlich, jedoch geringer ausgeprägt, läßt sich
dies auch bei Patienten nach ß-Rezeptorenblockade zeigen

mit 250 Watt ist der Sauerstoffverbrauch pro 100 g Herzmuskel bei
den Trainierten gegenüber den Untrainierten deutlich vermindert.
Einen ähnlichen Effekt konnte EGSTRÖM u. Mitarb. nach Gabe eines
ß-Rezeptorenblockers bei Koronarpatienten zeigen: Die Sauerstoff-
aufnahme des Myokards war deutlich gegenüber dem Leerversuch vermindert.

Wenn ich auf die eingangs von Herrn HALHUBER gestellte Frage zurückkommen darf, ob man generell einen ß-Rezeptorenblocker verabreichen sollte, um z.B. emotionale Auswirkungen auf den Organismus zu verhindern, da diese ein Risiko darstellen könnten, bin ich
der Auffassung, daß man diesem Anliegen nicht ohne eine ärztliche
Indikation entsprechen sollte. Die Einnahme des ß-Rezeptorenblok-
kers unter einer gezielten Indikation kann sehr nützlich sein, jedoch sollte nicht nach einem Gießkannenprinzip für alle möglichen
Bereiche ein ß-Rezeptorenblocker verordnet werden. Generell sollte die Gesundheitserziehung vorrangig sein, und ich möchte damit
den Ausführungen von Herrn HEYDEN zustimmen, daß wir den Menschen
zu entsprechender körperlicher Aktivität erziehen sollten, wodurch
wir all das in noch viel günstigerer Form erreichen, was der ß-
Rezeptorenblocker kurzfristig vermag. Auch die von Herrn VON EIFF
beschriebene 56jährige Patientin könnte ohne Dociton dasselbe erreichen, wenn sie sich regelmäßig körperlich belastet hätte, weil
dadurch eine dauerhafte vegetative Umstimmung mit ähnlichen Auswirkungen wie bei einer ß-Rezeptorenblockade eingetreten wäre.

Literatur

HEISS, H.W., BARMEYER, J., WINK, K., HUBER, G., HAGEMANN, G.,
BEITER, G., KEUL, J., REINDELL, H.: Durchblutung und Substratum-
satz des gesunden menschlichen Herzens in Abhängigkeit vom Trai-
ningszustand. Verh. Dtsch. Ges. Kreislaufforschg. 41, 247-252
(1977)

KEUL, J., HUBER, G., KINDERMANN, W., BURMEISTER, P., PETERSEN,
K.G.: Die Wirkung eines neuartigen ß-Rezeptorenblockers (Bunitrolol) auf Kreislauf und Stoffwechsel unter extremen Stressbedingungen. Med. Welt 27, 437 (1976)

KEUL, J., HUBER, G., MASS, A., BLESSING, W., WESTERMANN, H.,
KÖNIG, K.: Der Einfluß des ß-Blockers Bunitrolol auf metabolische,
hormonale und kardiozirkulatorische Veränderungen bei Herzkranken
während des Fernsehens. Herz: Kreisl. 10, 578 (1976)

KEUL, J., KINDERMANN, W.: Körperliche Aktivität und Pharmaka.
Sportwissenschaft 6, 425 (1976)

Diskussion

KONZETT: Ich möchte nur darauf hinweisen, daß ein Unterschied in
der Kreislaufwirkung zwischen einem ß-Rezeptorenblocker und einer
körperlichen Arbeit besteht, und zwar im Verhalten des diastolischen Drucks. Der diastolische Druck steigt unter ß-Rezeptorenblockern an, besonders bei zusätzlicher emotioneller Belastung.
Bei körperlicher Arbeit hingegen fällt er ab.

MAASS: Sie zeigen uns, wie das subjektive Erleben, aber auch das
beobachtbare Verhalten eines Rennfahrers unter ß-Rezeptorenblok-
kern aussehen wird. Sie haben sehr überzeugend nachgewiesen, daß
die Herzfrequenz beeinflußbar ist. Aber Sie haben nichts darüber
gesagt, ob der Mann ruhiger, überlegter, gekonnter fährt? Haben
Sie in Erfahrung gebracht, wie er besser mit der Belastung fertig
wird?

KEUL: Ja, darüber hatten wir sehr viele Hinweise von den Rennfahrern selbst erhalten. Die Rennfahrer berichten, daß sie während
des Rennens ruhiger und besonnener seien. Diese Beruhigung war
nicht Folge einer Einwirkung der ß-Rezeptorenblocker auf das zentrale Nervensystem. Für einen Rennfahrer, der unter einer großen
emotionalen Anspannung und Angst lebt, kann ein Fehler somatischer
oder psychischer Art tödlich sein. Das ist jedem Rennfahrer bewußt, auch wenn er sagt, daß er keine Angst habe oder ganz ruhig
sei, denn Herzfrequenzen über 200/min sind nicht ohne Angst er-
klärbar. Bei Rennfahrern wurde ein besseres Fahrverhalten gefunden, das auch subjektiv erlebt wurde. Insbesondere werden die
hohe Herz- Kreislaufleistung, z.B. die hohen Herzfrequenzen, subjektiv mißlich empfunden. Ein Rennfahrer, der bei einem Rennen
verunglückte, weil ein Reifen platzte, gab an, daß er noch nie so
gut bei einem Unfall reagiert habe, so daß er bewußt an den Leit-
planken vorbeigefahren sei und weiter nichts passierte, was er
auf die Einnahme eines ß-Rezeptorenblockers zurückführte. Bei diesem Unfall hatte er eine Herzfrequenz von 140/min. Wir können das
nicht statistisch belegen, aber dieser Befund wird durch viele
Einzelangaben immer wieder bestätigt.

VON EIFF: Mehr Informationen wird man dann erhalten, wenn einem
Teil der Rennfahrer Plazebo mit positiver ß-Rezeptorenwirkungs-
suggestion verabreicht wird.

KEUL: Sämtliche Versuche sind im doppelten Blindversuch durchgeführt worden. Derjenige, der die Tabletten austeilte und der
Rennfahrer, der die Tabletten erhielt, wußten nicht, ob es sich
um ein Plazebo oder einen ß-Rezeptorenblocker handelte.

HALHUBER: Herr HEYDEN hat den Moderator gefragt: "Wann kommen Sie
denn eigentlich zum Thema?" - Wir sind beim Thema! Warum? ß-Rezeptorenblocker sind vorläufig das einzige Präparat, mit dem es in
kontrollierten Langzeitstudien gelungen ist, bei Herzinfarktpatienten - also gesicherten Koronarkranken - den plötzlichen Herztod
gegenüber einer Kontrollgruppe zu verringern. Ein Teil dieser Wir-

kungen ist sicher über die Rhythmusstörungen zu erreichen, ein Teil davon scheint mir nach dem, was vorliegt, über eine Verringerung des erhöhten Sympathikustonus zu gehen. Und von daher stellt sich für mich die ganz konkrete praktische Frage, ob wir nicht verpflichtet sind, nicht erst nach einem Herzinfarkt, sondern schon bei Verdacht auf eine koronare Herzerkrankung einen überhöhten Sympathikustonus zu dämpfen und damit vielleicht die Prognose zu verbessern. Deshalb kommt hier auch der Sportmediziner zu Wort und ich möchte ihn gleich einschlägig fragen. Erstens: Wir haben immer wieder Bewegungstherapieprobleme bei Patienten mit einem sehr stark überhöhten Sympathikustonus. Sollen wir bevor wir mit der Bewegungstherapie beginnen, oder gleichzeitig und in welcher Dosierung in solchen Fällen doch ß-Rezeptorenblocker geben und wie lange? Zweitens: Inwieweit kommt hier das Dopingproblem auch für den Kardiologen zum Tragen?

KEUL: Bei der ersten Frage würde ich voll zustimmen, daß hier bei Beginn einer Bewegungstherapie oder mit der Aufnahme körperlicher Aktivität oder eines Trainingsprogrammes ß-Rezeptorenblocker verabreicht werden sollten und zwar aus folgenden Gründen:

1. Bei der Aufnahme eines Trainingsprogrammes besteht häufig eine sympathikotone Ausgangslage mit erhöhter Herzfrequenz, erhöhtem Blutdruck und auch einer verstärkten Lipolyse. Die verstärkte Lipolyse, der hohe Anstieg der freien Fettsäuren kann evtl. Rhythmusstörungen bedingen. Diese Veränderungen können durch ß-Rezeptorenblocker eingeschränkt werden. Aber langfristig gesehen sollte - falls die Koronarinsuffizienz oder eine Hypertonie nicht im Vordergrund stehen - die ß-Rezeptorenblocker wieder abgebaut werden.

2. Bei einer Reihe von Patienten sind ß-Rezeptorenblocker oder andere Medikamente angezeigt, um eine ausreichende Intensität eines bewegungstherapeutischen Programms zu ermöglichen, da ansonsten die Belastungsintensität zu niedrig liegt. Es ist nämlich von entscheidender Bedeutung bei jeder Bewegungstherapie, z.B. den Koronarpatienten, bei denen die Belastbarkeit schon reduziert ist, daß durch zusätzliche Maßnahmen die Leistungsbreite erhöht wird und somit ein wirksames trainingstherapeutisches Programm erst recht entfaltet werden kann. Mit verschiedenen Pharmaka, auch Nitropräparaten, kann die Belastung des einzelnen angehoben und somit das Trainingsprogramm in einen Bereich geführt werden, daß eine vegetative Umstimmung möglich ist und evtl. auch eine Kollateralisierung eintritt.-

Zur Frage des Dopings: Das Doping ist ein Problem des Sports und nicht ein Problem der Medizin. Das Doping wird festgelegt durch ethische Grundsätze, die im Sport selbst gegeben sind und die können wir nicht allgemein auf den Menschen übertragen, da es hierbei um die Einhaltung von sportlichen Regeln geht. Von ärztlicher Seite gilt, daß ohne ärztliche Indikation keine Medikamente verabreicht werden sollen. Die Leistungssteigerung im Sport ist keine ärztliche Indikation.

HALHUBER: Vielleicht muß ich mich noch deutlicher ausdrücken: Würden Sie es grundsätzlich für richtig halten, daß Motorrennfahrer ß-Rezeptorenblocker nehmen? Oder ist das Doping?

KEUL: Nein. Das ist Doping. Die experimentellen Untersuchungen an den Leistungssportlern sollen uns einen Schritt in unseren Kenntnissen weiterbringen. Unsere Aufgabe sollte es jedoch sein, den einzelnen dazu zu bringen, daß er ein vernünftiges Trainingsprogramm durchführt und damit langfristig die körperliche Leistungsbreite verbessert.

HALHUBER: Wenn Sie "nein" gesagt hätten, "das ist kein Doping", dann dürfte jeder, der sich ans Steuer setzt, auch ß-Rezeptorenblocker nehmen, - und das ist sogar vorgeschlagen worden.

KEUL: Da würde ich differenzieren. Ich bin der Meinung, daß eine Vielzahl von Herzinfarktpatienten heute Auto fährt. Wir müssen überlegen, ob es für den einen oder anderen Patienten nicht günstiger ist, einen ß-Rezeptorenblocker einzunehmen, um nicht sich oder andere zu gefährden; denn beim Autofahren sind häufig Belastungs- und Gefahrensituationen zu meistern, so daß es zu Rhythmusstörungen, Blutdruckerhöhungen oder einer Koronarinsuffizienz kommen kann.

LYDTIN: Herr KEUL, haben Sie in Ihren Untersuchungen die Konzentration einzelner freier Fettsäuren getrennt bestimmt? Ich frage wegen des Zusammenhangs zwischen der Häufigkeit von Herzrhythmusstörungen nach Herzinfarkt und dem Anstieg bestimmter freier Fettsäuren im Plasma.

KEUL: Wir haben die freien Fettsäuren nicht getrennt.

LYDTIN: Ich möchte die Frage von Herrn HALHUBER noch einmal aufnehmen, ob jeder Autofahrer, der infarktgefährdet ist, ß-Rezeptorenblocker nehmen sollte. Um die Beantwortung dieser einfachen Frage sollten wir uns meines Erachtens nicht drücken. Vielleicht kann mir Herr KEUL zunächst beantworten, ob er Automobilsport für "gesundheitsförderlich" hält. Wenn bei einem so hohen Prozentsatz junger Leute derartige Kreislaufreaktionen auftreten, muß man fragen, inwieweit hier der Begriff "Sport" zutreffend ist. Ich würde gerne von Herrn KEUL wissen, ob er meint, daß sich ein infarktgefährdeter Patient, der sich und andere im Straßenverkehr gefährdet, durch ß-Rezeptorenblocker so stabilisieren läßt, daß man ihn auf die Straße lassen kann.

KEUL: Nun, zu Ihrer ersten Frage: Ich halte den Autorennsport nicht für gesund. Ich halte ihn auch nicht für sinnvoll, aber ich halte ihn für ein wunderbares Modell, an dem man extreme Situationen studieren kann. Dieses Modell brauche ich mir nicht zu machen, da es bereits vorhanden ist und an dieser Extremvariante können wir durch unsere Versuche eine Reihe von Informationen für die Medizin ablesen.

LYDTIN: Ich bin ganz Ihrer Meinung. Das Problem ist nur darin zu sehen, daß Sie einen Weltmeisterschaftslauf der Formel I Fahrer, wie von Herrn VON EIFF gewünscht, nicht wiederholen können, um kontrollierte Versuche in randomisierter Reihenfolge zu machen. Es gibt dabei Trainingsfahrten und Wettbewerbsfahrten. Wir selbst haben im Labor eine Studie durchgeführt, wobei wir über einen Fahrsimulator ein Rennen wiederholt ablaufen ließen. Dabei ist grundsätzlich das gleiche wie bei Ihnen herausgekommen: Die Frequenz ging zurück, die Zahl der Randberührungen ebenfalls, die

Fahrer, d.h. die "Rennfahrer" auf unserem Kurs haben die Anstrengungen geringer empfunden, wenn sie mit ß-Rezeptorenblockern behandelt wurden.

HALHUBER: Wie würden Sie die Frage, die Sie selbst gestellt haben, beantworten?

LYDTIN: Ich würde grundsätzlich einen arrhythmiegefährdeten Infarktpatienten mit ß-Rezeptorenblockern behandeln - ganz besonders unter den Bedingungen des Straßenverkehrs.

VON EIFF: Das ist ja die entscheidende Frage, um die jetzt hier gerungen wird. Den erhöhten Sypathikustonus kann man tatsächlich vorher messen. Wir müßten einen einfachen Stressorversuch machen, den alle wiederholen können. Im Stressorversuch zeigt sich, ob ein Patient abnorm reagiert oder nicht. Wenn er überdurchschnittlich reagiert, muß er bei besonderen Belastungen - Autofahrten usw.- einen ß-Rezeptorenblocker bekommen. Reagiert er normal, ist es nicht notwendig.

HALHUBER: Und welchen Stressorversuch halten Sie für allgemein sozialmedizinisch praktikabel?

VON EIFF: Den einfachen vorhin geschilderten Rechentest, der für alle Berufsschichten gültig ist.

BUTOLLO: Diese Versuche, die Sie geschildert haben, lassen doch klar werden, daß bei der Verabreichung von ß-Rezeptorenblockern oder ähnlichen Präparaten eine Gefahr entsteht: Wenn wir ihn bei Angst und Erregung generell verwenden, schalten wir einen Meßfühler für kritische Situationen aus. Und das Extrembeispiel dafür ist der Autorennfahrer. Ist es wirklich eine situationsunangemessene Angst, die der Autorennfahrer in einem Rennen erlebt? Und was machen wir eigentlich, wenn wir ihm diese Angst nehmen? Fährt er dann gelassen gegen die Mauer? Oder wäre es nicht gerade in solchen Situationen auch ganz gut, wenn dieser Meßfühler für sein Vermeidungsverhalten intakt bleibt? Autofahren ist vielleicht ein Extrembeispiel. Aber wir können uns viele andere Situationen vorstellen, wo Menschen sich das vielleicht von Mal zu Mal wieder überlegen, und wir dadurch das Vermeidungsverhalten und die Angst als Meßfühler für gesundes Vermeidungsverhalten ausschalten und dadurch auf lange Zeit möglicherweise erst recht eine kritische Situation bei diesem Patienten heraufbeschwören.

KEUL: Herr BUTOLLO, das ist eine sehr wichtige Frage, aber sie ist im Ansatz nicht richtig. Denn mit ß-Rezeptorenblockern kann die Angst nicht unterbunden oder verdrängt werden. Wenn Sie mit dem ß-Rezeptorenblocker einem Menschen die Angst nehmen, ist der Einsatz eines ß-Rezeptorenblockers sowohl bei den Rennfahrern als auch bei den Patienten im Straßenverkehr kontraindiziert. Sie können einem Rennfahrer kein Sedativum geben oder irgend etwas, was die Angst ausschaltet. Die Angst muß er behalten, denn sie ist ein Leitfaden im Autorennen, da er sich sonst umbringen würde. Die negativen Auswirkungen der Angst können Sie jedoch beseitigen. Herzfrequenzen über 200/min sowie Blutdruckerhöhungen, verbunden mit Druckgefühl und Klopfen im Kopf, führen zu einer Verstärkung der Angstgefühle. Wir haben Versuche mit Bobfahrern durchgeführt, die

wiederholt die Bobbahn durchfahren konnten. Ein Modell, wie es
Herr VON EIFF gefordert hat, da es gut reproduzierbar ist. Die
Ergebnisse entsprechen denen der Autofahrer. Auch den Bobfahrern
darf die Angst nicht genommen werden, da sie mit Geschwindig-
keiten von über 140 km/h die Bobbahn durcheilen und Leichtsinn
verheerende Folgen haben würde. Unter ß-Rezeptorenblockern wurde
eine kritischere Fahrweise beobachtet. Auf der Bobbahn in Königs-
see kann der Fahrverlauf mit elektronischen Meßgeräten erfaßt
werden. Es gibt eine optimale Fahrweise, und es läßt sich genau
analysieren, daß unter ß-Rezeptorenblockern nicht nur schneller
gefahren wird, sondern auch ein optimales Fahrverhalten einge-
halten wurde, d.h. die Kritikfähigkeit muß erhöht gewesen sein,
was auch Herr LYDTIN bezüglich der Untersuchungen in einem Fahrsimulator andeutete.

KÖNIG: Man kann heute wohl nicht mehr sagen, daß nur der begin-
nende und labile Hochdruck mit ß-Rezeptorenblocker behandelt werden kann. Es gibt inzwischen große und umfassende Studien, die
zeigen, daß auch bei der stabilen Hypertonie die ß-Rezeptorenblockerbehandlung, gemessen an den Nebenwirkungen, gut bis sehr
gut wirksam ist. Ich würde deshalb bei Patienten, die tatsächlich
unter Stress stehen, (Herr KEUL hat sehr deutlich herausgehoben,
daß man trennen muß zwischen Sportlern und Patienten) keinen
Stressorversuch für die Indikation der ß-Rezeptorenblockerthera-
pie fordern.

VON EIFF: Die ß-Rezeptorenblockerbehandlung ist heute zweifels-
frei eine Standardbehandlung der Hypertonie. Aber solange bei
solchen therapeutischen Versuchen keine homogenen Kollektive gebildet werden, bei denen auch die Sympathikusaktivität berücksichtigt wird, läßt sich die Frage nicht endgültig beantworten,
ob ß-Rezeptorenblocker in jeder Phase der Hypertonieerkrankung
indiziert sind.

VAITL: Ich möchte noch einmal kurz auf das Phänomen "Angst" eingehen. Es wird allgemein angenommen, daß Angst ein Zustand ist,
der mehr oder weniger mit sympathikotonen Erregungsmustern ge-
koppelt ist. Wenn es unter ß-Rezeptorenblockern zu einer Verminderung der Angstreaktionen kommt, kann das folgenden Grund haben:
wenn jemand in eine angsterregende Situation gerät, bemerkt er
sehr häufig einen deutlichen Anstieg der Herzfrequenz oder er
spürt das Herz deutlich stärker schlagen. Diese körperlichen Sen-
sationen tragen nun ihrerseits dazu bei, ängstigende Vorstellungen
weiter zu verstärken und aufrecht zu erhalten. Wird aber durch
die Verabreichung dieser Medikamente ein maximaler Anstieg der
Herzfrequenz verhindert, entfallen all jene angstverstärkenden
Einflüsse aus dem kardialen Bereich, d.h. die Identifizierung
eines Gefühlszustandes als "Angst" wird erschwert, da die gewohn-
ten körperlichen Begleiterscheinungen nicht oder nur schwach auftreten. Geht man von dieser Annahme aus, bleibt aber die Frage
offen, ob man damit nicht die Warnsignalfunktion, die "Angst"
biologisch hat, ebenfalls reduziert und einer gewissen Unvorsich-
tigkeit Vorschub leistet, die, wie im Falle der Rennfahrer, sicher
nicht wünschenswert erscheint.

KEUL: Ja, die Gabe von ß-Rezeptorenblockern bei Patienten mit
einer Koronarinsuffizienz ist natürlich abhängig von dem Zustand

der Koronargefäße. Wenn ein Patient bei einer geringen körperlichen Belastung bereits den Zustand einer Koronarinsuffizienz
erleidet, z.B. pektanginöse Beschwerden oder pathologische Befunde im Belastungs-EKG, dann halte ich die Indikation für gegeben,
da dieser Patient genauso unter irgendwelchen anderen emotionalen
Belastungen Beschwerden erleiden kann. Ein Patient, der keine
manifeste Koronarinsuffizienz hat, auch wenn er evtl. einen Herzinfarkt erlitten hat, braucht keine Indikation für eine fortwäh-
rende Medikation mit ß-Rezeptorenblockern darzustellen.

VON UEXKÜLL: Ich hätte eine Frage an die Physiologen: Warum brauchen wir eigentlich ß-Rezeptorenblocker? Liegt hier ein Fehler in
der Evolution vor? Hat die Evolution versäumt, eine Drüse zu produzieren, die ß-Rezeptorenblocker macht?

KEUL: Wir haben durch die Umwelt, die wir uns selbst geschaffen
haben, eine solche Entwicklung genommen, daß wir uns nicht mehr
anpassen können. Wir sind nicht in der Lage, uns an vielfältige
Veränderungen somatisch oder psychisch ausreichend zu adaptieren.
Hier ist der ß-Rezeptorenblocker ein Hilfsmittel. Ich habe darauf
hingewiesen, daß wir bei vielen Patienten allein durch eine Um-
stellung der Lebensweise, z.B. durch mehr körperliche Aktivität,
eine bessere Anpassung des Organismus wiederherstellen können.
Für viele Menschen ist die Tatsache, daß sie ß-Rezeptorenblocker
brauchen, Ausdruck eines "Adaptationsmangels".

Der Einfluß von Tranquilizern und von kardioselektiven β-Rezeptorenblockern auf die kardiovaskuläre Stressreaktion

W. Schierl

Zentrale anxiolytische Effekte der Diazepin-Gruppe sind ebenso wie das hämodynamische Wirkungsprofil der ß-Rezeptorenblocker hinreichend untersucht und belegt. Im Gegensatz dazu werden sowohl die zentralnervösen Wirkungen der ß-Rezeptorenblocker als auch die hämodynamischen Wirkungen der Diazepine uneinheitlich beurteilt(1 - 6). Beiden Substanzgruppen wird eine Hemmwirkung auf die kardiovaskulären Stressreaktionen zugeschrieben, und sie werden sowohl bei psychiatrischen z.B. bei Herzangst-Syndrom als auch bei kardiologischen Indikationen z.B. bei Angina pectoris, Herzrhythmusstörungen und Hochdruck eingesetzt. Um vergleichende Untersuchungen der beiden Substanzgruppen bezüglich der Hemmung der kardiovaskulären Stressreaktionen durchführen zu können, haben wir eine Stresskammer entwickelt, die parallel zur Erfassung der Stressreaktion die Kontrolle der Performance unter Stressbedingungen ermöglichte.

Abb. 1

Versuchspersonen:
9 männliche, gesunde Studenten, 22–27 Jahre.

Versuchsansatz:
Doppelblind cross-over: Placebo oral
Diazepam 5 mg oral
Practolol 100mg oral
zusätzlich bei 6 Pers. Tenormin 50mg oral

Gleiche Tageszeit

(Abb. 1) Untersucht wurden 9 gesunde Probanden in einem Doppel-
blind-Cross-over-Ansatz an drei verschiedenen Tagen vor und eine
Stunde nach oraler Gabe von Plazebo, 5 mg Diazepam und 100 mg
Practolol. In einer zweiten, offenen Studie untersuchten wir zusätzlich den kardioselektiven ß-Rezeptorenblocker Tenormin an 6
Probanden. Um zirkadiane Schwankungen weitgehend auszuschließen,
wurden die Untersuchungen jeweils zur gleichen Tageszeit durchgeführt. Da der Meßvorgang selbst den Probanden nur minimal be-
lästigen darf, damit sich die eigentliche Stressreaktion von den
Basalbedingungen ausreichend absetzt, haben wir möglichst ohne
eingreifende Meßmethoden gearbeitet (Abb. 2).

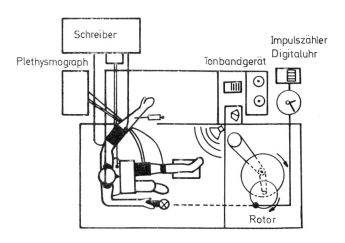

Abb. 2

Ein circa 2 x 1 x 1 Meter großer Kasten schirmte den Probanden
nahezu vollkommen von nicht kontrollierten Umwelteinflüssen ab.
Während des Versuchs wird der Proband starken Lärmreizen und über
eine Lichtorgel damit synchronisierten Lichtreizen ausgesetzt.
Als Testaufgabe wählten wir eine Art "Pursuit-Tracking-Test",
wobei der Proband mit einer Punktleuchte Lichtkontakt mit einer
Fotozelle halten mußte, die auf sich verlagernden, elliptischen
Bahnen bewegt wurde. Häufigkeit und Gesamtdauer der Unterbre-
chungen wurden mit einem Impulszähler und einer Digitaluhr gemessen und registriert. Außerdem hatten die Probanden über Kopfhörer
kurz hintereinander eingegebene Rechenaufgaben so schnell wie
möglich zu lösen. Hier die Anordnung zur Messung der Muskeldurchblutung; die Herzfrequenz wurde über eine EKG-Abteilung regi-

striert; dann legten wir noch eine Braunüle zur Abnahme der Blut-
proben. Die Motivation der Probanden versuchten wir durch die Vergabe einer Geldprämie für die beste Leistung im Bahnverfolgungstest zu steigern.

Abb. 3 zeigt den Ablauf eines einzelnen Versuches, der eingeteilt
war in eine Trainingsphase und den Medikamentenversuch. Das Medikament wurde zu Beginn der zweiten Ruhephase verabreicht. Während Trainingsphase, Kontrollversuch und Medikamentenversuch
mußten die Probanden den Bahnverfolgungstest durchführen. Zu den
Licht- und Lärmreizen während des acht Minuten dauernden Stress-
versuches kam in einer zweiten Phase Kopfrechnen hinzu. Blutab-
nahmen erfolgten jeweils vor und zu Ende des Kontroll- und Medi-
kamentenversuches.

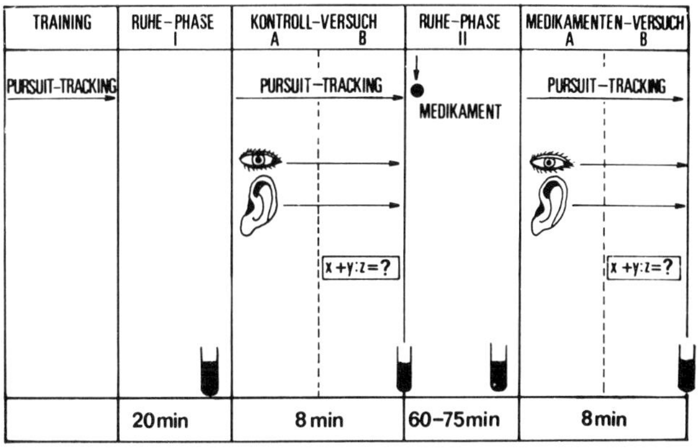

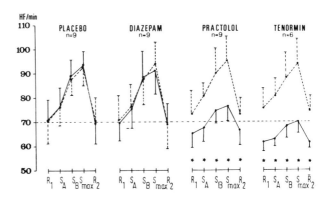

Abb. 3.
Untersuchungsablauf

Abb. 4. Herzfrequenz.
---- Kontrollversuch;
—— Medikamentenversuch

In Abb. 4 ist das Verhalten der Herzfrequenz während der einzelnen Kontrollversuche und während der Medikamentenversuche (ausgezogene Linien) dargestellt. R_1 bedeutet dabei die erste Ruhephase, S_A die erste Stressphase, S_B die zweite Stressphase mit Kopfrechnen, S_{max} sind die maximal während eines Versuchs gemessenen Werte, und R_2 ist die zweite Ruhephase.

Die Herzfrequenz nahm in allen Versuchen stressbedingt deutlich zu. Während sie unter Plazebo und Diazepam keine signifikante Änderung zeigte, war nach Practolol und Tenormin eine signifikante Erniedrigung der Ruheherzfrequenz und des stressbedingten Anstieges zu verzeichnen. Alle signifikanten Werte sind mit Sternchen gekennzeichnet. Beim Vergleich der Kontrollversuche untereinander zeigten sich keine Unterschiede im Hinblick auf absolute Werte und den Verlauf, was als Maß für die Eignung unseres Stressmodells gewertet werden kann.

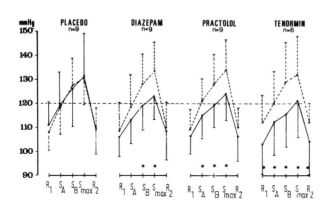

Abb. 5.
Systolischer Blutdruck.
---- Kontrollversuch;
—— Medikamentenversuch

Abb. 5 ist vom Aufbau her gleich. Während der Stressperiode war eine Zunahme des systolischen Blutdrucks um circa 20 mm Hg zu beobachten. Bei Plazebo keine Änderung. Nach Gabe von Diazepam, Practolol und Tenormin Senkung des Blutdrucks. Signifikante Änderungen ebenfalls wieder mit Sternchen markiert.

(Abb. 6) Im Verhalten des diastolischen Blutdrucks unter den verschiedenen Medikamenten waren keine klaren Unterschiede zu erkennen, auch wenn die Mittelwertskurve nach Practolol geringgradig

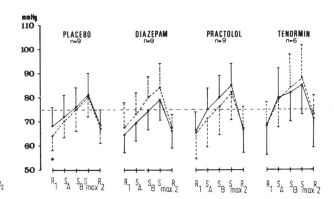

Abb. 6. *Diastolischer Blutdruck.*
---- *Kontrollversuch;*
—— *Medikamentenversuch*

über, nach Diazepam mäßig unter der der Kontrollversuche lag. Unter Practolol fand sich eine Verminderung des stressbedingten Anstiegs der freien Fettsäuren. Die übrigen Medikamente hatten keinen sicheren Einfluß auf die Konzentration und die Änderung der freien Fettsäuren. Ebenfalls war kein gerichteter Einfluß auf die Konzentration von Adrenalin, Nor-Adrenalin, Lakat, die Dopamin-Beta-Hydroxylase und die periphere Durchblutung durch eines der Medikamente nachzuweisen. Auch die Zahl der Fehler im Bahnverfolgungstest änderte sich bei keinem der Medikamente signifikant gegenüber Plazebo.

(Abb. 7). Die mittlere Fehlerdauer aber, d.h. gesamte Fehlerzeit dividiert durch die Anzahl der Fehler, nahm nach Diazepam um

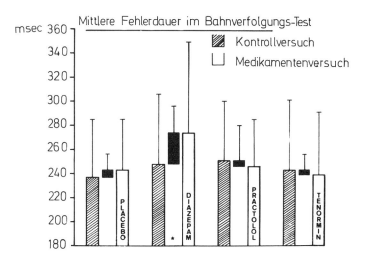

Abb. 7

10,5 % signifikant zu, während sie unter Practolol und Tenormin im Mittel geringgradig abnahm.

Zusammenfassend kann gesagt werden: Die emotionale Belastung rief an unseren gesunden Probanden einen Anstieg von Herzfrequenz, systolischem und diastolischem Blutdruck, Muskeldurchblutung und der Konzentration der freien Fettsäuren hervor. Nach dem sog. Robinson-Index erhöht der Anstieg von Herzfrequenz und systolischem Blutdruck den myokardialen Sauerstoffverbrauch (ROBINSON 1967).Bei Patienten mit koronarer Herzkrankheit kann somit psychischer Stress an der Auslösung pektanginöser Beschwerden beteiligt sein. Unter Stress stieg das Druck-Frequenz-Produkt bei unseren Versuchspersonen im Mittel um 57 %, von etwa 8 000 auf 12 500, an. Dieser Anstieg wurde durch Plazebo nicht und durch Diazepam nur geringgradig beeinflußt. Nach Gabe der ß-Rezeptorenblocker lagen die maximalen Werte unter Stress mit 9 000 bei Practolol bzw. 8 500 bei Tenormin im Bereich der Ruhewerte ohne Behandlung. Der therapeutische Vorteil der kardioselektiven ß-Rezeptorenblocker vor Diazepam in der Verhütung kardiovaskulärer Stressreaktionen wird durch eine relativ bessere Wirkung auf die psychomotorische Leistungsfähigkeit unterstrichen. Mit kardioselektiven ß-Rezeptorenblockern können somit die stressbedingten, z. B. bei Patienten mit koronarer Herzkrankheit ungünstigen Kreislaufreaktionen ohne Verminderung der psychomotorischen Leistungsfähigkeit abgeschwächt werden.

Literatur

1. BONN, J.A., TURNER, P., HICKS, D.C.: Lancet 1972 I.

2. FROHLICH, E.D., DUSTAN, H.P., PAGE, I.H.: Arch. intern. Med. 117, 614 (1966)

3. JEFFERSON, J.W.: Arch. gen. Psychiat. 31, 618 (1974)

4. LADER, M.H., TYRER, P.J.: Brit. J. Pharmacol. 45, 557 (1972)

5. LYDTIN, H.: Ergebn. inn. Med. Kinderheilk. 30, 95 (1970)

6. TYRER, P.J., LADER, M.H.: Brit. med. J. 1974 II, 14

7. ROBINSON, B.F.: Circulation 35, 1073 (1967)

Diskussion

HALHUBER: Ich möchte die praktische Bedeutung dieser Ergebnisse unterstreichen, daß unter den ja doch sehr häufig verordneten Diazepam-Präparaten bei Patienten, die augenscheinlich einer Beruhigung bedürfen, die Fahrleistung verschlechtert, die Fahrleistung unter ß-Rezeptorenblockern verbessert wurde.

VON UEXKÜLL: Für mich sind diese Untersuchungen unter einem anderen Gesichtspunkt wichtig. Unter Diazepam, das die Pulsfrequenz nicht beeinflußt, aber den systolischen Blutdruck senkt, verschlechtern sich die Rechenleistungen. Die Untersuchungen von LACY haben gezeigt, daß die Herzparameter auch einen Rückkoppelungseffekt auf die Wahrnehmung haben. Er hat gezeigt, daß bei Aufgaben, die eine nach innen gerichtete Aktivität, also Problemlösung erfordern, die Herzparameter heraufgehen, und - wie er sagt - eine Stimulus-Barriere errichtet wird. Wir haben das unter ß-Rezeptorenblockern nachgeprüft, und dabei ist es so, daß der Blutdruck unter Rechenaufgaben auch heraufgeht, nicht aber bei einer außengerichteten Aktivität. Es könnte also durchaus sein - und das wäre das Interessante -, daß die Senkung des systolischen Blutdrucks etwas ist, das die Fähigkeit, Probleme zu verarbeiten, verschlechtert, weil die Stimulus-Barriere nicht aufgebaut werden kann.

VON EIFF: Ja, das ist richtig. Ein gewisser systolischer Blutdruck ist für die Formatio reticularis einfach notwendig, um einen gewissen Wachheitszustand zu haben, so daß der Blutdruck mit bestimmten psychisch-geistigen Leistungen ganz eng korreliert.

HALHUBER: Darf ich in diesem Zusammenhang eine Äußerung eines Patienten mit einem Herzinfarkt und sehr niedrigem Blutdruck zitieren, der mich bei der Visite mit den Worten begrüßt hat: "Jetzt trösten Sie mich nur nicht, daß ich ja viel besser dran sei, weil ich einen niedrigen Blutdruck habe. Ich muß Erhebliches leisten in dieser verdammten Hochdruckgesellschaft" - so hat er es ausgedrückt - "und ich behaupte, daß wir Niederdruckler unter Umständen mehr gefährdet sind, weil wir in bestimmten Bereichen mehr leisten müssen, um in dieser Gesellschaft zu bestehen!" Ich möchte diese sicher etwas unorthodoxe Äußerung eines Nichtmediziners, der meinen Trost abwehren wollte ("Sie sind besser dran. Sie leiden zwar, aber Sie sterben nicht!") im Zusammenhang dessen, was Herr VON EIFF und Herr VON UEXKÜLL gesagt haben, erwähnen. Vielleicht müssen wir uns darüber auch im Zusammenhang mit der Problematik der ß-Rezeptorenblocker Gedanken machen.

SCHAEFER: Das habe ich eben auch sagen wollen. Ich habe nichts gegen die ß-Rezeptorenblocker, aber ich finde, daß auch in diesem Kreise zu einseitig auf dieser Therapie beharrt wird. Die Hypotoniker - ich bin auch einer - sind arme Kreaturen. Die ß-Rezeptorenblocker-Therapeuten stürzen sich auf die Hypertoniker. Das ist verständlich, weil diese objektiv gefährdeter sind. Aber denken Sie daran, daß der Hypotoniker unter Umständen mit anderen Medikamenten besser zu bedienen ist als der Hypertoniker. Und was Schmerzmittel anlangt: Seit Jahren nehme ich ein Schmerzmittel, und es geht mir sofort auch am Kreislauf besser. Aspirin hat viel-

leicht zwei verschiedene Wirkungen, sofern sich die Befunde bestätigen. Die eine geht über die Rheologie, die andere über diese
zentralen Phänomene.

BUTOLLO: Ich möchte ergänzen, daß der Hinweis von Herrn VON UEX-
KÜLL von der Psychologie her sehr zu bestätigen ist. Da ist bekannt, daß die Beziehung zwischen Leistung und sympathischer Aktivierung einer umgekehrten U-Funktion entspricht. Die Lokalisa-
tion der Kurve ist jedoch von der Komplexität der Aufgabe und der
Art der geforderten Leistungen abhängig. Und deshalb würde ich an-
regen, daß bei solchen Stressversuchen auch einmal die Variabili-
tät der psychischen Stressoren mitberücksichtigt wird. Einmal ist
die Komplexität der Aufgabe ein psychischer Stressor, das andere
Mal der Zeitdruck oder Prestigedruck (Angst vor negativer Bewertung). Es kann sein, daß wir hier sehr unterschiedliche Ergebnisse
sehen.

BRUNNER: Die meisten Koronarkranken reagieren auf gewisse Einflüsse unter Stress genau wie die jungen Leute, die nie eine Koronarkrankheit gehabt haben, mit einer gewissen Erhöhung des Blutdrucks
und der Pulsfrequenz. Wenn ich die zuletzt gezeigten Diagramme
nochmals überdenke, was ist eigentlich so schlecht daran, daß jemand unter einem Stress statt 120 mm Hg Blutdruck auf 135 mm Hg
Blutdruck steigt, welches ungefähr der Unterschied war. Und was
ist eigentlich schlecht daran, wenn er statt einer Pulsfrequenz
von 80 nahezu 100 bekommt? Ist das ein Schaden? Mehr noch, könnte
man nicht folgendermaßen argumentieren: Wenn jemand einen Koronar-
infarkt hat, dann bleibt ein ganz großer Teil des Myokards in einer ganz normalen Situation, d.h. es reagiert physiologisch so
wie bei einem Menschen, der keinen Infarkt gehabt hat. Ist nicht
ein gewisses Maß an relativer Hypoxämie im Myokard und ein gewisser Anstieg des Blutdrucks, nicht exzessiv, aber im Rahmen des
normalen Bereiches, ein physiologischer Stimulus für eine Verbesserung des Myokards. Also warum soll man in solchen Fällen generell ß-Rezeptorenblocker geben? Wenn wirklich das Fehlen des ß-
Rezeptorenblockers ein Fehler der Evolution ist, dann ist die
heutige pharmazeutische Industrie dabei, die Evolution zu verbessern. Ich weiß nicht, ob sie das immer sehr gut macht.

HALHUBER: Vor Abschluß dieses Fragenkomplexes sollten wir noch
einen Ethiker hören. Ob es früher Valium war und es jetzt die
ß-Rezeptorenblocker sind - das Problem einer "leichtfertigen"
medikamentösen Stressbekämpfung oder was immer man unter einer
Drogenhilfe gegen subjektive Überbeanspruchung versteht, bleibt
für uns alle sehr aktuell. Ich habe deshalb Herrn KERBER gebeten,
aus der Sicht des Ethikers dazu etwas zu sagen.

Ziele und Grenzen medikamentöser Stress-Prävention in philosophischer Sicht

W. Kerber

Zunächst möchte ich in einer Vorbemerkung klarstellen, wie ich meine Rolle in diesem Kreise verstehe und welche Art von Beitrag Sie von mir erwarten können. Im Unterschied zum Mediziner oder allgemeiner zum Humanwissenschaftler überhaupt, sei dieser mehr naturwissenschaftlich oder sozialwissenschaftlich ausgerichtet, vermag der Sozialethiker als Philosoph (oder Theologe) nicht eigentlich neue Informationen zu einem solchen Werkstattgespräch beizusteuern. Ein forschender Wissenschaftler berichtet von den Ergebnissen empirischer Untersuchungen, die neu oder jedenfalls nicht selbstverständlich sind. Ein Philosoph dagegen stellt Reflexionen an über Erfahrungen, die grundsätzlich jeder macht oder machen kann, entfaltet Implikationen von Gegebenheiten, die jeder kennt, allerdings mit dem Anspruch auf methodische Strenge. Er ist gewissermaßen der Fachmann für Allgemeines (ähnlich wie der "Facharzt für Allgemeinmedizin") und muß sich für alle Detailinformationen auf den Einzelwissenschaftler verlassen. Läßt sich zeigen, daß ein philosophisches Problem richtig formuliert wurde, dann ist seine Lösung zumeist schon mitgegeben.

Die Frage, zu der ich Stellung nehmen soll, läßt sich folgendermaßen umschreiben: Es werden immer mehr Pharmaka angeboten, die dem Menschen das Leben erleichtern, den Stress mindern, einen "Zustand völligen körperlichen, seelischen und sozialen Wohlbefindens" (WHO) herbeiführen sollen. Dazu gehören neben den Psychopharmaka nun auch die ß-Rezeptorenblocker. Es stellt sich damit die Frage: Warum sollten wir eigentlich nicht den Menschen ganz allgemein, gesunden wie kranken, solche "Glückspillen" verabreichen? Es läßt sich ja wohl zeigen, daß durch solche Medikamente das Fahrverhalten im Straßenverkehr verbessert, die Aggressivität etwa in der Familie herabsetzt, eine größere emotionale Ausgeglichenheit erreicht und der Stress gemildert werden kann.

Gegen einen solchen Gedanken empfinden wir ein emotionales Unbehagen. Wenn wir dieses Gefühl aber analysieren, wenn wir rationale Gründe anführen, wenn wir Kriterien angeben sollen, bis zu welchem Grad die Einnahme solcher Pharmaka als sinnvoll anzusehen ist, tun wir uns schwerer. Bislang halten wir immer noch an der Illusion fest, daß wir unsere Medikamente nur an Kranke abgeben. Tatsächlich hat aber der Medikamentenverbrauch so zugenommen, daß wir nicht alle Pillenschlucker mehr als krank bezeichnen können, sondern uns dem Problem grundsätzlich stellen müssen.

1. Man kann die Ablehnung "unnötiger" Medikamenteneinnahme damit begründen, daß es keine Arzneimittel ohne "schädliche" Nebenwirkungen gibt. Ob und inwieweit das zutrifft, welche Nebenwirkungen im einzelnen auftreten, insbesondere bei ß-Rezeptorenblockern, das ist eine Frage, für die der Philosoph keine Kompetenz beanspruchen kann. Oft haben wir schon die Erfahrung gemacht, daß zunächst harmlos, ja ideal erscheinende Medikamente auf lange Sicht doch zu Nebenwirkungen führten, di der Gesundheit geschadet haben. Dann wird ein Abwägungsurteil notwendig zwischen den voraussehbaren positiven Wirkungen eine Medikamentes und seinen schädlichen Nebenwirkungen. Aber im Grunde muß der Arzt bei fast jeder Verordnung ein solches Abwägungsurteil fällen. Philosophisch bleibt dabei die Frage offen, wie genau das "Schädliche" inhaltlich zu bestimmen, im Hinblick auf welche Kriterien zwischen den positiven und negativen Wirkungen abzuwägen ist.

2. Um der methodischen Klarheit willen kann man aber einmal einen Fall konstruieren, daß wir es mit einem Medikament zu tun haben das keine Wirkungen hervorruft, die der Arzt als klinisch feststellbare Krankheit diagnostizieren kann. Warum sollen wir dann irgendeinem Bürger ein Medikament verweigern, das zu seinem größeren körperlichen, seelischen und sozialen Wohlbefinden bei zutragen verspricht? Dabei ist selbstverständlich vorauszuset-

zen, daß er der Einnahme frei zustimmt, d.h. die notwendige Aufklärung vorausgegangen ist.

Hier stellt sich die Frage, ob das "natürliche", von "künstlichen" Eingriffen unbeeinflußte Leben des Menschen einen Eigen-
wert darstellt, der Achtung um seiner selbst willen verdient,
oder ob wir völlig frei sind, mit unserem Organismus umzugehen,
wie es uns im Hinblick auf unser subjektives Wohlbefinden gut
erscheint. Es dürfte klar sein, daß diese Frage über die Medizin hinaus in letzte weltanschauliche, philosophische und religiöse Grundsatzprobleme führt. Man könnte idealtypisch zwei extreme Auffassungen markieren:

a) Ein radikaler Glaube an die Natur und ihre Heilkräfte erlaubt dem Arzt nur, diese Kräfte mit Mitteln zu unterstützen, die in der natürlichen Umwelt des Menschen vorkommen.
   Das würde zur Ablehnung aller durch die moderne Chemie erst
   entwickelten Mittel führen. Tendenzen in dieser Richtung,
   obwohl sie kaum in voller Konsequenz durchgehalten werden
   können, sind manchmal nicht nur bei gewissen Sekten, sondern
   auch bei einzelnen Vertretern der Homöopathie in einer bestimmten Ausprägung zu beobachten. Aber auch in der katholischen Kirche hat ein Gedankengang dieser Art bei dem Verbot jeder Empfängnisverhütung mit "künstlichen" Mitteln eine
   Rolle gespielt, wenn nämlich der Sexualität ihre "natürliche"
   Fruchtbarkeit genommen wird. In jedem Falle liegt dieser Tendenz ein letztlich weltanschaulicher Gedanke zugrunde, daß
   nämlich die biologischen Gesetze des menschlichen Organismus eine sittliche Unantastbarkeit besitzen und der Mensch
   diese natürlichen Gesetze nicht ungestraft manipulieren darf.

b) Die Gegenposition hält ein solches Verbot für unbegründet.
   Warum sollte sich der Mensch nicht alle Mittel, auch die von
   ihm selbst geschaffenen, zunutze machen, um sich das Leben
   zu erleichtern, um vermeidbaren Härten auszuweichen, um Risiken zu minimieren und sich in jenem Zustand des Wohlbefindens zu halten, der ihm als wünschenswert erscheint, auch
   wenn dazu massiv in den Körperhaushalt eingegriffen werden

muß? Braucht man denn eine "Entschuldigung" in Form einer Krankheit, um seine körperlichen Reaktionen "künstlich" beeinflussen und steuern zu dürfen? Im Leistungssport ist Doping verboten, weil dadurch - abgesehen von gesundheitlichen Schädigungen - die Wettkampfbedingungen einseitig verändert werden. Aber was verbietet ein "Doping" im Alltagsleben? Wo sind die Grenzen zu ziehen zwischen einer Tasse Kaffee und einer Flasche Bier einerseits und einem Anregungs- oder Beruhigungsmittel andererseits?

3. Tatsächlich dürfte ein <u>allgemeines</u> <u>Verbot</u> "künstlicher" Mittel ethisch nicht begründbar sein. Aus entsprechend gewichtigen Gründen dürfen wir in die Funktionen unseres Körpers eingreifen, sie beeinflussen und verändern. Eine romantische Rückkehr zur "Natur" ist dem Menschen gar nicht möglich, weil er ein Wesen ist, das nur in Zivilisation zu leben vermag.

Dennoch erscheint das <u>Mißtrauen</u> gegen eine gewisse Art zivilisatorischer Technik, eine Rückorientierung an einem "natürlichen Leben", das ohne manipulative Eingriffe auszukommen sucht, berechtigt. Es ist nämlich anzunehmen - aber auch hier handelt es sich um eine weltanschauliche, nicht leicht begründbare These -, daß der menschliche Organismus einen inneren Regelmechanismus besitzt, um auf die normalen Belastungen des Lebens sinnvoll zu reagieren, und daß dieser Regelmechanismus ihm gleichzeitig wie ein Kompaß einen gewissen Weg zum Sinn des Lebens überhaupt weist. Die hier verwendeten Begriffe sind allerdings nur schwer zu fassen. Es kann sich nur um einen Versuch handeln, etwas zu skizzieren. Ich sehe aber im Menschen als körperlich-geistigem Wesen etwas wie eine aristotelische Entelechie am Werk, die zwar ungemein anpassungsfähig und daher von den verschiedensten kulturellen Prägungen überformt ist, aber dennoch die körperliche und seelische Lebensentfaltung lenkt und steuert. Demgemäß wäre es die Aufgabe des Arztes, an diese im Menschen liegende Kraft anzuknüpfen und sie zu unterstützen, nicht aber in einem mechanistischen Zweck-Mittel-Denken den Organismus auf willkürliche Ziele hin auszurichten. Wie nämlich "Gesundheit" inhaltlich genauer bestimmt werden soll, was also das Ziel ist, auf das hin die Mittel gewählt werden sollen, diese Frage macht uns bekanntlich große erkenntnistheoretische Schwierigkeiten.

4. Von hier aus gesehen erscheint die Erfahrung von Erregung und Angst, von Erschöpfung und Schmerz einfach notwendig, damit sich der Mensch als körperlich-seelischer Organismus auf die Welt einstellen, sich richtig orientieren und dementsprechend reagieren kann. Konrad LORENZ hat einmal darauf hingewiesen, daß zur Erfahrung des Süßen und der Lust auch die Erfahrung des Bitteren und Saueren und der Unlust als Vorbedingung gehört. Um das Leben in seiner reichen Fülle und kontrastvollen Farbigkeit zu erfahren, dürfen wir uns über seine Dunkelheiten nicht hinwegmogeln weder mit pharmakologischen noch mit psychologischen Tranquilizern.

Als Nebenbemerkung: Die Angst vieler Menschen vor der Psychoanalyse beruht wohl teilweise auch auf der Vorstellung, der Psychotherapeut wolle (und könne) den Patienten so manipulieren, daß zwar die Beschwerden verschwinden, die volle Wirklichkeit des Lebens aber nicht mehr erfahren werden könne. Unter dieser Voraussetzung erschiene mir die Angst berechtigt. Tatsächlich will aber die Psychoanalyse - soweit ich sie verstehe - tendenziell das genaue Gegenteil, nämlich durch Abbau von erworbenen Fehlhaltungen und Fixierungen jene Eigenkräfte im Menschen zur Entfaltung bringen, die eine echte Auseinandersetzung mit der Wirklichkeit ermöglichen und so die Heilung bewirken. Hier verläuft im übrigen eine für mich als Ethiker schwierig zu markierende Grenze zwischen Psychologie und Moral, nämlich im Bereich der inneren Wahrhaftigkeit, einer Abwehr von persönlichen Lebenslügen und Ideologien, wobei niemand einem anderen sagen kann, ob und inwieweit eine Lebenslüge auf persönlicher Schuld oder auf Lebensumständen beruht. Die Bereitschaft, sich der Wirklichkeit zu stellen, ist einerseits eine moralische Grundhaltung; diese innere Wahrhaftigkeit dem Patienten zu ermöglichen, erscheint mir andererseits auch ein Ziel der Psychotherapie.

5. All das Gesagte gilt für den "Normalfall". Aber ohne Zweifel
gibt es unzählige Fälle, in denen die "natürlichen" Kräfte des
Menschen nicht ausreichen, um ihn mit einer Situation fertig-
werden zu lassen. Eine Beschränkung der Medizin auf Naturheil-
weisen und Homöopathie ist völlig indiskutabel und absurd. Was
der Patient an Belastungen nicht verarbeiten kann, muß ihm abgenommen werden. Das trifft wohl auch für die Psychoanalyse zu
daß nämlich der Therapeut es gnädig vermeidet, den Patienten
mit Einsichten über sich selbst zu konfrontieren, die dieser
(noch) nicht verkraften kann und die ihm deshalb auch nichts
nützen. Auch hier ist die medikamentöse Ruhestellung oft unausweichlich, um dem Patienten zu ermöglichen, seine Probleme
in Angriff zu nehmen und zu verarbeiten.

Was dem Patienten im einzelnen zumutbar ist, daß er es ohne
medikamentöse Hilfe verarbeitet, ist eine nicht leicht zu be-
antwortende Frage und kann nur durch ein Ermessensurteil entschieden werden. Im allgemeinen wird man davon ausgehen können
daß wer zum Arzt kommt und um Behandlung bittet, sich nicht in
der Lage fühlt, mit seinen Problemen selber fertig zu werden.
Er kann also schon als die "Ausnahme" angenommen werden, die
ein medikamentöses Eingreifen rechtfertigt. Diese allgemeine
Vermutung ist aber widerlegbar. Außerdem kommen sicher viele
Patienten nicht zum Arzt, die einer Hilfe bedürften. Normatives Kriterium bleibt, daß nur dort steuernd eingegriffen werden sollte, wo die natürlichen Reaktionen nicht oder nicht ge-
nügend ausreichen.

Wenn so der "Ausnahmefall" der Krankheit, der eine medikamentöse Behandlung rechtfertigt, für den Arzt der Regelfall sein
dürfte, so verbietet es sich dennoch, daraus den "Normalfall"
zu machen und allgemein zur Stress-Prävention einer unbestimm-
ten Population auch gesunder Menschen dämpfende Medikamente an
zubieten. Damit würde nicht nur der individuelle Kompaß der
Selbststeuerung verstellt, sondern auch die Selbststeuerung de
Gesellschaft gegen den zunehmenden Stress verhindert. Daß ein
unter Wertgesichtspunkten betrachteter "Normalfall" im statistischen Durchschnitt durchaus eine Ausnahme sein kann, begeg-

net uns nicht selten. Gesunde Zähne sind der Normalfall, aber
im statistischen Durchschnitt eine Ausnahme. Das Recht des
Patienten, seine Diagnose auch bei Krebs zu erfahren, ist nor-
mativ der Normalfall (Aufklärungspflicht). Die Ausnahmesituation, daß der Arzt diese Diagnose dem Patienten nicht in ihrer
ganzen Härte mitteilen kann, wird statistisch in der Mehrzahl
der Fälle gegeben sein.

6. Nun ließe sich einwenden, daß die moderne <u>Zivilisation</u> den
   Menschen so aus seinen "natürlichen" Lebensbedingungen heraus-
   gerissen hat, daß eine medikamentöse Stress-Prävention nur einen Ausgleich gegenüber den Belastungen darstellt, die ihm sein
   "unnatürliches" Leben in dieser Zivilisation auferlegt. In der
   bisher verwendeten Terminologie hieße das, daß in der heutigen
   Welt eine "Ausnahmesituation" so gut wie immer gegeben sei und
   damit praktisch jedem diese Medikamente gegeben werden könnten.
   Diese Überlegungen sind nicht ganz von der Hand zu weisen. Es
   bleibt aber zu fragen, ob dann grundsätzlich der Mensch den
   Umweltbedingungen anzupassen sei oder ob nicht umgekehrt die
   Stress-Prävention durch Umweltveränderung herbeigeführt werden
   müßte. Eine generelle Medikation könnte dazu führen, daß die
   damit gegebene erhöhte Belastbarkeit es als weniger dringlich
   erscheinen läßt, den sozialen Stress abzubauen, und im Endergebnis der einzelne wieder bis an die Grenzen seiner Belastbarkeit herangeführt wird, aber jetzt seiner Belastbarkeit ein-
   schließlich der Verwendung von Medikamenten. Für den Menschen
   wäre damit die Situation in keiner Weise verbessert. Auch hier
   liegt letztlich eine weltanschauliche Frage zugrunde: Ist der
   Mensch, wie wir ihn in der Zivilisation erfahren, das Zufalls-
   produkt einer stammesgeschichtlichen Entwicklung, die ihn mit
   Triebüberschüssen, Anpassungsfehlern und Ausfallserscheinungen
   dazu zwingt, seine Lebensuntüchtigkeit und seine offensichtli-
   chen Mängel mit den schwachen Krücken zu beheben, die ihm seine
   Vernunft zur Verfügung stellt, oder ist er als ein eigenstän-
   diger Entwurf mit einer Sinnhaftigkeit geschaffen, die er zwar
   individuell oder sozial verfehlen, aber auch finden kann? Jede
   Gesellschaftskritik, auch eine von der Medizin her konzipierte,
   setzt ein normatives Bild des Menschen voraus, das einen sinn-

haften Entwurf dessen besagt, was der Mensch eigentlich sein
könnte oder sein sollte. Von der Grundsatzfrage, ob wir an ein
solches normatives Bild des Menschen glauben, hängt letztlich
auch die ärztliche Einzelentscheidung ab. Eine interdisziplinäre Zusammenarbeit der verschiedenen Fakultäten, wie sie in
diesem Werkstattgespräch versucht wird, kann sicher dazu ver-
helfen, dieses Menschenbild ein wenig klarer zu bestimmen.

Diskussion

VON EIFF: Die entscheidende Frage, die Herr KERBER gestellt hat,
auf die sich überhaupt unser ganzes Vormittagsgespräch bezogen
hat, ist ja: Gibt es eine mittels bestimmter Parameter erkennba-
re Indikation für ß-Rezeptorenblockerbehandlung bei gesunden Menschen? Zunächst muß festgehalten werden, daß ein bestimmtes Quan-
tum von Stressreaktionen einfach für geistige und körperliche Leistungen notwendig ist. Das Ausmaß normaler Reaktionen muß geprüft,
d.h. durchschnittliches Verhalten und Streuung berechnet werden*.

So wie es bisher schon möglich war, unter strengen Ruhebedingungen
einen latenten Stresszustand zu erkennen**, hat man nun mittels
des schon geschilderten Stressversuchs die Möglichkeit, abnorme
Stressreaktionen zu erfassen, sowohl bei Menschen mit normalen,
wie bei Menschen mit abnormen Ruhewerten. Der Ruhezustand läßt
also nicht erkennen, wie jemand auf einen Stressor reagiert.

Bei Menschen mit abnormen Ruhewerten besteht, je nach klinischer
Symptomatik bzw. subjektivem Beschwerdebild, die Indikation für
irgendeine Therapie (oft psychotherapeutische Maßnahmen), bei
Menschen mit abnormen Stressreaktionen dominiert hingegen in der
ersten therapeutischen Phase die Indikation für ß-Rezeptorenblok-
kerbehandlung, je nach Ausfall des Versuchs aber auch für eine
psychopharmakologische Behandlung. In beiden Fällen müssen aber
in der zweiten therapeutischen Phase nach Möglichkeit psychotherapeutische Maßnahmen ergriffen werden, um eine Dauerbehandlung
mit Psychopharmaka bzw. ß-Rezeptorenblockern zu vermeiden.

KEUL: Ich wollte noch einmal zu der Problematik "Medikamente an
alle" zurückkommen. Wir müssen hier zwei Bereiche grob unterscheiden und zwar einen allgemein ethischen Bereich und den ärztlich-
ethischen Bereich. Für "Medikamente an alle" gibt es nicht so

---

* EIFF, A.W. VON: Seelische und körperliche Störungen durch
  Stress. Stuttgart: Fischer 1976.

** EIFF, A.W. VON: Grundumsatz und Psyche. Berlin, Göttingen,
  Heidelberg: Springer 1957.
  EIFF, A.W. VON: Essentielle Hypertonie. Stuttgart: Thieme 1967.

sehr viele Gegenargumente. Herr KERBER, Sie haben den philosophischen Aspekt eingeordnet in unser Gesellschaftssystem, in dem eine bestimmte Zielsetzung besteht. In einem anderen Gesellschaftssystem, wo die Wertstellung der Persönlichkeit verschoben ist, könnte die Einordnung eine ganz andere sein, z.B. in den Ostblockstaaten, wo die Gesellschaft rangmäßig über die einzelne Persönlichkeit gestellt wird, ich könnte mir vorstellen, daß "Medikamente an alle" ethisch begründbar wären, um das Gesellschaftssystem zu fördern und mit Medikamenten unter Umständen eine bessere Selbststeuerung von Gesellschaftszielen erreicht werden könnte. Damit wurde eine Richtung angegeben, die als legitim anzusehen wäre, da alle durch eine verbesserte Anpassung eine Besserung des Systems ermöglichen. Dem ist der ärztlich-ethische Bereich gegenüber zu stellen, daß nur dann Medikamente verabreicht werden dürfen, wenn eine Indikation gegeben ist, was im besonderen von möglichen Nebenwirkungen der Medikamente her gesehen werden muß. In der Regel ist die Indikation die Funktionsstörung des Organismus, die Krankheit. Bei dieser Ausrichtung auf eine Indikation hin müssen wir natürlich eine Grenzziehung festlegen und die ist vor allen Dingen auch damit belegbar, daß wir als Ärzte auch den Anfängen wehren müssen, da die medikamentöse Therapie in einer breiten, unkontrollierten Form auch eine Fülle von negativen Nebenwirkungen hat. Wir müssen davon ausgehen, daß auch Medikamente, die in dem einen Bereich vielleicht keine negativen Funktionsstörungen bedingen, jedoch in einer generalisierten, unkontrollierten, nicht mehr steuerbaren Weise zu einer Fülle von negativen Auswirkungen führen können. Für mich ist derzeit der ärztlich-ethische Aspekt eher eine sichere Grundlage der Begrenzung von Medikamenten als der allgemein ethische Gesichtspunkt. Diesen allgemein ethischen Gesichtspunkt möchte ich Sie bitten, Herr KERBER, noch einmal näher zu fassen.

KERBER: Eine ganz kurze Antwort auf die Frage, die ja mein eigentliches Feld, das der Sozialethik, berührt. Es läßt sich nämlich durchaus bezweifeln, daß ein Gesellschaftssystem, das den einzelnen gesellschaftlichen Zielen einfach unterordnet, unter sozialethischer Rücksicht verantwortbar ist. Es kommt also darauf an, wie ich den Menschen in Gesellschaft überhaupt konzipiere. Ein System, das "die Gesellschaft" schlechthin höher wertet als die in ihr vereinigten Menschen, entspricht jedenfalls nicht meiner Auffassung von der Würde der Person. Aber auch hier wird deutlich, wie eine allgemein weltanschauliche Frage für die konkreten ärztlichen Alltagsentscheidungen von Bedeutung ist.

Das wird übrigens auch gerade beim Doping-Problem akut. Doping als ein Mittel, die höchste Leistung der Sportler zur Glorifizierung und zum Fortschritt des sozialistischen Gesellschaftssystems, für den Klassenkampf oder die Weltrevolution zu erzielen, entspricht im Ostblock möglicherweise der vorherrschenden Ideologie. Nach unserer westlichen Auffassung vom Menschen und der Gesellschaft widerspricht es der Personwürde, den einzelnen irgendeinem gesellschaftlichen Ziel, was immer es sei, einfach unterzuordnen.

EGGER: Das Entscheidende des Referats von Herrn KERBER ist für mich, daß er vieles ausgesprochen hat, was bis jetzt in den Diskussionen unausgesprochen mitklang. Ich möchte dies so zusammen-

fassen: Die Kompetenz der Medizin in dem von Herrn KERBER skiz-
zierten Bereich wird in vielen Dingen überschritten. Ich glaube,
daß die Stärkung des Glaubens an das eigene psychische und physische Engagement bei der Stressbekämpfung zuerst und primär sein
müßte und nicht die Stärkung des Glaubens an die Omnipotenz der
Chemie, die dann in einer Hoffnung mündet, wie der einer Pille
gegen Stress, einer Pille gegen den Herzinfarkt und ähnliches.
Ich glaube aber schon, daß Tranquilizer, ß-Rezeptorenblocker usw.
kurative Zwecke erfüllen. Über die Anwendbarkeit und Praktikabilität dieser Mittel im präventiven Bereich ist damit noch nichts
ausgesagt. Meine Meinung ist: Stressbewältigung kann prinzipiell
gelernt werden, individuell und auch gesellschaftlich, sie ist
individuell lernbar und gesellschaftlich machbar. Ich glaube
nicht, daß die Chemie hier kausal eingreift, sie täuscht vielmehr
Lösungsmöglichkeiten vor, sie greift ja nicht in die Lebensbedingungen direkt ein. Und so glaube ich eben, daß die Chemie vielleicht auch Dinge verschleiert, daß sie notwendige individuelle
und gesellschaftliche Veränderungen hemmen kann dadurch, daß sie
eben unrealistische Hoffnungen provoziert bzw. verstärkt. Meine
Frage an Herrn KERBER: Wer übernimmt die Aufgabe einer Umweltveränderung mit all den Aspekten, wie Sie sie kurz angedeutet haben? Wer übernimmt eine positive Sinngebung für das Leben, mit der
wir versuchen können, psychosozialen Stress abzubauen?

VON FERBER, CH.: Ich kann hier unmittelbar anknüpfen. Die Ausführungen von Herrn KERBER haben die Frage nach der Kompetenz der
Medizin bei der Vergabe von Medikamenten aufgeworfen. Ich möchte
diesen Gedanken auf das anwenden, was Herr VON EIFF eben vorgetragen hat. Wenn ich Sie recht verstanden habe, haben Sie gesagt:
Alle, die gegenüber einem Normalwert, von dem Sie glauben, daß
Sie ihn auf Grund Ihrer Untersuchungen als "normal" ausgeben können, überschießende Reaktionen zeigen, müssen in jedem Fall medikamentös behandelt werden. Mir scheint das ein typischer logischer Fehlschluß zu sein: Sie können niemals aus statistischen
Überlegungen heraus auf den Einzelfall zurückschließen und sagen:
Hier muß behandelt werden. Die Medizin kann aus statistischen
Wahrscheinlichkeiten für den Einzelfall keine zwingenden Hand-
lungsanweisungen ableiten.

Wenn sich nun überdies bei der Anamnese herausstellen sollte, daß
einige Menschen durch Lebenssituationen (in der Familie oder am
Arbeitsplatz) nahezu unausweichlich zu überschießenden Reaktionen
herausgefordert werden und sich dadurch gefährden, dann genügt
es meines Erachtens nach nicht, diese Gefährdung festzustellen
und sie medikamentös zu überspielen. Die Auseinandersetzung mit
solchen Lebenssituationen, die einen Menschen durch sozialen Zwang
einer Gesundheitsgefährdung aussetzen, gehört gleichrangig zum
therapeutischen Instrumentarium und erledigt sich nicht mit dem
Griff zum Rezeptblock.

VON EIFF: Die Logik Ihrer Aussage habe ich nicht ganz verstanden.
Sie haben auf der einen Seite das attackiert und haben die glei-
che Antwort gegeben. Ich habe nicht gesagt, daß eine bestimmte
Behandlung notwendig ist, sondern ich habe gesagt, bei dieser Kon-
stellation - das ist ungefähr so: Wenn Sie mit einem Millimeter
Reifenprofil fahren, können Sie natürlich hier von München nach

Bonn glücklich ankommen, aber ist Aquaplaning, verunglücken Sie.
Das gibt nur das Risiko an, und ich sage: Dieser Patient muß in
irgendeiner - und jetzt ist selbstverständlich, da stimme ich Ihnen 100-prozentig zu - adäquaten Weise behandelt werden. Ich habe
hier nicht von einer bestimmten Behandlung gesprochen, aber ich
wehre mich sehr dagegen, daß es uns nicht möglich ist, heute in
der Medizin das Risiko vorauszusagen, und daß wir nicht gezwungen sind, geradezu leidenschaftlich gezwungen sind, einem solchen
Menschen klar zu machen: Du bist gefährdet, du mußt nun in einer
adäquaten Weise, wie ist völlig egal, wenn es ohne Medikamente
geht, sind wir, glaube ich, beide der Meinung, ist es besser, behandelt werden. Das würde ich doch sagen.

SCHIMERT: Ich hätte auch sehr große Bedenken, Tranquilizer oder
ß-Rezeptorenblocker für die primäre Prävention generell zu verabreichen. Aber das ist absolut richtig, was Herr VON EIFF gesagt
hat, daß es Menschen gibt, die mit ihren Reaktionen jenseits der
normalen Streubreite liegen. In diesen Fällen sollte man aber dann
zunächst alle Möglichkeiten der physikalischen Therapie - also
Körperbelastung, eventuell autogenes Training, usw. - ausschöp-
fen und vielleicht versuchen, die Lebenssituationen zu ändern.
Wenn das nicht gelingt, dann Tranquilizer oder ß-Rezeptorenblok-
ker, weil diese Menschen wirklich enorm gefährdet sind! Wir müssen
davon ausgehen, daß jeder Hyperreaktor gefährdet ist.

KERBER: Ich würde Herrn VON EIFF insoweit recht geben, daß ein
statistisch ermittelter Normalwert (Durchschnitt) uns eine Vermutung gibt, daß es sich dabei auch um einen "normativen Normalwert" (im Sinne des Richtigen) handelt. Aber es könnte auch sein,
daß eine Population in ihrem Durchschnittswert von dem abweicht,
was man im Sinne eines vernünftigen und gesunden Lebens als normal anzusehen hat. Auch eine ganze Gesellschaft kann vom rechten
Wege abkommen.

VON EIFF: Ja, und dann wäre eine Grenzsituation eingetreten, die
Sie am Schluß Ihres Vortrags apostrophiert haben. Dann müßte man
sich ernstlich fragen, ob diese ganze Population in irgendeiner
Form einer Behandlung unterzogen werden müßte. Das ist absolut
richtig.

KERBER: Wenn wir uns aber in einer solchen Situation befinden,
dann stellt sich die Frage von Herrn EGGER: Wer hat die Kompetenz,
die gesellschaftliche Einstellung zu verändern? Da möchte ich
weder den Ärzten noch den Politikern noch den Philosophen noch
irgend jemand anderem eine grundsätzliche Weisheit zugestehen,
daß sie es besser wissen müßten und von sich aus die Gesellschaft
verändern dürften. Vielmehr müssen wir uns alle darüber Gedanken
machen, und Modelle ausprobieren, und wir können hoffen, daß die
Population gesund genug ist, solche Überlegungen und Erfahrungen
aufzunehmen. Durch keinen politischen oder sonstigen Regelmechanismus läßt sich ausschließen, daß dieselbe Population den Weg
ins Verderben einschlägt. Mit diesem Risiko müssen wir als Menschen in Gesellschaft leben.

HALHUBER: In diesem Teil des Werkstattgesprächs haben wir auch
Grenzen der Medizin erfahren, und zwar in mehrfacher Hinsicht:

Grenzen der Medizin in methodischer Hinsicht - z.B. durch das Referat von Herrn VON EIFF, Grenzen der Medizin zuletzt in ethischer Hinsicht, wir haben jetzt ein bißchen mehr Problembewußtsein. Und ich darf an die letzte Bemerkung von Herrn KERBER anschließen: Es ist nicht eine einzelne Gruppe angesprochen, die in diesem interdisziplinären Gespräch repräsentiert ist, sondern wir brauchen zur Problemlösung alle, nicht zuletzt den potentiellen und mündigen Patienten, als dessen Repräsentant und Anwalt ich Herrn KERBER empfunden habe.

Nachdem in Automobil-Club-Kreisen die Frage der allgemeinen Verkehrs-Stress-Prävention durch ß-Rezeptorenblocker diskutiert worden ist, mußte dieses Teilthema unseres Gesprächs so breit erörtert werden.

Zur Frage der Vermeidung der Stressreaktion durch körperliche Aktivität

K. Hüllemann

1936 stellte SELYE fest, Tiere, die einer Vielfalt von unspezifischen Noxen ausgesetzt waren, antworten nicht nur mit einer erhöhten Ausschüttung von Nebennierenrindenhormonen. Die aufregendste Feststellung an diesen Beobachtungen war die extreme Unspezifität. SELYE entwickelte die Vorstellung von der fundamentalen adaptativen Reaktion der Wirbeltiere.

Das Adaptationssyndrom ist gekennzeichnet durch:

1. Alarmreaktion (sog. erste Alarmstufe)
2. Phase des Widerstandes und der Anpassung
3. Periode der Erschöpfung

Die Alarmreaktion tritt sehr schnell ein. Typische Zeichen der Alarmreaktion sind:

Weitstellung der Pupillen,
erhöhte Herzfrequenz,
Blutdruckanstieg,
Erweiterung der Luftröhre,
vermehrte Durchblutung der Skelettmuskulatur,
beschleunigte Blutgerinnung,
Anstieg des Blutzuckers,
deutlicher Anstieg des Blutlipidspiegels.

Diese Reaktionen waren in unserer phylogenetischen Frühzeit sinnvoll. So waren wir vorbereitet, Beutetiere zu fangen, den Angreifer zu besiegen oder ihm davonzulaufen. Wir haben dieses Reaktionsmuster auf Stressoren in der Phylogenese nicht verlernt. Aber die Stressoren haben sich geändert. Wir machen keine Beute mehr durch Erlegen eines Hirsches, sondern durch Abschluß eines Geschäftes. Kampf bedeutet nicht mehr Einsetzen von Muskelkraft, den Stier bei den Hörnern packen, Kampf heißt Arbeitskampf, Schwierigkeiten mit dem Vorgesetzten. Flucht bedeutet nicht mehr weglaufen, Flucht bedeutet innere Emigration, etwas schlucken, sich an einen anderen Ort davonträumen.

Der Organismus reagiert auf psychische Belastung mit einer stärkeren Alarmreaktion als auf die Belastung mit somatischen Stressoren. Stress ist von Erfahrung abhängig. Das Drücken des Einschaltknopfes beim Fernsehen schaltet mit der Bildröhre gleichzeitig auch unsere Aufmerksamkeit in eine bestimmte Erwartungsrichtung ein. Diese Einstellreaktion führt zu einer meßbaren Erhöhung der Herzfrequenz und des Blutdruckes. Die gleiche Kreislaufreaktion ist aus der Sportmedizin bekannt. Man spricht von einer Vorstartreaktion.

Als ich vor 3 Jahren einen 60-jährigen Alterssportler in Heidelberg telemetrisch untersuchte, zeigte sich auch bei diesem alten Menschen eine deutliche Vorstartreaktion. Ich war mit der Empfangseinheit in einem Raum des Institutes für Sport und Sportwissenschaft außerhalb der Sichtweite des Alterssportlers. Über ein Funksprechgerät stand ich in Verbindung mit einem Kollegen, der sich bei dem Alterssportler aufhielt. Der Sportler wollte 400 m laufen. Er hatte mit dem deutschen Meister im Diskuswerfen um einen Kasten Sekt gewettet, die 400 m in einer bestimmten Zeit zu laufen. Nun geschah Folgendes: Ich sah auf dem Bildschirm die EKG-Signale. Die Pulsfrequenz stieg auf 160 - 165 Schläge/min an. Ich ärgerte mich, in der Meinung, der Sportler sei schon losgelaufen, und wir hätten so keine Ruhewerte dokumentieren können. Etwas empört machte ich meinem Ärger im Funksprechgerät Luft. Die für mich damals erstaunliche Rückantwort kam: Sie haben wohl einen flatternden Puls, Herr Z. steht hier ganz ruhig auf dem Rasen neben dem Start. Er konzentriert sich. Er entspannt sich. Er ist völlig ruhig. - Ja, ruhig und konzentriert. Der Sportler stellt sich "innerlich" auf den Lauf ein. Er läßt seinen "Motor schon warm laufen".

Er kann dann beim Start gleich mit voller Leistung antreten.
Die Vorstartreaktion wird "äußerlich" gar nicht bemerkt, im
Gegenteil: äußerlich wirkt alles besonders ruhig.

Ähnliche Ergebnisse über die Vorstartreaktion haben wir bei Renn-
wagenpiloten auf dem Hockenheim-Ring aufzeichnen können (Abb. 1).
Herzfrequenz über 150 bis 160 sind <u>vor</u> dem Start über eine Dauer
von 10 min keine Seltenheit. Man bedenke, daß der Pilot ruhig und
entspannt im Auto sitzt, fast liegt.

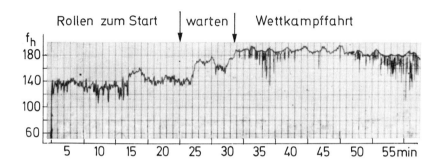

*Abb. 1. Telemetrisch übertragene Herzfrequenz (f_h) anläßlich
eines Formel II-Rennens auf dem Hockenheimring*

Für die Alltagssituation gibt es ähnliche Beispiele. Wir kommen
in die Vorstartsituation, wenn das Telefon klingelt. Das Klingel-
zeichen macht uns gespannt, bereit, zu reagieren. Und es ist zum
Teil auf eine perpetuierte Vorstartreaktion zurückzuführen, wenn
wir abends müde und gleichzeitig gereizt nach Hause kommen. Wir
können nicht schlafen. Wir sind angeblich zu müde, um noch einen
Spaziergang machen zu können. Aber die muskuläre Aktivität wäre
die einzige Möglichkeit, die hohe innere Spannung, den "Dampf"
abzulassen.

Während des berühmten Boxkampfes Clay/Frazier, 8.3.1973, untersuchten wir einen Kollegen, der diesen spannenden Kampf vor dem
Fernsehschirm beobachtete. Es handelt sich um einen Orthopäden,
der während seines Studiums Hochschulmeister im Boxen war.

Abb. 2 zeigt die Vorstartsituation bei Einschalten des Fernseh-
gerätes (TV einschalten). Die Herzfrequenz erreicht 160 Schläge/
min. Die gleiche Versuchsperson erreichte diese Herzfrequenz anläßlich eines Ergometertestes erst auf der 3. Belastungsstufe
(1. Minute 150 Watt). Als Clay in der 15. Runde zu Boden ging,
trat eine supraventrikuläre Extrasystolie auf. Im Verlauf der
Wettkampfübertragung ist die Periodizität zwischen Kampfphase
und Pause angedeutet auch in der Kreislaufregulation festzustellen. Die Höhepunkte des Geschehens liegen in der 11. und 15. Runde. Die Tabelle 1 verdeutlicht noch einmal Herzfrequenz und Blut-
druckverhalten während typischer Situationen. Auch die Katecholamin-Ausscheidung nahm durch das Anschauen des Boxkampfes deutlich zu (Tabelle 2).

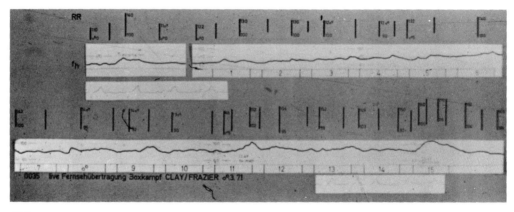

Abb. 2

Tabelle 1. Herzfrequenz (f_h), systolischer und diastolischer
Blutdruck während des Boxkampfes Clay/Frazier

	Ruhe	TV ein-schalten	11. Runde	15. Runde
f_h	55	77	108	111
RR systolisch	110	140	152	170
diastolisch	80	100	102	115

Tabelle 2. Katecholamin-Ausscheidung $\frac{\gamma\,CA}{h}$ vor, während und nach dem Boxkampf Clay/Frazier

Tag	Stunde	$\frac{\gamma\,CA}{h}$	
8.3.	23.11	2,51	vor Schlaf
9.3.	4.00	1,24	nach Erwachen
9.3.	5.58	2,62	während Boxkampf
9.3.	10.30	3,31	nach Boxkampf
9.3.	15.15	1,75	Berufsarbeit

KOEPCHEN teilt "überraschende Beobachtungen" über die vegetativen Begleitreaktionen bedingter Reflexe bei Lernreaktionen mit: Am Pawlow-Hund-Modell hatte man ausführlich die vegetativen Reaktionen untersucht. "Wenn das Versuchstier z.B. gelernt hat, daß auf ein Signal (den "bedingten Reiz") ein elektrischer Schlag (der "unbedingte Reiz") in die Pfote folgt, bekommt es schon auf den "bedingten Reiz", also auf das Lichtsignal hin, einen Schweißausbruch und vor allen Dingen eine Herzfrequenzsteigerung mit Blutdruckerhöhung." Dieser einprogrammierte bedingte Reflex wurde dann gelöscht. Es erfolgte auf das Lichtsignal hin kein elektrischer Schlag mehr. Der Hund zog seine Pfote nicht mehr weg, wenn das Lichtsignal erschien. Der Hund gab sich "äußerlich" völlig ruhig, wenn das Lichtsignal angeschaltet wurde. Auffällig ist jedoch, daß die "inneren Reaktionen", die vegetativen Reaktionen nicht zu löschen waren. "Man hat sie inzwischen über 5, 10, ja in einigen Fällen sogar über 15 Jahre hinweg verfolgt: bestehen blieben bei einem solchen Tier auch nach so langer Zeit noch die Herzfrequenzbeschleunigung und die Blutdrucksteigerung!"

Fassen wir zusammen: Die Stressreaktion ist phylogenetisches Erbe, sinnvoll für Bereitstell- bzw. Vorstartreaktionen zu Kampf oder Flucht, das ist muskuläre Aktivität. Die Willkürmotorik kann wesentlich unterdrückt werden. Die körperliche Bewegung, die Ausdrucksbewegung und die Sprache können gehemmt werden, nicht je-

doch die vegetative Reaktion auf Stressoren. Das vegetative Re-
aktionsprogramm scheint fester zu haften als das Programm der
Willkürmotorik. Eine Indikation bzw. Rechtfertigung für körperliche Aktivität im Sinne der Bewegungstherapie ergibt sich aus
dieser entwicklungsgeschichtlichen Betrachtungsweise, nämlich
Erfüllung eines entwicklungsgeschichtlich determinierten
Programmes.

Stress führt zu einer Ausschüttung von Glukokortikoiden und von
Adrenalin. Beide, sowohl Glukokortikoide als auch Katecholamine,
wirken hyperglykämisch. Adrenalin hemmt direkt die Insulinsekre-
tion. Der Mangel an verfügbarem Insulin sperrt die Permeabilität
für Glukose im Fett- und Muskelgewege. Die Glukokortikoide vermindern die intrazelluläre Glukoseverwertung (Insulinantagonismus).
Der Bruttoeffekt des durch Stress erhöhten Glukokortikoid- und
Adrenalinspiegels ist die mangelnde Glukoseutilisation im Muskel.
Ganz anders wirkt muskuläre Aktivität. Muskuläre Aktivität verbessert die Glukoseutilisation. BERGER kommt zu dem Schluß, daß
der Diabetiker, der lediglich auf orale Antidiabetika angewie-
sen ist, durch ausreichende muskuläre Aktivität seinen Blutzuckerspiegel so einstellen kann, daß er auf orale Antidiabetika verzichten kann. BERGER erklärt auf Grund eigener Tierversuche dieses
klinisch bedeutungsvolle Phänomen mit der Hypothese vom PERMISSIVE
effect des Insulins in bezug auf die Stimulation der peripheren
Glukose-Verwertung durch Muskelarbeit.

Muskuläre Aktivität im Sinne der Bewegungstherapie bewirkt, wie
am Beispiel der hyperglykämischen Reaktion gezeigt, eine
Kompensation stressbedingter biochemischer Veränderungen.

Wir kommen zu einem ganz anderen Punkt: die Beziehung zwischen
HWS-Syndrom und Stress. Die Patienten, die einen Fragebogen ausfüllen müssen, einen testpsychologischen Bogen, wie wir es in
unserem Hause routinemäßig handhaben, weigern sich häufig: Was
soll dieses Psychologische, was hat meine Psyche mit meinen Verspannungen zu tun, mit meinen Wirbelsäulenbeschwerden? - Bei men-
taler Arbeit erhöht sich über die spinalen Systeme der Muskelto-

nus. Der Muskeltonus kann letztlich so stark ansteigen, daß der Muskelinnendruck erheblich zunimmt und schließlich die Muskeldurchblutung sogar gedrosselt werden kann. Der so eingetretene Vorgang entspricht den Veränderungen bei <u>statischer Arbeit</u>. Statische Arbeit bedeutet aber einen überproportionalen Anstieg des Blutdruckes, Bevorzugung aneroben Abbaues mit Anhäufung von Milchsäure. Der Muskel quillt in der Faszie auf. Die oft erheblichen Beschwerden, vor allen Dingen in der Kopfhaltemuskulatur, werden dann nicht selten als HWS-Syndrom fehlgedeutet. Der Halswirbelsäulenbereich ist ohnehin von seiner Statik her gegen derartige "Verspannungen" anfälliger als andere Körperbereiche: der Körperschwerpunkt liegt etwa 10 cm oberhalb des Hüftgelenkes. Der Errector trunci muß dauernd Ballancearbeit leisten. Ballancearbeit ist statische Arbeit. Pfropft sich auf diese Haltearbeit eine Muskeltonuserhöhung durch gesteigerte Vigilanz auf, kann es leicht zu Beschwerden im Sinne des HWS-Syndroms kommen.

Der Muskelruhetonus eines auf der Couch entspannt liegenden Menschen erhöht sich von Kopf bis Fuß, wenn die Versuchsperson beginnt zu lesen. Die Indikation zur Bewegungstherapie heißt in diesem Falle:

dynamische Muskelaktivität gegen die statische Überbelastung der Muskulatur durch vigilanzbedingte Tonussteigerung.

Die Stressreaktion einer Nachtschicht ist beim Bergmann, der untertage muskuläre Arbeit verbringt, wesentlich geringer als beim Kontrolleur in einer Schaltzentrale. (Der Kontrolleur leidet ausserdem noch unter der Isolation - "Eintritt verboten").

Auf die psychologisch möglicherweise günstigen Effekte körperlicher Aktivität möchte ich nicht eingehen. Das Feld zum Spekulieren ist sehr groß. Referieren möchte ich aber ein Ergebnis von PILZ und Mitarb. über "saures Blut bei erhöhter Agressivität": Man kann annehmen, die Leistungsmotivation ist für die Toleranzgrenze der Übersäuerung des Blutes wesentlich. Einfach ausgedrückt, ein hochmotivierter Sportler wird sich mehr "schinden" als ein "Vergnügungssportler". Die Autoren untersuchten 7 eineiige Zwillingspaare im Alter von 15 - 20 Jahren. Die Versuchspersonen mußten bis zur Erschöpfung Ergometerarbeit leisten. Der P_h-Wert wurde bestimmt. Zur Diagnostik der Aggressivität wurde ein Fragebogentest herangezogen. Die Skalenwerte des Aggressivitätstestes wurden mit den Blut-p_h-Werten verglichen. Im Ergebnis zeigte sich ein enger Zusammenhang zwischen Blutübersäuerung und Aggressivität: je stärker die Übersäuerung des Blutes, desto höher die Aggressivität. Das heißt doch nichts anderes, als eine Person mit hohem Aggressionspegel quält sich mehr als eine Person mit niedrigem Aggressionspegel. Aber das Quälen durch Arbeit der Skelettmuskulatur führt nicht zu Kreislaufschäden. Die Aggression, die "im Anzug und durch den Schlips um den Hals gefesselt ist", ist krankmachend und nicht der Muskelkater.

Körperliche und psychische Belastungssituationen gehen häufig ineinander über. Während einer Eurovisionssendung über die Heidelberger Querschnittsolympiade untersuchten wir 2 Gewichtsheber. Die beiden Sportler führten ihre Übungen vor der Fernsehkamera aus. Telemetrisch wurde die Herzfrequenz übermittelt. Schon unter Ruhebedingungen, das heißt, vor dem Gewichtdrücken, steigen die Herzfrequenzen auf Werte über 120 Schläge/min.

Hohe statische Arbeit "Drücken" läßt die Pulsfrequenz bis auf knapp 170 Schläge/min. ansteigen (Drücken A, B). Aber auch die Situation "gefilmt werden" (TV_b) und die Situation des Angesprochenseins vom Arzt (im Gespräch $_A$) läßt die Pulsfrequenz um etwa 20 Schläge/min ansteigen (Abb. 3).

Es wurde versucht, muskuläre Aktivität als etwas "therapeutisch" Günstiges zur Kompensation einer ungünstigen Stressreaktion zu nutzen. Wenn wir der körperlichen Aktivität diesen Stellenwert zumuten, dann sollte man wissen, daß man körperliche Aktivität in gesundheitlichem Sinne richtig und falsch machen kann. Die verschiedenen Aktivitätsformen können durch 5 motorische Hauptbeanspruchungsformen beschrieben werden. Wir sprechen von Hauptbeanspruchungsformen, weil immer auch andere Beanspruchungsformen "Nebenbeanspruchungsform", mitinvolviert sind.

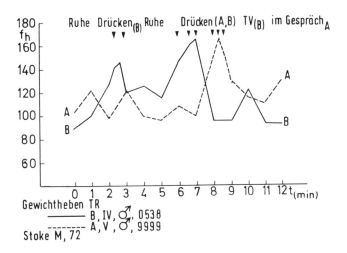

Abb. 3. Herzfrequenzverläufe von 2 Gewichthebern während einer Eurovisionssendung. TV(B) = die Fernsehkamera wird auf Versuchsperson B gerichtet. Im Gespräch (A) = Versuchsperson A spricht mit dem Arzt

Die 5 motorischen Hauptbeanspruchungsformen:

1. Koordination; 2. Flexibilität; 3. Kraft; 4. Schnelligkeit; 5. Ausdauer.

1. Koordination und 2. Flexibilität, beides zusammen wird als Geschicklichkeit bezeichnet. Schulung der Koordination und der Flexibilität hat auf das Kreislaufsystem keinen Trainingseffekt, wohl aber einen Übungseffekt: wenn wir eine neue Aufgabe lernen, z.B. Autofahren, wird am Anfang nicht nur mit der einen Hand geschaltet, sondern die andere Hand macht die Schaltbewegung mit, die Stirn wird kraus gezogen, die Zunge, kurz, der ganze Körper strengt sich bei dem noch ungelenken Schaltvorgang an. Sind die Aktivitätsformen Koordination und Flexibilität "in Fleisch und Blut übergegangen", vermindern sich die physiologischen Reaktionen. Es wird für die gleiche Aufgabe weniger Energie benötigt. Herzfrequenz und Blutdruck steigen weniger ausgeprägt.

3. Die Kraft, die statische Kraft - ich hatte es vorhin schon ausgeführt - führt zu einer Milchsäureproduktion, zu einem überproportionalen Blutdruckanstieg. Ein klassisches Beispiel wird von HOLLMANN berichtet: Churchill hat in den letzten Kriegstagen seinen ersten schweren Angina pectoris-Anfall erlitten, als er versuchte, einen klemmenden Fensterflügel zu öffnen. Die Anspannung

nur des Bizepsmuskels - lang genug - mit 70 % seiner Maximalleistung führt zu einer fast maximalen Beanspruchung des Kreislaufsystems: Ansteigen des systolischen und diastolischen Blutdrucks und der Herzfrequenz. Kraftübungen sind für die Bewegungstherapie kontraindiziert.

4. Bei Schnelligkeitssportarten wie dem Sprint, beim schnellen Laufen zur Straßenbahn - praktisch ohne Atemzug können wir 100 m laufen, das geht so schnell, wir müssen hinterher nachatmen - kann es zu einer Überbelastung kommen. Schnelligkeitssportarten sind in der Bewegungstherapie ebenfalls kontraindiziert.

5. Sinnvoll vom ärztlichen Standpunkt aus ist die Ausdauer. Bei der Ausdauer müssen

5. 1. große Muskelgruppen

5. 2. dynamische Arbeit in

5. 3. Wegleistungsaktivitäten

5. 4. für eine gewisse Dauer leisten.

Große Muskelgruppen bedeutet, mehr als die Muskelmasse eines Beines. Die Belastungsdauer muß mindestens 10 Minuten anhalten. Ein typisches Beispiel für eine günstige Bewegungsform ist das Traben (die Amerikaner sprechen vom Jogging), sowie das Schwimmen und Radfahren. Ich möchte noch etwas differenzieren, das Traben ist die günstigste Sportart überhaupt, vom kreislaufphysiologischen Standpunkt aus gesehen: Traben führt zu überhaupt keinem Anstieg des diastolischen Blutdruckes, der systolische Blutdruck steigt nur ganz minimal an. Bei allen anderen Sportarten, auch beim Radfahren, haben wir etwas mehr statische Elemente, so daß der Blutdruck stärker ansteigt, wenn auch nicht so ausgeprägt wie bei rein statischer Arbeit (KRAFT).

Literatur

1. BERGER, M.: Untersuchungen zur Regulation des Glukosestoffwechsels der Skelettmuskulatur. Habil. Schr., Düsseldorf 1975
2. HOLLMANN, W.: Prävention und Rehabilitation degenerativer Krankheiten durch körperliches Training. Tonbandkassette. Leverkusen: Bayer 1976
3. HÜLLEMANN, K.-D., LIST, M.: Fortlaufende EKG-Aufzeichnungen bei Autorennfahrern. Med. Welt 24, 1360 - 1363 (1973)
4. HÜLLEMANN, K.-D., WIESE, G., LIST, M.: Kreislaufüberwachung und testpsychologische Untersuchung bei Fernsehzuschauern. Münch. med. Wschr. 115, 1716 - 1722 (1973)

5. HÜLLEMANN, K.-D., LIST, M., MATTHES, D., WIESE, G., ZIKA, D.:
   Spiroergometric and telemetric investigations during the XXI
   International Stoko Mandeville Games 1972 in Heidelberg.
   Paraplegia 13, 109 - 123 (1975)

6. KOEPCHEN, H.P.: Diskussionsbeitrag In v. Ditfurth, H.: Aspekte
   der Angst, Stuttgart: (Thieme 1965)

7. PILZ, G., MOESCH, H., KLISSOURAS, V.: Saures Blut bei erhöhter
   Aggressivität. Umschau i. Wiss. Techn. 75, 450 - 551 (1975)

8. SEYLE, H.: Stress, A treatise based on the concepts of the
   General-Adaptation-Syndrome and the Diseases of Adaption,
   Montreal: Acta, Inc., Med. Publishers (1950)

Diskussion

SCHIMERT: Herr HÜLLEMANN, ich war sehr beeindruckt von dem Bild
des Zuschauers bei dem Boxkampf. Das zeigt, wie hoch der Sauerstoffverbrauch bei irgendwelchen psychischen Belastungen steigen
kann. Wir müssen uns das so vorstellen, daß Druck und Frequenz
den Sauerstoffverbrauch des Myokards bestimmen, und wenn es zu
einem Anstieg sowohl des Druckes wie der Frequenz kommt, dann
wird daraus eine sehr viel höhere Zunahme des Sauerstoffverbrau-
ches resultieren. In diesem Fall nimmt der Sauerstoffverbrauch
praktisch exponentiell zu. Und darüberhinaus gibt es noch eine
Gesetzmäßigkeit, die wir an unserem Institut gefunden haben, daß
nämlich, wenn eine bestimmte körperliche Arbeit mit einem höheren Druck geleistet wird, immer auch die Frequenz höher ist -
das bedeutet also ein gleichsinniges Verhalten von Druck und Frequenz. Deswegen ist die psychische Belastung so außerordentlich
ungünstig, wenn die Koronarreserve schon herabgesetzt ist, und
es läßt sich ganz eindeutig zeigen, daß bei Ausdauersport - Herr
SCHWALB hat das bei mir im Institut gezeigt - der Belastungsblut-
druck wesentlich niedriger ist und damit auch die Belastungsfre-
quenz. Und daß der Sauerstoffverbrauch exponentiell abfällt, sodaß man tatsächlich durch Ausdauertraining den Psycholabilen, die
auf irgendwelche emotionellen Dinge Angina pectoris bekommen, sehr
helfen kann.

KÖNIG: Heute wurde wiederholt vorgetragen, daß die körperliche
Aktivität gleich oder ähnlich wirksam in der Stresstherapie, in
der Hypertonietherapie usw. ist oder sein kann wie die Behandlung
mit ß-Rezeptorenblocker. Ich möchte Sie deshalb fragen, ob Sie
diese Empfehlung noch etwas quantifizieren können. Ab welcher Be-
lastungsstärke, Belastungsdauer ist ein eindeutiger Effekt zu erwarten? Wie häufig sind Versager, wie wirken sich längere Pausen
aus?

HÜLLEMANN: Es gibt für mich zwei überzeugende epidemiologische
Studien - die von MORRIS und Mitarb. und die von PFAFFENBARGER
und Mitarb. -, die recht sicher nachweisen konnten, daß regelmäßig
entsprechend dosiertes - und das steht hier zur Frage - körperliches Training die plötzlichen Herztodesfälle verringern kann. Es
handelt sich im Endeffekt um die gleichen Ergebnisse, wie sie
VEDIN in der Göteborgstudie mit dem Betasympathikolytikum erreichen konnte. - Sie werden fragen, wie sind diese günstigen Trainingseffekte zu erzielen, wie intensiv muß das Training sein.

Der Schwellenwert, von dem an es zu einer protektiven Wirkung
kommt, liegt bei einem zweimal pro Woche über jeweils eine halbe
Stunde erbrachten Energieumsatz von 7,5 kcal/min. Das sind ungefähr 60 % der Maximalleistung (z.B. Gehen, Traben im ebenen Gelände, 4 km/30 min; Radfahren im ebenen Gelände 9 km/30 min).
Schon für eine minimal geringere körperliche Belastung ist der
erwünschte Effekt statistisch nicht mehr nachweisbar. Der Schutz-
effekt zeigte sich besonders deutlich bei den plötzlichen Todesfällen: Todesrate für anstrengende körperliche Arbeit 5,6, für
leichtere Arbeit 19,9 und für ganz leichte Arbeit 15,7 (PFAFFEN-
BARGER). Dieses Ergebnis wird damit erklärt, daß ein gut konditi-
oniertes kardiovaskuläres System einer Kettenreaktion vorbeugt,
die mit ventrikulären Extrasystolen beginnt und zu Kammerflimmern
und Tod führt, d.h. letztlich: Der sympathikoadrenale Antrieb
wird unter Belastungsbedingungen vermindert; der Trainierte hat
ein niedrigeres Ausgangsniveau, eine Trainingsbradykardie. Wir
können unter Belastungsbedingungen an den Kriterien Herzfrequenz
und Blutdruck praktisch die gleichen Effekte beim Trainierten
wie beim mit Betarezeptorenhemmstoff behandelten Untrainierten
messen.

Noch eine Anmerkung zur Intensitätsdosierung. Wir hatten gesagt,
zweimal pro Woche eine halbe Stunde dynamische Ausdauerbelastung.
Ich glaube, es ist zulässig, die Belastungen auch zu zerhacken,
physiologisch passiert das gleiche – wir haben das in einer experimentellen Untersuchung überprüft, wenn ein tägliches Training
von 10 Minuten Dauer absolviert wird. Warnen möchte ich vor kurzen Belastungen, die unter 3 Minuten liegen, dadurch können Sie
in eine große Sauerstoffschuld kommen. Bedenken Sie, daß der 100-
Meter-Läufer praktisch ohne zu atmen seine Strecke bewältigen
kann. Erst nach der 3-Minuten-Grenze wird ein relativer steady-
state der Kreislaufwerte erreicht und dieser relative steady-state
sollte beibehalten werden. Noch einmal zusammengefaßt: Entweder
täglich 10 Minuten oder zweimal pro Woche eine halbe Stunde dynamische Ausdauerbelastung.

SCHIMERT: Ich wollte eigentlich das gleiche sagen. Nach unseren
Erfahrungen genügt etwa 1 Stunde Training in der Woche, um einen
meßbaren Effekt herbeizuführen. Wir haben etwa den gleichen Trainingseffekt bei 10 Minuten Belastung pro Tag mit einer Herzfrequenz, die etwa der doppelten Ruhefrequenz entspricht, erreichen
können.

EGGER: Es gibt sicher Situationen oder Umstände, wo man gerne dynamische körperliche Arbeit auch in der Stress-Situation selbst
kontrolliert einsetzen möchte, wo dies aber nicht möglich ist.
Zum Beispiel im Cockpit oder vor dem Fernsehschirm. Der Einsatz
der dynamischen Muskelarbeit könnte in der präventiven Ära sicherlich forciert werden. Aber Traben, Schwimmen, Radfahren und ähnliche Sportarten sind nicht immer leicht ausführbar oder erreichbar. Nun eine Anregung, die bei einer Diskussion zu Mittag entstanden ist: Wäre es möglich, ein billiges Laufbandergometer in
jedem Haushalt einzuführen, um vielleicht hier motivationsför-
dernd zu wirken?

HÜLLEMANN: Früher widerstrebte mir die Empfehlung, ein Laufbandergometer oder ein anderes Trainingsergometer anzuschaffen. Die

Geräte stehen im Keller, die Hausfrau benutzt sie als Wäschetrok-
kenständer. Ich habe umlernen müssen. Es gibt Menschen, die sind
motiviert, "gegen die Wand" zu radeln. Ergometertraining ist eine
Alternative bei schlechtem Wetter. Aber man kann nicht allen Ern-
stes fordern, in jedem Haushalt und in jedem Betrieb müsse ein
Ergometer stehen. Wer neben dem muskulären Training auch die psychologische Erlebnisfähigkeit "trainieren" möchte, der muß auf
jeden Fall ins Freie gehen.

BRUNNER: Ich würde das auch bestätigen. Unsere Erfahrung zeigt
auch, daß zweimal in der Woche eine halbe Stunde absolut genügen,
um innerhalb von 8 - 10 Wochen eine eindeutige Verbesserung der
Leistungsfähigkeit zu erzielen. Außer von der Verbesserung der
physiologischen Effekte sind wir immer wieder beeindruckt von
einem enormen psychologischen Effekt. Und aus dem Grunde habe ich
auch gewisse Bedenken, in den Keller ein Laufband zu stellen oder
gegen die Wand zu fahren. Es ist, glaube ich, ein großer Unterschied, ob man auf einem Laufband im Keller läuft, oder ob man
am Strand oder in einem Park läuft.

HÜLLEMANN: Ich stimme Ihnen vollkommen zu, möchte mich aber nicht
vollkommen vor den anderen Möglichkeiten verschließen. Sie frag-
ten nach dem psychologischen Effekt. Es handelt sich um unsere
Hypothese "Primärmotorik". Das Konzept "Primärmotorik" gründet
sich auf die Beobachtung, daß bei Herzinfarktpatienten, die in
ihren jungen Jahren überdurchschnittlich körperlich aktiv waren,
diese Aktivität um das 25. Lebensjahr herum (Ehe, Beruf) aufgegeben wurde. Es kam zur Gewichtszunahme und zum Zigarettenrauchen.
Die Annahme, daß das Aufgeben der vermehrten körperlichen Aktivitäten bei diesen Personen zu Risikoverhalten führt, ließ uns
(HÜLLEMANN und HEHL) ein psychophysiologisches Konzept formulieren, von dem wir annehmen, daß es einen Großteil der Varianz here-
ditärer und frühkindlich geprägter Determination motorischer Leistung zu erklären vermag. Wir nennen es Primärmotorik.

Bei 500 unausgelesenen Patienten einer ärztlichen Allgemeinpraxis
untersuchten HEHL und HEHL den Zusammenhang zwischen Rauchen
und Überernährung einerseits und Primärmotorik andererseits mit
dem Persönlichkeitstest PSS 25. Die faktorenanalytische Berechnung ergab, daß Rauchen und Überernährung tatsächlich mit der
Primärmotorik zusammenhängen, dies jedoch vor allem bei Männern.
In einer weiteren Faktorenanalyse ließ sich zeigen, daß die Primärmotorik, auch Spieltrieb genannt, affektiv gesteuert ist und
damit in der Persönlichkeit tief verankert ist. Dies bedeutet in
der Interpretation von HEHL: "... daß die Primärmotorik selbst nur
ganz schlecht geändert werden kann. d.h. wenn jemand das Bedürfnis hat, sich motorisch betätigen zu müssen, kann man ihn von diesem Bedürfnis nur schwer befreien. Man kann ihm allenfalls Ersatz-
aktivität und Ersatzbefriedigung wie Rauchen und Essen "anbieten".
Umgekehrt kann man für die Prävention und Rehabilitation feststellen, daß Raucher und Überernährte oft nur dann diese gesundheits-
schädigenden Verhaltensweisen aufgeben werden, wenn sie sich
sportlich betätigen können."

25 Jahre Erfahrung mit dem autogenen Training (AT)

M. Lepper

Es ist sicher eine uralte Weisheit, daß Spannung und Entspannung
sich im täglichen Leben des Menschen sinnvoll ergänzen sollten.
Zu den Zeiten, als lediglich die Gestirne Licht und Dunkel bestimmten und damit den Schlaf/Wachrhythmus der Menschen regelten,
waren Spannung und Entspannung sicherlich in ausreichendem Maße
ausgewogen. Aber sollte es nicht nachdenklich stimmen, daß trotz
dieser sicher vorhandenen Ausgewogenheit alle Religionen durch
die unterschiedlichsten Riten die Menschen dazu angehalten haben, noch mehr zu entspannen, um sich von der realen Welt ab- und
der Gottheit zuwenden zu können.

Dies war nur ein Blick in vorvergangene Zeiten, denn die "Segnun-
gen" der Zivilisation haben in zunehmender Weise dazu geführt, von
den Menschen immer mehr Spannung zu fordern, den Wunsch nach Entspannung so lange als Schwäche abzuwerten, bis sie es schließlich
verlernt haben, sich der erholsamen und gesundheitserhaltenden
Entspannung hinzugeben. "Stress" beherrscht die Welt und Wissenschaftler müssen sich darüber Gedanken machen, wie sie dieses
Phänomen bremsen können, um krankmachende Lebensformen abzubauen,
anstatt Krankheiten zu behandeln. Die rasante Zunahme von Gesundheitsstörungen, die nicht zuletzt mit psychosozialen Stressoren
in Zusammenhang gebracht werden müssen, wurden ganz besonders aufmerksam von der Pharmaindustrie beobachtet und - bitte nehmen Sie
es mir nicht übel - "vermarktet". Sicher können wir in unserer
Zeit auf Psychopharmaka nicht mehr verzichten, manchmal sind sie
schon erforderlich, um Menschen ansprechbar zu machen - dann sollten allerdings Gespräche stattfinden. Ich glaube nicht, daß wir
Ärzte dazu berechtigt sind, aus Psychopharmaka Masken zu basteln,

die wir dann unseren Patienten aufsetzten, um damit ihre Verhaltensweisen dahingehend zu manipulieren, daß sie ausreichend angepaßt in der Gesellschaft bestehen können. Aber geschieht nicht gerade dies, wenn ein Mensch über Jahre Medikamente einnimmt, die beruhigend, entängstigend, stimmungsaufhellend und schlaffördernd wirken sollen? Oder ist der Plazebo-Effekt der Beipackzettel mit ihren Versprechungen so groß, daß allein dadurch Veränderungen im psychischen Bereich möglich sind? Wir wissen, daß plötzliches Absetzen eines Psychopharmakons eine rebound-Wirkung hat, aber auch bei langsamem Ausschleichen kann es passieren - vor allem wenn zwischenzeitlich keine Gespräche stattgefunden haben -, daß der Patient die gleichen Beschwerden angibt, die er vor Beginn der Medikation hatte. Wenn wir an die Wirksamkeit des Medikamentes glauben, dann haben wir ihm die Maske abgenommen und er erkennt, daß er ohne diesen Schutz nicht mehr zurecht kommt, oder ist lediglich die Plazebowirkung aufgehoben, weil er die "Glückspille" nicht mehr einnehmen darf.

Sie werden spätestens jetzt fragen: Was soll das alles? Ich denke, wir diskutieren über das autogene Training mit der Frage, ob es als Methode der Entspannung bei psychosozialem Stress von Koronarkranken angewandt werden sollte. Wenn ich nun nach 25-jähriger Lehrtätigkeit mit dieser Methode uneingeschränkt ja sage, dann sind meine Beobachtungen in den vergangenen Jahren über den freizügigen und teilweise unbedachten Verbrauch von Psychopharmaka als Begründung und in den letzten Jahren mehr und mehr als Bestärkung für dieses ja anzusehen. Wenn wir nun einige wesentliche Begleitumstände des AT und der Behandlung mit Psychopharmaka betrachtend einander gegenüberstellen, dann wird uns der Trend in Richtung Psychopharmaka leicht verständlich:

AT	Psychopharmaka
aktiv	passiv
mühevolle Anlaufzeit	schnelle Wirkung
erheblicher Zeitaufwand für den Arzt	1 Minute für ein Rezept
fehlende Ziffer in der Gebührenordnung	als Beratung abzurechnen
Zeitaufwand für den Patienten	wird vom Hausarzt verordnet
Suche nach einem Lehrer	Routinebesuch beim Hausarzt genügt
evtl. finanzielle Eigenleistung	Krankenschein genügt

Die positiven Aspekte können vom Patienten erst erkannt werden,
wenn er AT gelernt hat, den Ärzten sind sie meist unbekannt, weil
sie sich nicht mit der Methode befaßt haben. (Bei unseren Semina-
ren waren es von 30 Kollegen ca. 2, die AT konnten und von diesen
nur ganz wenige, die es in ihrer Praxis als Therapie eingesetzt
haben).

AT	Psychopharmaka
keine Nebenwirkung	z. T. erhebl. Nebenwirkungen
Dauerwirkung	Abhängigkeit
großer Anwendungsbereich	eng umschriebene Wirksamkeit
vorzugsweise in Gruppen lehrbar	Einzelberatung in der Sprech-stunde
langsame Verhaltensänderung	Verhaltensänderung tabletten-abhängig
Prophylaxe für Lebensschwierig-keiten	nicht möglich
finanzielle Belastung nur in der Lehrzeit	Kostenexplosion

Beide Gegenüberstellungen ließen sich noch ergänzen, ich habe mich
auf einige meines Erachtens nach ganz wichtige Punkte beschränkt.
Auf Grund meiner langjährigen Erfahrung mit dem AT möchte ich sagen, daß jeder, dem sich die Möglichkeit dazu bietet, es zum eigenen Nutzen erlernen sollte. Das gleiche gilt sicher für Sprachen, für Musik und andere Fertigkeiten. Allen gemeinsam ist die
lästige Notwendigkeit zu lernen und zu üben. Auch beim AT ist sicher kein Meister vom Himmel gefallen - nur Hysteriker können gelegentlich durch ihre demonstrativ vorgebrachten schnellen Er-
folgserlebnisse eine Gruppe verunsichern. Die Zeit, die uns während eines Heilverfahrens für Lehrkurse zur Verfügung steht, ist
meist zu kurz, um das Erfolgserlebnis für alle Übungen zu garan-
tieren. Auf der anderen Seite reicht sie meist aus, um die Grundlagen soweit zu vermitteln, daß der Patient, der zu Hause konsequent weiter übt, keine Fremdhilfe mehr benötigt.

Die 7 Übungen des AT werden als Gesamtprogramm in das Computer-
Gehirn eingefüttert und kann dann durch die Trainingshaltung als

Auslöser jederzeit abgerufen werden. Außer von Geisteskranken und akut Depressiven kann es sicher von jedem erlernt werden. Die soziale Schicht spielt keine Rolle, wenn der Lehrer sich in seiner Ausdrucksweise dem Bildungsstand seiner Patienten anpaßt. Alle Übungen bewirken Umschaltvorgänge im Bereich des Vegetativums, die sich im Bereich von Muskeln und Gefäßen vornehmlich manifestieren. Dadurch kann alles erreicht werden, was Entspannung und Versenkung leisten können:
Vertiefte Erholung - Ruhigstellung durch innere Lösung - Selbstregulierung sonst unwillkürlicher Körperfunktionen - Leistungssteigerung des Gedächtnisses - Verringerung der Schmerzwahrnehmung - Selbstbestimmung druch formelhafte Vorsätze - usw.

Alle Übungen sind, wenn richtig erklärt, leicht verständlich. Das AT hat weder etwas mit Weltanschauung noch mit Religion zu tun, es hat keine Beziehung zur Mystik oder zur Parapsychologie. Es handelt sich bei denjenigen, die es können, auch nicht um Sektierer. Sicher führen viele Wege nach Rom, nur schien mir das AT für Menschen aus unserem Lebensbereich als Methode zur Entspannung besonders hilfreich zu sein. Ob Patienten, die wir unterrichtet haben, das AT weiter üben und letztlich für den Rest ihres Lebens als Hilfe zur Verfügung haben, können wir noch besser überprüfen, als die gewissenhafte Einnahme von verordneten Psychopharmaka. Für uns sind die Patienten, die wiederholt nach Höhenried kommen, eine gute Auswahl für katamnestische Erhebungen. Von meinen Schülern sind es etwa 52 %, die anschließend an den Aufenthalt bei uns weiter geübt haben und den Erfolg hinsichtlich wesentlicher Lebenshilfe bestätigen konnten. Manchmal führte eine Wiederholung des Kurses zur Festigung des früher Erlernten. Gerade bei unseren Patienten, die einen Herzinfarkt hinter sich haben, konnten wir immer wieder feststellen, daß für sie die Möglichkeit, jederzeit völlig zu entspannen, als wesentliche Hilfe auch bei der Angstbewältigung empfunden wird. Sicher ist es ein großes Verdienst von I.H. SCHULTZ, daß er seine Erfahrungen aus der Hypnosepraxis in Form des AT als konzentrative Selbstentspannung in wenigen Übungen zusammengefaßt hat. Zum Schluß ein Wort des verstorbenen Kollegen HEYER: "Wer es gelernt hat, im autogenen Training - sich - zu - lassen, wird durch regelmäßiges Trainieren gelassen."

Kreislauf- und Stoffwechselveränderungen während des autogenen Trainings (AT)

E. Petzold

Ich spreche über Kreislauf- und Stoffwechselveränderungen während
des autogenen Trainings. Das ist ein kombiniertes Referat, das
ich zusammen mit Herrn REINDELL vorgeschlagen habe. Er spricht
im zweiten Teil über die HTM-Wellen und die Fettstoffwechsel-
parameter als Indikatoren für die Emotionalität. Ich soll also
nur den Anfang machen, um den Rahmen darzustellen, in den er dann
die interessanten Ergebnisse stellen wird.

Was uns am autogenen Training fasziniert, ist die Einfachheit der
Methode. Nahezu jeder, der sich bemüht, kann diese Methode der
aktiven Entspannung lernen und - wann immer er will - einsetzen.
Er hat damit ein recht probates Mittel, exogene Stressoren auszu-
schalten und Distress zu vermeiden. Hat er damit auch ein Mittel,
auf endogene Stressoren einzuwirken, also auf jene Reize, die von
innen herkommen, und die auf's Innigste mit der Persönlichkeit
selbst verbunden sind, und die unseres Erachtens ebenso stark wie
die äußeren Stressoren für den Distress verantwortlich sind? Wir
denken hierbei zum Beispiel an jene Persönlichkeitsmerkmale, die
- nach HAHN - bei einer bestimmten Gruppe von Herzinfarktpatienten als psychische Risikofaktoren zu gelten haben, z.B. an die
Rigidität und an die Soziabilität. Sind auch diese Variablen durch
das autogene Training zu beeinflussen? Mit der simplen Anwendung
der sechs berühmten Grundübungen von J.H. SCHULTZ erwarten wir das
nicht, wohl aber durch das zusätzliche gruppentherapeutische Setting, das nur zunächst zur Erleichterung für das Lernen des autogenen Trainings gedacht war. Durch den Effekt der Gruppendynamik
erwarten wir tatsächlich eine Änderung bei bestimmten Persönlich-
keitsvariablen. Wir werden gleich auf unsere ersten Ergebnisse zu
sprechen kommen. Vorweg aber noch eine Bemerkung zum Krankengut
und zur Methodik.

Das Krankengut setzt sich aus den sogenannten psychosomatischen Problempatienten zusammen, die in die psychosomatische Kurzambulanz in die Medizinische Klinik überwiesen wurden, weil ihnen weder ein rein somatisches - sprich: medikamentöses - Therapieangebot gemacht werden konnte, noch ein klassisch psychotherapeutisches. In der Kurzambulanz haben wir zu entscheiden, ob wir selbst ein Therapieangebot machen können oder nicht. Für den letzteren Fall bleibt nur die Weiterleitung zu einem anderen Kollegen oder zu einem Sozialarbeiter oder die Rücküberweisung. Aber für den ersten Fall haben wir zu entscheiden, ob nun eine stationäre oder eine ambulante Therapie möglich ist. Bezüglich der stationären Behandlung sei hier auf das Heidelberger Drei-Stufen-Modell (HAHN et al.) verwiesen, auf das ich nicht eingehen will.

An dieser Stelle hier geht es uns um die ambulante Behandlung mit der kombinierten autogenen Trainings-Gruppentherapie. In simultantherapeutischer Weise werden hierbei Elemente der Gruppenpsychotherapie mit der aktiven Entspannungstherapie kombiniert. Neben der Konfliktaufdeckung aus dem unmittelbaren Körpererleben stehen Gruppenerfahrungen und Gruppenerlebnisse als eine Art "holding function". Noch etwas zum Krankengut: In einem Zeitraum von zwei Jahren wurden sechs autogene Trainings-Gruppen zu je 10 Patienten untersucht und behandelt. Das Verhältnis der Geschlechter war 1 : 1. Die internistischen Diagnosen dieser psychosomatischen Problempatienten umfaßten genau das weite Spektrum der chronifizierten internistischen Erkrankungen, von den Zuständen nach Herzinfarkt bis zum Morbus Crohn, vom Asthma bronchiale bis zum Diabetes mellitus, vom rezidivierenden Ulcus duodeni bis zur chronisch agressiven Hepatitis. Das Herz-Kreislauf-System war direkt in 50 % der Fälle mitbeteiligt. Die psychodynamischen Strukturdiagnosen - orientiert an den RIEMANN'schen Einteilungskriterien - umfaßten ebenfalls das ganze Spektrum der neurotischen Entwicklungen, von den schizoiden zu den depressiven Strukturen, von den zwanghaften zu den hysterischen. Die Dauer der Erkrankungen lag zwischen drei Monaten und 20 Jahren - im Durchschnitt bei 5,2 Jahren. Das Druchschnittsalter war 41 Jahre. Daran läßt sich ab-

lesen, daß die Patienten älter waren als jene, die in reinen Neu-
rosekliniken behandelt werden.

Nun zur Methodik: Angeboten wurden 10 - 12 autogene Trainings-
Therapiestunden von je 60 - 75 Minuten, die einmal wöchentlich
im Sitzen stattfanden. Zuerst wurden jeweils die Gründe besprochen, weshalb jemand das autogene Training erlernen wollte, dann
wurden die Übungen eingeführt und ausprobiert. Zum Schluß wurde
das besprochen, was entweder beim Üben hinderlich war, z.B. exogene Faktoren, Stressoren, oder was assoziativ während des Übens
von innen aufgestiegen war und regelmäßig durch einen persönlichen Konflikt ausgelöst worden war, natürlich eben auch die Erwartungsspannung. Ausgefüllt wurden zum Beginn und zum Ende des
Kurses eine Beschwerdeliste und zwei Persönlichkeitstests, - der
Gießen-Test und der von HEHL konstruierte PSS 25. Darüberhinaus
wurde der Gruppenverlauf noch bei zwei Gruppen mit Tonbändern
festgehalten.

Abb. 1 zeigt die Ergebnisse des BSB in der von ZENS faktorisierten
Form. Die Faktoren: Magen, sympathikomimetische Erregung, Atemwe-
ge, Vaguseinfluß, Kreislauf. Sie sehen hier die Säulen und zwar
die normierten Mittelwerte vor dem Kurs und nach dem Kurs; parallel dazu die stationär Behandelten, auf die ich aber nicht weiter
eingehen will.

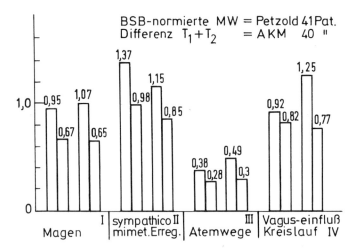

Abb. 1

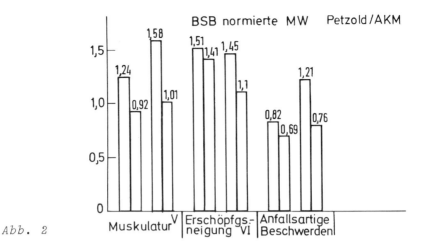

Abb. 2

Abb. 2 zeigt die weiteren Faktoren: Muskulatur, Erschöpfungsnei-
gung und anfallsartige Beschwerdebilder.

Ich will jetzt gleich weitergehen zu den Ergebnissen der beiden
Persönlichkeitstests. Der Gießen-Test erwies sich als recht stabil. Er zeigte keine signifikanten Veränderungen zwischen der Vor-
und Nachtestung. Das kann zum einen damit zusammenhängen, daß der
Zeitraum von jeweils nur drei Monaten zu kurz ist, um tatsächlich
tiefsitzende Persönlichkeitsmerkmale zu verändern. Aus der Grup-
pentherapie-Forschung z.B. von J. YALOM (1974) wissen wir, daß
im Grunde drei bis vier Monate notwendig sind, um überhaupt Per-
sönlichkeitsveränderungen feststellen zu können. Ich habe aber
den Eindruck, daß sich der Gießen-Test auch bei langfristigen -
und wir haben das auch bei anderen Patienten untersucht - als
sehr stabil erweist, mit anderen Worten: Er gibt keine Antwort
auf unsere Frage, wie weit die endogenen Faktoren durch die kombinierte Behandlung der autogenen Trainings-Gruppentherapie beeinflußbar sind. Wir sind deswegen nach einer gewissen Zeit auf
den PSS 25 übergegangen.

Der PSS 25 ist ein sehr ausführlicher Test, aus dem wir hier nur
die Intensitätsskalen herausgenommen haben und ebenfalls die Mit-

114

telwerte berechnet haben: Die oberen Säulen sind jeweils die Vor-
testungen und die unteren Säulen die Ergebnisse nach der Testung,
also die Veränderungen, die sich bei einzelnen Skalen, bei einzel
nen Einstellungen eingestellt haben.

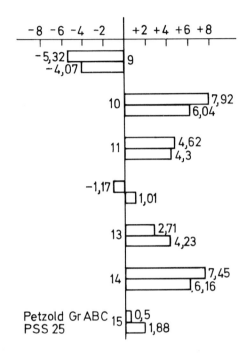

Abb. 3

So nehmen Sie z.B. die Skala Nummer 10 (Abb. 3), eine Skala, die
die Einstellung zur beruflichen Mobilität ausdrückt. Oder die Ska
la 21 (Abb. 4), die Frage der allgemeinen Ängstlichkeit, die nach
diesem Test - und da möchte ich fast an das anschließen, was Herr
BUTOLLO heute morgen sagte - bei organisch kranken Patienten und
bei echten Herzneurotikern keine großen Unterschiede macht.

Dieser PSS ist bei einem relativ kleinen Patientengut bisher
durchgezogen, d.h., das können nur Tendenzen sein, und die Sache
muß weiter untersucht werden. Dennoch scheinen bestimmte Einstellungsänderungen recht deutlich zu sein. Sollte sich das bei einer
größeren Fallzahl bestätigen, so wären damit unseres Erachtens
zwei Ziele erreicht: Zum einen wäre die Beeinflußbarkeit der endogenen Stressoren, die ja auch als endogene Einstellungsstörun-

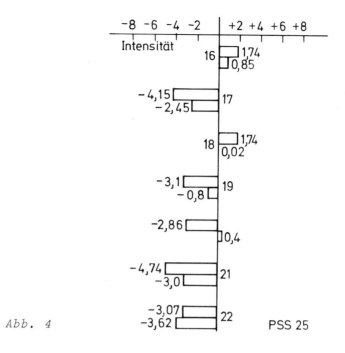

Abb. 4

gen bezeichnet werden können, durch eine relativ einfache Behand-
lungsmethode, eben die kombinierte autogene Training-Gruppenthe-
rapie erwiesen, und zum anderen wäre die Dokumentation dieser Veränderung mit einem hochqualifizierten Meßinstrument auch erwiesen.

Zusätzlich noch zu diesem psychologischen Meßinstrument möchten
wir jetzt zwei physiologische Meßinstrumente vorstellen, die wir
bei dem autogenen Training selbst gezielt einsetzen, mit denen
wir darüberhinaus aber noch bestimmte Herzinfarktpersönlichkeiten
bzw. auch Risikopersönlichkeiten genauer als bisher definieren zu
können hoffen.

Abb. 5 zeigt eine Gruppeneinteilung, zunächst einmal nach den Jahren der Patienten, die einen Herzinfarkt bekommen haben - also
die jüngere Gruppe, mittlere und ältere Gruppe, und herausgezo-
gen diejenigen, die stärker durch die somatischen Risikofaktoren
beeinflußt sind, und diejenigen, die stärker durch psychische
Dinge belastet sind. Ich möchte mich da grob an jene Einteilung
anschließen, die 1974 Frau DEGRE-COUSTRY aus Brüssel hier vorge-

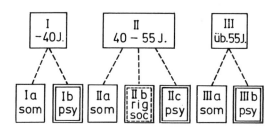

Abb. 5

tragen hat, also jene Patienten, die besonders stark durch das
Infarktereignis betroffen sind und sehr schlecht rehabilitiert
werden können. Aus jeder Gruppe könnte man aber auch noch eine
mittlere Gruppe herausziehen. Wir haben das hier getan, die Gruppe, bei der die Rigidität und die Soziabilität besonders deutlich ist.

Damit möchte ich das Wort Herr REINDELL übergeben für die physiologischen Messungen bei diesen Patienten.

Literatur

HAHN, P. BECKER, R. VON, DETER, Chr., WERNER, H., MICKISCH, R.,
PETZOLD, E., RAPP, W., REINDELL, A. u. VOLLRATH, P.: Möglichkeiten der Realisierung klinischer Psychosomatik. Neurol. Psych. 2,
8 (1976)

HAHN, P., PETZOLD, E.: Psychotherapie bei Herzinfarkt-Patienten.
Int. Kongr. f. Psychosom. Rom 1975

HEHL, F.J., HEHL, R.: Persönlichkeitsskalen System 25. Weinheim:
Beltz Test-Verlag 1975

PETZOLD, E., HAHN, P.: Herzneurose und Herzinfarkt. Angstentwick-
lung bei Patienten mit Herzinfarkt und phobischer Herzneurose.
Das ärztliche Gespräch 24, 11 - 24 (1975)

PETZOLD, E.: Psychotherapeutische Gesichtspunkte bei der Nachbehandlung von Patienten mit Herzinfarkt. Nota bene med. 8, 14 - 18
(1976)

YALOM, I.D.: Gruppenpsychotherapie. München: Kindler 1974

HTM-Wellen und Fettstoffwechselparameter-Indikatoren der Emotionalität

A. Reindell, J. Augustin, E. Petzold und M. Urban

Im folgenden möchten wir unseren Untersuchungsansatz zur Erfassung psychophysiologischer Reaktionen darstellen. Hier interessiert uns besonders der Zusammenhang zwischen Blutdruck- und Herzfrequenzwellen dritter Ordnung (HTM-Wellen) und Parametern des Fettstoffwechsels, nämlich der freien Fettsäuren und der Lipasen.

Definition: HTM-Wellen

Bei den HTM-Wellen (HERING-TRAUBE-MAYER-Wellen) handelt es sich um langsam verlaufende Blutdruckschwankungen in 8 - 10 Sekundenrhythmus sowie meist parallel dazu oder mit geringem Phasenvorhalt verlaufende Herzfrequenzschwankungen. Die folgende Abbildung 1a soll dies an einem deutlichen Beispiel veranschaulichen.

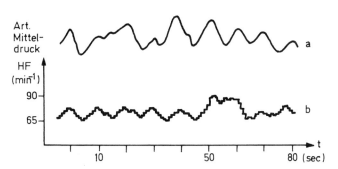

Abb. 1a. Parallele Blutdruck- und Herzfrequenzschwankungen dritter Ordnung (HTM-Wellen). Oben: arterieller Mitteldruck, indirekt gemessen durch Lichtplethysmogramm am Ohrläppchen. Unten: Kardiotachogramm

Das Kardiotachogramm setzt die im EKG gemessenen Abstände von
R-Zacke zu R-Zacke unmittelbar um in die entsprechende Freq enz-
zahl, die sich bei Beibehaltung dieser Schlaggeschwindigkeit/Mi-
nute ergeben wird. Das Lichtplethysmogramm mißt den Volumenpuls
am Ohrläppchen, genauer gesagt die Schwankungen in der Rötung
der Haut. Es stellt daher einen indirekten Indikator dar für die
Druckschwankungen in den peripheren Arteriolen.

R. WAGNER (1954) versuchte die HTM-Wellen als Eigenschwingungen
eines Regelkreises zu erklären, der durch den Aortendruck als
Regelstrecke gebildet wird, die Pressorezeptoren in Aorta und
Karotissinus als Meßfühler, die vegetativen Steuerungszentren im
Stammhirn als Regler und die Modulation der Herztätigkeit durch
Vagus-Innervation als Stellglied. KOEPCHEN (1962) konnte demge-
genüber zeigen, daß die HTM-Wellen auch nach Ausscheidung der 4
Hauptmeßfühler des arteriellen Systems (an Aorta und Karotiden)
sowie der Rezeptoren des Niederdrucksystems erhalten blieben, da-
durch die Annahme eines zentral ausgelösten Rhythmus notwendig
wird. Als Entstehungsort der HTM-Wellen wird das Vasomotorenzentrum des Stammhirns angesehen. Schwankungen der Erregbarkeit im
Vasomotorenzentrum können autonom, aber auch reaktiv auftreten.
Um den Einfluß des Großhirns auf diese Zentren nachzuweisen, haben wir in unserem Modell zwei Ansätze:

1. Der Patient im autogenen Training.
2. Der Patient im Krisengespräch.

Wir sind der Ansicht, daß mit Hilfe der HTM-Wellen beurteilt und
gemessen werden kann, ob und wie stark sich ein Individuum durch
einen Stressorenreiz psychovegetativ beeinflussen läßt bzw. wie
sein emotionales Befinden beurteilt werden kann. Dies ist deshalb besonders wichtig, wenn, wie weiter unten ausgeführt, eine
Korrelation mit physiologischen Parametern aufgestellt wird. Diesen Einfluß psychischer Momente auf die Modulation der HTM-Wellen
kann besonders bei psychisch-labilen Personen hervorgerufen werden. (WAGNER, 1954). Wir selbst konnten feststellen, daß bei psychosomatischen Patienten mit tiefgehenden psychischen Störungen
im Sinne einer Grundstörung nach BALINT (1970) diese im Orthosta-
seversuch besonders stark auftraten (REINDELL et al., 1977).

Bei der Beurteilung der HTM-Wellen sind 3 Maße zu unterscheiden:

1. Die Frequenz,
2. die durchschnittliche Amplitude, (oder Schwingungsweite)
3. die Amplitudenschwankungen.

Als Maß der emotionalen Erregung bzw. deren Übertragung auf das Kreislaufsystem und physiologisch-biochemische Funktionen bestimmen wir die durchschnittliche Amplitudenschwankung der HTM-Wellen. Die Größe einer momentanen emotionalen Erregung und Belastung läßt sich am besten damit erfassen. Die Frequenz schwankt intraindividuell so gut wie nicht und scheint konstitutionsbedingt zu sein. Die Amplitude ist zwar auch durch psychische Einwirkungen beeinflußbar, jedoch spielen noch andere Faktoren eine Rolle wie orthostatische Belastung, Muskelanspannung, sowie das Verhältnis von Sympathiko- zu Vagotonus, so daß diese Variable keinen brauchbaren Indikator für eine emotionale Erregung darstellt.

Als Maß für die Amplitudenschwankung haben wir die durchschnittliche Schwankung (oder den Standardfehler) der HTM-Wellen-Amplitude über einen Zeitraum gemittelt. Zur Verdeutlichung: Auch bei hohen Amplituden können die HTM-Wellen sehr regelmäßig sein, nahezu sinusförmige Schwingungen darstellen. Die Amplitudenschwankung wäre hier nahezu Null. Andererseits können auch bei vergleichsweise schwächeren HTM-Wellen große momentane Schwankungen auftreten, wie im folgenden Beispiel (Abb. 1b), das der Anschaulichkeit halber hier vorgerechnet werden soll.

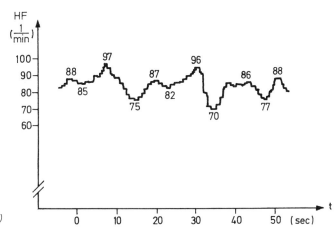

Abb. 1b. HTM-Wellen
im Kardiotachogramm
(Berechnungsbeispiel)

Die mittlere Schwingungsweite (= doppelte Amplitude) wird errechnet durch Ausmessung der Kurvenhoch- und Tiefpunkte, bzw. deren Differenzen:

88 - 85 = 3
85 - 97 = 12
97 - 75 = 22 etc.

Es werden jeweils die <u>Absolutwerte</u> der Differenzen genommen. Ein quadratisches Abweichungsmaß (Varianz oder Standardabweichung) empfiehlt sich in diesem Fall nicht, da es hohe und flache Abweichungen in unterschiedlicher Weise gewichten würde. Daraus ergibt sich weiter durch Mittelung über den Zeitraum die mittlere Schwingungsweite

$$MS_{HF} = (3 + 12 + 22 + 12 + 5 + 14 + 26 + 16 + 9 + 11) : 10$$
$$= 13 \ (min^{-1})$$

Die "Amplitudenschwankung errechnet sich nun durch Mittelwertbildung aus den Differenzen der aktuellen Bedingungen mit der mittleren Schwingungsweite:

 3 - 13 = 10
12 - 13 = 1
22 - 13 = 9 etc.

Daraus ergibt sich als Mittelwert die durchschnittliche Amplitudenschwankung

$$SA_{HF} = (10 + 1 + 9 + 1 + 8 + 1 + 13 + 3 + 4 + 2) : 10$$
$$= 5,2 \ (min^{-1})$$

Wenn in dieses Maß sicher auch Bewegungsartefakte und Überlagerungen durch den Atemrhythmus (besonders beim Sprechen!) eingehen, so lassen sich doch zumindest im interindividuellen Vergleich Rückschlüsse auf die emotional-vegetative Erregungsübertragung ziehen. Es zeigt sich aber auch, daß dieses Maß innerhalb ein- und derselben Interviews beträchtlich variieren kann.

Definition: Fettstoffwechselparameter

In vielen Untersuchungen konnte gezeigt werden, daß unter einer experimentell erzeugten Stressituation bzw. emotional-belastenden Lebenssituationen eine vermehrte Mobilisation von freien Fettsäuren im Plasma auftritt. Die Anstiege in der Mobilisation freier Fettsäuren werden durch zwei Möglichkeiten der Lipolysesteigerung bewirkt.

1. Über eine Aktivierung des sympathischen Nervensystems kommt es zu einer Aktivitätssteigerung der intrazellulär in den Adipozyten des Fettgewebes gelegenen hormonsensitiven Triglyzeridlipase und damit zu einer vermehrten Freisetzung von Fettsäuren aus den intrazellulären Triglyzeridspeichern.

2. Die andere Möglichkeit besteht darin, daß es zu einer Aktivierung der Plasmalipasen (LPL, HTGL) kommt, die in allen Geweben gebildet, intrazellulär gespeichert, durch Heparin und andere noch unbekannte Faktoren (Katecholamine?) freigesetzt werden können (AUGUSTIN et al., 1976).

Unter der Aktivierung dieser intravasalen-lipoytischen Enzyme kommt es zu einem Anstieg der freien Fettsäuren dadurch, daß die Triglyzeride im Plasma hydrolysiert werden.

Im Gegensatz zu körperlichen Belastungen verbleiben diese mobilisierten Fettsäuren im zirkulierenden Blut bzw. werden dann in der Leber mit Glyzerin zusammen zu Triglyzeriden aufgebaut und nach Koppelung an Eiweiß (Apoproteine) in die periphere Zirkulation ausgeschieden. Daraus folgt, daß die endogenen Triglyzeride (VLDL-Fraktion) durch Stresseinwirkungen ansteigen können.

Untersuchungsgang: Der Patient kommt morgens nüchtern zur Untersuchung, die 1 1/2 Stunden dauert. Es werden die Elektroden für die Telemetrie zur Bestimmung der Herzfrequenz und HTM-Wellen, weiterhin eine Kanüle für die Blutentnahme angelegt. Danach beginnt 1. die sog. Ruhephase im Sitzen, 2. das autogene Training sowie daran anschließend 3. das konfliktzentrierte Gespräch.

Zu Beginn des Versuches und nach jeder der 3 Phasen, die jeweils
20 - 30 Minuten dauern, wird dem Patienten Blut entnommen zur
Bestimmung der freien Fettsäuren, der Lipasen, des Cholesterins
sowie der Triglyzeride. (Zur Methodik zusammenfassend s. AUGUSTIN
et al., 1976).

Erste kasuistische Ergebnisse

In Abb. 2 zeigen wir den HTM-Wellen-Verlauf während eines solchen
Versuches. Auf der Ordinate ist die durchschnittliche Schwankung
der HTM-Wellen-Amplituden in den verschiedenen Phasen dargestellt.
Deutlich zeigt sich, daß es unter dem Einfluß des autogenen Trainings zu einem Abfall, während des Konfliktgespräches zu einem
deutlichen Anstieg der durchschnittlichen Amplitudenschwankung
kommt.

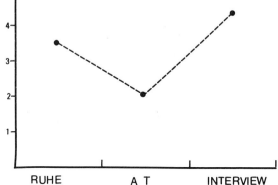

*Abb. 2. HTM-Wellen
(durchschnittliche Ampli-
tudenschwankung während
Ruhepause, autogenem
Training und konfliktzen-
triertem Interview. Pat.K*

Mehrere Autoren (BOGDONOFF et al., 1965; CARLSON et al., 1968;
CLEGHORN, 1970) haben gezeigt, daß in definierten psychischen
Stress-Situationen (Prüfungen, Testsituationen usw.) es zu einer
Mobilisation von freien Fettsäuren und Trigliyzeriden kommt. So

wurde von GOTTSCHALK und GLESER (1969) nachgewiesen, daß nach
i.v. Punktion und einem 5-Minutengespräch je höhere freie Fettsäurespiegel gemessen wurden, desto ängstlicher die Probanden waren.
Eine positive und signifikante Korrelation ließ sich zwischen der
durch Sprachanalysen gemessenen Angst und dem Anstieg der freien
Fettsäuren aufstellen. Eine Signifikanz zeigte sich dann, wenn
der Gesprächsinhalt die Affekte Zorn und Ärgerlichkeit berührte
(STONE et al., 1969).Besonders stresshafte Situationen, die mit
einem unlustvollem Affekt verbunden sind und mit einer erhöhten
Ausschüttung von Katecholaminen einhergehen, waren mit Erhöhung
der freien Fettsäuren verbunden. BOGDONOFF et al. (1964), untersuchte den freien Fettsäurespiegel bei Personen, die sich bereit-
erklärten, für 8 Stunden zu fasten, wobei nach diesem Zeitraum
nur sehr geringe Erhöhungen festzustellen waren. Einer Kontrollgruppe wurde dies in autoritärer Weise nahegelegt, mit dem Ergebnis, daß es zu einem vielfachen Anstieg der freien Fettsäuren
nach der Fastenperiode kam. In Stressinterviews wurden, sowohl
bei Interviewten wie auch Interviewer, Anstiege der freien Fettsäuren gefunden, was eine physiologische Antwort auf den Vorgang
der Empathie darstellen könnte (NOWLIN et al., 1968). In Hypnose-
untersuchungen konnte durch Herbeiführung belastender Stimmungs-
bilder, wie der Suggestion körperlicher Aktivität eine Erhöhung
und ein Anstieg der freien Fettsäuren gemessen werden (FISHMAN
et al., 1962; COBB et al., 1970). Bei 10 Personen mit Persönlichkeitsmerkmalen, die als "feldabhängig" gegenüber "feldunabhängig"
gekennzeichnet waren, wurden die Spiegel der freien Fettsäuren
nach i.v. Injektion von Natriumchlorid bestimmt. Bei den "Feldabhängigen" waren die Spiegel der freien Fettsäuren deutlich erhöht (McGOUGH et al., 1965). Personen mit den Eigenschaften "feldabhängig" bzw. "feldunabhängig" unterscheiden sich durch bestimmte
psychologische Eigenschaften und Leistungen wie auch durch bestimmte, hier aufgezeigt, physiologische Reaktion. Die größere
Aktivität und Erregbarkeit des vegetativen Nervensystems bei
"feldabhängigen" Personen stimmt mit Befunden von FRANKENHÄUSER
et al., (1968) überein, daß Versuchspersonen einen geringeren Anstieg von Adrenalin zeigen, wenn sie fähig sind, eine bestimmte
Situation gut zu meistern (WITKIN und OLTMAN, 1967). Von TAGGERT
et al. (1971) wurde berichtet, daß bei Autorennfahrern der Kate-

124

cholaminspiegel bereits vor dem Start das Doppelte des Ruhewertes
erreicht hatte, die freien Fettsäuren waren auf das Dreifache der
Ausgangswerte angestiegen, während die Triglyzeridspiegel erst
nach dem Rennen ihren höchsten Gipfel erreichten, wobei eine
streng negative Korrelation zwischen freien Fettsäuren und Tri-
glyzeridspiegeln auffiel. Diese ganzen Ergebnisse lassen gesichert
erscheinen, daß Individuen, die bestimmten Stressoren ausgesetzt
sind, mit einer erhöhten Katecholaminausscheidung, einer vermehrten Freisetzung von freien Fettsäuren und einem Anstieg der Triglyzeride reagieren.

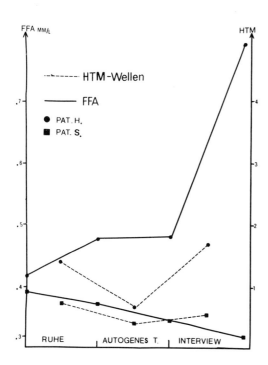

*Abb. 3. Beziehung zwi-
schen HTM-Wellen (durch-
schnittliche Amplituden-
schwankung) und freien
Fettsäuren (FFA) zu Be-
ginn des Versuches, nach
Ruhepause, autogenem
Training und konflikt-
zentriertem Gespräch.
Pat. H., Pat. S*

Die Beziehung zwischen HTM-Wellen und den freien Fettsäuren wurde
bislang nicht untersucht. Die aufgezeigte Korrelation zwischen
diesen unterschiedlichen Parametern läßt eine gute Übereinstim-
mung erkennen, wobei beide Größen Indikatoren einer emotionalen
Belastung darstellen.

Bei Patient H. bestand ein Zustand nach Hinterwandinfarkt und Re-
animation. Als somatische Risikofaktoren fanden sich der anamnestische, bei der kardiologischen Untersuchung nicht objektivier-
bare Hypertonus sowie eine Fettstoffwechselstörung von Typ IV
(FREDRICKSON et al., 1967). Die Koronarangiographie erbrachte eine hochgradige Stenose sowohl der rechten wie auch der linken
Koronararterie. Besonders deutlich ist der rapide Anstieg der
HTM-Wellen sowie der freien Fettsäuren während des konfliktzen-
trierten Gespräches.Nach den neurosestrukturellen Kriterien von
RIEMANN (1970) hatte Patient H. eine überwiegend hysterisch-de-
pressive Charakterstruktur. Das Verhalten der HTM-Wellen und der
freien Fettsäuren lassen darauf schließen, daß Patient H. durch
die Gesprächssituation emotional stark belastet wurde. Trotz der
günstigen Wirkung des autogenen Trainings, wie durch den Verlauf
der HTM-Wellen bestätigt, ist anzunehmen, daß Patient H. bei emotionaler Belastung auch in Zukunft in dieser Weise reagieren wird.
Von BAUMANN et al. (1973) wurde bei einer Vergleichsuntersuchung
gesunder Individuen mit jugendlichen Hypertonikern festgestellt,
daß die letzteren unter einer psychischen Stress-Situation mit einem rascheren und längerdauernden Persistieren höherer Noradre-
nalinwerte als auch einem ähnlichen Verhalten der freien Fettsäuren reagierten, das als Folge einer Maladaption bei einer ausge-
prägten emotionalen Labilität. Zu erwähnen ist weiterhin, daß die
freien Fettsäuren zu einer vermehrten Ablagerung von Triglyzeriden in geschädigten Myokardzellen und zu Arrhythmien sowie einer
eingeschränkten Kontraktilität führen können, wie dies in menschlichen Gewebe-Zellkulturen festgestellt wurde (SCHETTLER und
WEITZEL, 1974). Bei Patient S. ist der erwünschte Erfolg des autogenen Trainings sichtbar, jedoch auch die auffällige Tatsache,
daß der Verlauf der HTM-Wellen bzw. des Fettsäurespiegels während
des ganzen Versuches weitgehend konstant blieb. Dies erscheint
umso auffälliger, als in dem konfliktansprechenden Gespräch deutlich auf Kastrationsängste sowie eine Todesthematik Bezug genommen wurde. In der Literatur wird besonders auf den Zusammenhang
zwischen Angstzuständen und erhöhtem freien Fettsäurespiegel hingewiesen. Die fehlende emotionale Reaktion läßt darauf schließen,
daß die Ängste extrem abgespalten, diese nicht wahrgenommen wurden. Auch bei Patient S. bestand ein Zustand nach Hinterwandin-

farkt, eine angiographisch nachgewiesene Koronarstenose, eine an-
amnestisch längerfristig bestehende Hyperlipoproteinämie von Typ
IV, wobei das Cholesterin mehrfach erhöht gemessen wurde. Nach
den neurosestrukturellen Kriterien bestand eine überwiegend zwang-
haft-depressive Charakterstruktur. Wenn wir Patient H. und Patient
S. vergleichen, können wir das unterschiedliche Kreislauf- und
Stoffwechselverhalten als ein physiologisches Korrelat betrachten, das sich komplementär zu den hysterisch-depressiven bzw.
zwanghaft-rigiden Strukturanteilen verhält. Nach HARLAN et al.
(1967) sollen Individuen, die mit ihren Aggressionen freier und
ungehemmter umgehen, zu einer Erhöhung der endogenen Triglyzeride
neigen, während gerade der Cholesterinspiegel einerseits durch
eine hohe Angstskala, andererseits jedoch durch die Unterdrückung
dieser Angst stark mitbeeinflußt werden soll. Nach den Ergebnissen
der Abb. 3 läßt sich sagen, daß der psychosomatische Einfluß bei
Patient H. auf die Fettstoffwechselstörung und die Koronarskle-
rose größer sein muß als bei Patient S., bei dem somatische bzw.
konstitutionelle Faktoren überwiegen bzw. bedeutender erscheinen.

Beim Menschen äußern sich Emotionen als Reaktionen auf äußere und
innere Reize auf der kognitiven, der motorischen und physiologischen metabolischen Ebene. Es handelt sich also hier nicht um
eine rein psychologische oder physiologische Antwort, sondern um
ein ganzheitliches Phänomen (CANNON, 1932). Unter langdauerndem
emotionalem Druck kann es so zu einer Veränderung der emotionalen
Reaktionsweisen kommen.

Erstmals konnten wir zeigen, daß es unter einem Stressgespräch
zu einer Aktivierung dieses lipolytischen, intravasalen Enzyms
kommt. Dieser Befund ist deshalb von erheblicher Bedeutung, da
hiermit die Annahme eines zweiten Regelmechanismus für die Mobilisation freier Fettsäuren bestätigt wird. Insbesondere die Psy-
chophysiologie des Fettstoffwechsels mußte bisher aus methodischen Gründen diesen Aspekt vernachlässigen. Es erscheint nahe-
liegend, daß der Organismus bei akuten Belastungen und dementsprechend auch bei Stressreaktionen auf die intraplasmatischen
Reserven an Energie, also besonders die Chylomikronen und die
triglyzeridreichen Lipoproteine (VLDL) als ubiquitärer Energie-

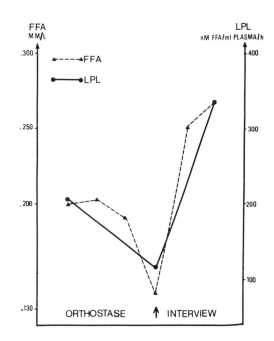

Abb. 4. Verhalten der Lipoproteinlipase (FFA) während eines Orthostaseversuches mit anschließendem konfliktzentriertem Gespräch. Pat. A

träger zurückgreift, um dadurch dem Organismus die freien Fettsäuren als Energielieferanten zur Verfügung zu stellen.

Zusammenfassend handelt es sich bei dem vorgelegten Untersuchungsansatz um den Versuch, zu einer definierten Stressantwort zu gelangen, wobei die gemessenen Parameter lediglich Ausschnitte aus einem homöostatischen Gesamtprozess darstellen. Die in diesem Zusammenhang besonders interessierenden psychologischen Merkmale lassen sich unter den Grobkategorien von Zwang/Rigidität und Soziabilität/Extraversion zusammenfassen. HEHL (1972) konnte zeigen, daß von 12 Rigiditätsmerkmalen bei Herzinfarktpatienten 5 signifikant und 4 weitere mit einer deutlichen Tendenz gegenüber den Kontrollpersonen erhöht waren. Bei Herzinfarktpatienten – die beiden vorgestellten Fälle der Abb. 3 gehören zur Gruppe II, also den 40- bis 55-jährigen nach der Unterteilung von HAHN und PETZOLD (1975) – soll durch die Untersuchung der HTM-Wellen und des Fettstoffwechsels das physiologische Korrelat der Merkmale Soziabilität und Rigidität bzw. dessen Nichtvorhandensein ergänzend untersucht werden.

Literatur

1. AUGUSTIN, J., MIDDELHOFF, G., BROWN, W.V.: Metabolismus der Lipoproteine. Handb. Inn. Med. Bd. VII/4 219, Berlin, Heidelberg, New York: Springer 1976

2. BALINT, M.: Therapeutische Aspekte der Regression. Die Theorie der Grundstörung. Stuttgart: Klett 1970

3. BAUMANN, R., ZIPRIAN, H., GÖDICKE, W., HARTRODT, W., NAUMANN, E., and LÄUTER, J.: The Influence of Acute Psychic Stress Situations on Biochemical and Vegetative Parameters of Essential Hypertensives at the Early Stage of the Disease. Psychother. Psychosom. 22, 131 (1973)

4. BOGDONOFF, M.D., BREHM, M.L. and BACH, K.W.: The effect of the experimenters role upon subject's response to an unpleasant task. J. Psychosom. Res., 8, (1964)

5. BOGDONOFF, M.D., NICHOLS, C.R.: Psychogenic fat mobilization. Handbook of Physiol., Sect. 5: Adipose Tissue. eds. Renold, A.E., Cahill, G.F., Washington:

6. CANNON, W.B.: The Wisdom of the body. New York: Norton 1932

7. CARLSON, L.A., LEVI, L., ORO, L.: Plasma lipids and urinary excretion of catecholamines in man during experimentally induced emotional stress, and their modification by nicotinic acid. J. clin. Invest. 47, 1795 (1968)

8. CLEGHORN, J.M.: Psychosocial Influences on a Metabolic Process: The Psychophysiology of Lipid Mobilization. Canad. Psychiat. Ass. J. Vol. 15, 539 (1970)

9. COBB, C.A., RIPLEY, H.S., JONES, J.W.: Mobilization of Free Fatty Acid during Suggestion of Exercise and Stressful Situations. Proceedings of the Annual Meetings of the American Psychiatric Association 1970

10. FISHMAN, J.R., MUELLER, P.S., STOEFFLER, V.S.: Changes in emotional state and plasma FFA induced by hypnotic suggestion. Psychosom. Med., 24, 522 (1962)

11. FRANKENHAEUSER, M., MELLIS, J., RISSLER, A., BJÖRKVALL, C., PATKAI, P.: Catecholamine Excretion as Related to Cognitive and Emotional Reaction Patterns. Psychosom. Med. XXX, 1, 109 (1968)

12. FREDRICKSON, D.S., Levy, R.H., LEES, R.H.: Lat transport in lipoproteins. New. Engl. J. Med. 276, 32 (1967)

13. GITTLEMAN, B., SHATIN, L., BIERENBAUM, M., FLEISCHMAN, A., HAYTON, T.: Effects of Quantified Stressful Stimuli on Blood Lipids in Man. J. of Nerv. and Ment. Disease. 147, 196 (1968)

14. GOTTSCHALK, L.H., GLESER, G.C.: The Measurement of Psychological States Through the Content Analysis of Verbal Behaviour. San Francisco: Univ. of Calif. Press 1969

15. HAHN, P., PETZOLD, E.: Psychotherapy of myocardial patients. 3. Int. Cong. f. Psychosom. Med. Rom 1975

16. HARLAN, W.R., OBERMAN, H., MITCHELL, R.E., GRAYBIEL, A.: Constitutional and environmental factors related to serum lipid and lipoprotein levels. Arm. Int. Med. 66, 540 (1967)

17. HEHL, F.J.: Konstruktion eines Medizin-Psychologischen Persönlichkeitsinventars nach einem logistischen Skalierungsmodell. Heidelberg, Diss. 1972

18. KISSEBAK, A.H.: "Stress". Hormones and Lipid metabolism. Proc. Soc. Med. 67, 665 - 667 (1974)

19. KOEPCHEN, H.P.: Die Blutdruckdynamik. Darmstadt: Steinkopff 1962

20. McGOUGH, W.E., SILVERMANN, A.J., BOGDONOFF, M.D.: Patterns of fat mobilization in field-dependent and field-independent subjects. Psychosom. Med. XXVII, 3 (1965)

21. NOWLIN, J.B., EISDORFER, C., BOGDONOFF, M.D., NICHOLS, C.R.: Physiological Responses to active and passive participation in a two-person interaction. Psychosom. Med. 30 (1968)

22. REINDELL, A., PETZOLD, E.: Unveröffentlichte Beobachtungen, 1977

23. RIEMANN, F.: Grundformen der Angst. München: Reinhardt 1970

24. SCHETTLER, G., WEIZEL, A.: Atherosclerosis III. Berlin, Heidelberg, New York: Springer 1974

25. STONE, W.N., GLESER, G.C., GOTTSCHALK, L.A., JACONO, J.M.: Variations in plasma FFA following verbal samples or venipuncture and relationship to anxiety. Psychosom. Med. 31, 331 - 341 (1969)

26. TAGGERT, P., CARRUTHERS, M.: Endogenous Hyperlipidaemia nduced by emotional Stress of Racing Driving. Lancet, 20, 363 (1971)

27. WAGNER, R.: Probleme und Beispiele biologischer Regelung. Stuttgart: Thieme 1954

28. WITKIN, H.A., OLTMAN, P.K.: Cognitive style. Int. J. Neurol. 6, 119 - 137 (1967)

29. ZWIENER, U.: Pathophysiologie neurovegetativer Regelungen und Rhythm. Jena: Fischer 1976

Diskussion

VAITL: Ich möchte fragen, wie Sie die HTM-Wellen aufgenommen haben. Wahrscheinlich doch photoplethysmographisch. Mich verwundern die hohen Schwankungen dieser Meßwerte. Könnten das nicht möglicherweise Artefakte sein? Soweit wir feststellen konnten, sind die Durchblutungsverhältnisse der Ohrläppchen unter den verschiedensten Belastungsbedingungen relativ stabil. Könnten diese Schwankungen, von denen Sie berichten, nicht auch so zustande gekommen sein, daß Ihre Versuchspersonen, wenn sie das autogene Training praktizierten, gleichmäßig geatmet und den Kopf ruhig gehalten haben, aber dann während des Stress-Interviews unruhig wurden und den Kopf leicht hin und her bewegt haben, so daß diese Schwankungen durch Verrutschen des Meßwertaufnehmers oder Wackeln der Kabel zustande gekommen sein könnten?

REINDELL: Das ist richtig, aber mit der Methode, nach der wir das auswerten, glauben wir, diese Artefakte eliminieren zu können.

HALHUBER: Eine Verständnisfrage: man hat doch eigentlich in den Beispielen, die Sie gebracht haben, durch Orthostase, also durch Stehenlassen, dasselbe erreicht, wie durch das autogene Training. Oder habe ich das falsch verstanden? Jedenfalls waren die Auslenkungen doch sehr stark.

REINDELL: Ich finde Ihre Verständnisfrage sehr wichtig, denn wir gebrauchen den Orthostasebegriff unterschiedlich. Wir meinen den gesamten Vorgang von Stehen/Liegen/Stehen. Sie meinen offensichtlich das Stehen isoliert. In Ihrem Sinne ist das autogene Training nicht mit der Orthostase zu vergleichen. Es kam uns hier darauf an, zu zeigen, daß nach unserer Versuchsanordnung es zu einer Entlastung gekommen ist, und in dem anschließenden Interview zu einer Belastung. Sichtbar wird das besonders am Verhalten der freien Fettsäuren und der Lipasen. Diese spezielle Untersuchung (s. Abb. 4) darf nicht zu dem Schluß führen, daß autogenes Training und Orthostase dasselbe sind.

HALHUBER: Bedeutet der ganz unterschiedliche Ausgang sowohl durch das autogene Training, als auch durch das konfliktzentrierte Gespräch bei den beiden Patienten, daß dieser nichts mit der koronaren Herzkrankheit zu tun hat, sondern nur mit der jeweiligen unterschiedlichen Persönlichkeit?

REINDELL: Es gibt unterschiedliche Persönlichkeiten auch bei Herzinfarkt-Patienten. Wir unterscheiden den psychosomatischen und den sog. neurotischen Infarkt-Patienten. Die beiden vorgestellten Patienten (s. Abb. 3) scheinen uns dafür typisch zu sein. Wir wollen diese Unterschiede physiologisch und psychologisch untersuchen. Die vorgestellten Parameter: BSB, PSS 25, Giessen-Test, freie Fettsäuren, Lipasen und HTM-Wellen sollten diesen Ansatz skizzieren.

THEORELL: I have two comments. First of all it is common in psychophysiology that relationships are studied between heart rate and __mean__ blood pressure. However, I think that might be a bit risky because we know that change in heart rate has effects mainly on systolic blood pressure, whereas vasoconstriction has

effects on both blood pressures. And if you just take the average
of systolic and diastolic you create a situation which is difficult to interprete from the physiological standpoint. We have
made conflict interviews with patients using non-invasive methods,
finger plethysmography (peripheral vasoconstriction), ballisto-
cardigraphy (stroke volume) and heart rate. We tried to predict
on the basis of these three dimensions the changes in blood pressure and it turned out that vasoconstriction is important to both
systolic and diastolic blood pressure. Heart rate was important
to the systolic blood pressure in this particular conflict interview situation with our patients. Furthermore we did see in our
patients particularly when looking at changes in stroke volume
that those who had the most advanced illness were the ones who
had the most striking changes. Thus, the heart disease itself
has striking effects on the reaction patterns.

MAASS: Die Ergebnisse sind nahezu klassisch, denn Persönlichkeitstests sind so angelegt, daß die immer wieder dasselbe Ergebnis
zeigen, weil es hier um Persönlichkeitszüge geht, die kaum verändert werden können. Sie müßten sich also - wenn Sie sowas ab-
testen möchten, einen Fragebogen nehmen, der auf Veränderungs-
messung angelegt ist. Persönlichkeitsfragebögen sind das nicht.
Zweitens, Sie haben soviel Wert gelegt auf Einstellungsänderung
während des Trainings. Was sollen diese Einstellungsänderungen
bewirken?

PETZOLD: Die erste Korrektur, die Sie vorschlagen, haben wir ja
vorgenommen, indem wir von dem Gießen-Test auf den PSS 25 um-
stellten. Zum zweiten: warum wir gerne Einstellungsänderungen
haben, das ist die Frage, die uns im Grunde bewegt. Wie kommt es
dazu, daß ich mich so anspanne, oder nicht entspanne. Da beginnt
ja aus unserer Sicht eigentlich das, was schließlich zur Krankheit führt. Wir sind also bestrebt, mit der Einstellungsänderung
am Krankheitsverhalten oder Krankheitsvorverhalten - sprich, in
der Prävention zu arbeiten.

MAASS: Wenn ich Sie richtig verstehe, meinen Sie, daß Sie über
Einstellungsveränderung eine Veränderung des Verhaltens herbeiführen können.

PETZOLD: Ja, ganz richtig.

MAASS: Es hat sich ja bei vielen Studien gegenteilig bewiesen, ich
erinnere auch an die Aufklärungskampagnen z.B. Raucherentwöhnung
und so fort, wo die Gabe von Informationen und die abgeprüfte
Einstellungsänderung mit dem aktuellen Verhalten, nämlich Reduzierung des Zigarettenkonsums z.B., nichts zu tun hat. Also vorsichtig!

PETZOLD: Da bin ich nicht ganz Ihrer Meinung, ob durch Einstellungsänderung - sprich meinetwegen die Einstellungsänderung zur
Bewegung - nicht doch ganz Erhebliches verändert wurde.

MAASS: Ich bezweifle das.

PETZOLD: Ich meine, der ganz große Knüller ist ja im Grunde gestern abend nur in der Luft gehangen, als Herr HEYDEN von der

Gesundheitserziehung gesprochen hat, aber nicht davon gesprochen hat, was das inzwischen bewirkt hat, daß nämlich in den letzten Jahren, nachdem die Amerikaner ihr Gesundheitsverhalten verändert haben, ihre Mortalität und Morbidität für den Infarkt erheblich - ich denke um 20 % reduziert haben.

MAASS: Ja, Sie sagen es ganz in meinem Sinne, Sie sagen, daß das Gesundheitsverhalten sich geändert hat. Das akzeptiere ich auch. Ich habe mich nur dagegen gewehrt, daß auf eine Einstellungsänderung zwangsläufig auch eine Verhaltensänderung folgt.

HALHUBER: Ist das nicht ein sprachliches Problem, denn Sie meinen unter Einstellung doch etwas anderes als Information?

MAASS: Nein, das ist kein sprachliches Problem.

KEUL: Zu den freien Fettsäuren. Die freien Fettsäuren sind ja Ausdruck eines vielfältigen Geschehens. Sie können ansteigen durch eine erhöhte Ausschüttung der Katecholamine oder des somatotropen Hormons oder Glukagon und Insulin ist hier auch mitbeteiligt. Inwieweit läßt sich durch die verschiedene hormonale Regulation hier eine weitere Spezifizierung der Patienten durchführen? Kann man die eine oder andere Verhaltensweise nicht dann noch weiter festlegen, in der man erkennen kann, daß weniger Katecholamine ausgeschüttet werden, oder daß eine geringere Beteiligung des somatotropen Hormons beteiligt ist?

GNÄDINGER: Herr PETZOLD, wir verfolgen mit Interesse die Entwicklung bei Ihnen und wir glauben, daß die Methoden, die sich bisher im klinischen Bereich - ich spreche nicht von Universitäten und Universitätskliniken - als Standardmethoden durchgesetzt haben - die Vermittlung von Information an den Patienten und die übenden psychotherapienahen Verfahren - wir glauben, daß sich diese Methoden weiter entwickeln sollten. Ich denke an eine Differenzierung dieser Verfahren. Sie, Herr PETZOLD, haben vorgeschlagen, die Infarktpatienten bei der Rehabilitation für die klinisch psychologische Arbeit in drei Indikationsgruppen zu unterteilen: 1. die Gruppe der Überangepaßten - ein bekannter, oft beschriebener Typus von Infarktpatient, aber auch der Typus, der gerade weil er prima vista psychisch unauffällig ist, in der klinischen Praxis wenig persönlichkeitsbezogene psychologische oder gar psychotherapeutische Aktivität herausfordert; es gibt (weniger zahlreich vertreten nach unserer Meinung) 2. den impulsiven und 3. den regressiven Typus, wo wir schon eher geneigt sind, spontan ein psychologisches Rehabilitationsproblem zu sehen. Vielleicht wäre es sinnvoll, die zur Zeit noch für alle Untergruppen einheitlich laufenden psychologischen Rehabilitationsprogramme aufzulösen und neue Programme zu bilden, die auf diese drei Indikationsgruppen - angepaßt, impulsiv, regressiv - zugeschnitten wären. Sie selbst haben per Veröffentlichung dies angeregt. Ich habe nicht ganz aus Ihrer Beschreibung ersehen können, wie weit Sie auf diesem Weg gekommen sind und wie Ihre Programme im Einzelnen gestaltet sind.

Bei Ihnen wie bei uns wird, soweit ich richtig verstanden habe, auf eine Gruppentherapie mit Infarktpatienten hingearbeitet. Bei

Ihnen ist autogenes Training dabei - es soll dazu dienen, den Patienten in Methode und Ziele dieser Gruppenarbeit einzustimmen.
Vermeiden Sie mit dem autogenen Training, den Patienten mit einem
offenen Angebot von problembearbeitenden, psychotherapeutisch aus-
gerichteten Gesprächen zu schocken? Verwenden Sie das unverfäng-
liche Image des autogenen Trainings zur Tarnung Ihrer Absichten
und zur Beschwichtigung von Patientenängsten?

PETZOLD: Wann überweist ein Arzt aus der Medizinischen zu uns,
die wir ja auch in der Medizinischen Klinik sind? Dann nämlich,
wenn der einfache Ratschlag: Tu dieses oder jenes! nicht mehr
hilft. So kommen die Patienten zunächst zu uns. Dann ist bei uns
die Überlegung - und da habe ich vorhin schon auf Frau DEGRE-
COUSTRY hingewiesen -, daß es wohl drei Typen gibt: Die sehr impulsiven, die haben Sie ja auch gerade erwähnt, für diese sehen
wir am ehesten Sportgruppen vor, z.B. Bewegungstherapie, dann die
überangepaßten, zwanghaften, "soziablen" Patienten, die Sie angesprochen haben und die wir in den Mittelpunkt unserer Überlegungen hier stellen. Sie sagen, die sind irgendwie besonders
schwierig. Warum? - Weil sie besonders wenig auffallen! Diese
sehr soziablen Patienten, die alles tun, was man ihnen sagt,
jedenfalls versprechen und es dann doch nicht tun und uns sozusagen ins Leere laufen lassen. Für diese Gruppe, glauben wir, ist
das autogene Training als eine Möglichkeit gebender "Epidemiologie", wie Herr NÜSSEL es gerne ausdrückt, um damit anzudeuten,
daß der Epidemiologe von den Patienten nicht nur Daten nehmen,
sondern ihm auch etwas dafür geben will, fantastisch. Diesen Satz
kann man natürlich auch umstellen und sagen: Das autogene Training
ist als eine Möglichkeit der "gebenden Epidemiologie" fantastisch.
Mit der "gebenden Epidemiologie" meinen wir, daß wir von den Patienten nicht nur ihre Daten und Risikofaktoren erfassen wollen,
sondern ihnen auch etwas zu geben haben, was ihrer Gesundheit
dienlich ist. Wir sagen: Mit dem autogenen Training seid ihr au-
tark, hiermit seid ihr unabhängig, wenn ihr dieses und jenes tut!
Das ist allerdings eine reine Übungsgruppe und noch keine Gruppentherapie. Dann aber machen wir die Erfahrung, daß sich etwa nach
acht Wochen Zusammenarbeit so etwas wie ein Gruppenklima entwik-
kelt hat. Und da gibt es dann einen Umschlagpunkt zur Gruppentherapie. Dann ist es möglich, auf diese Dinge einzugehen, die Herr
MAASS angesprochen hat: Einstellung oder Verhalten - ich meine,
das ist schon ein Wort, das noch sehr zu diskutieren ist. Diese
Diskrepanz ist noch nicht ausgeräumt. Bei dem Patienten S. z.B.,
den Herr REINDELL anführte, war nach der Einstellungsänderung
auch das Verhalten anders - weniger zwanghaft! Ungelöst scheint
mir trotzdem dabei das Problem der Dokumentation des Verhaltens
bzw. der Verhaltensänderung bei den Patienten. Die letzte Gruppe,
die erheblich retardierten Patienten, die Frau DEGRE COUSTRY ja
auch schon erwähnt hatte, die brauchen nun ein erheblich intensi-
veres Setting. Nur ist das mehr wünschenswert als machbar.

HALHUBER: Was ist Ihrer Meinung nach die kürzeste Zeit, in der
autogenes Training wirksam wird?

PETZOLD: Bei den meisten Patienten ist eine objektive Befundände-
rung sicher nach 6 Wochen meßbar und auch jederzeit reproduzierbar. Dies scheint mir eine realistische Zeit, in der man das auto-

gene Training wirksam erlernen kann. Um es dann auch wirklich zu können, bedarf es selbstverständlich einer anhaltenden Übung.

HALHUBER: Existieren kontrollierte Studien zu dieser Frage? Nicht etwa, daß ich skeptisch bin gegenüber dem autogenen Training, mir fehlt nur die Kontrollgruppe - überall bemüht man sich um kontrollierte Studien, warum ist man da weniger anspruchsvoll?

HEYDEN: Zur Frage der kontrollierten Studien gibt es aus dem Jahre 1977 von HERBERT BENSON aus der renommierten Harvard University einen ausgezeichneten Artikel*, mit den praktischen Erfahrungen der Blutdrucksenkung durch intensives autogenes Training, den ich allen empfehlen möchte.

BUTOLLO: Zusatzfrage: Lassen sich Wirkungen, die durch das Training ausgelöst werden, auch trennen von ursprünglichen Wirkungen, die ihre Ursachen außerhalb dieser Betreuung haben? Das scheint mir ein wichtiger Punkt zu sein. Hat die im Training nachgewiesene Entspannung auch einen entspannenden Effekt auf das Leben außerhalb bzw. nach dem Training? Anders formuliert: Ist durch das AT eine Generalisation der Entspannung erreichbar?

THEORELL: Many of you probably know about the British studies by PATEL et al. on Yoga. Follow-ups were made on patients who were taught Yoga techniques and practised them regularly. Control groups were used. In these studies a lowering of blood pressure was demonstrated which lasted up to 9 months which was the follow-up period.

HALHUBER: Das gleiche gilt glaube ich für die Transzendentale Meditation, zu der es kontrollierte Studien gibt. (Siehe Literatur zum Beitrag JUNG)

VAITL: Die angeführte englische Untersuchung hat zwar Effekte einer Blutdrucksenkung zeigen können. Es ist keineswegs klar, wodurch diese Effekte erreicht wurden; denn neben Yoga wurden noch andere Techniken, z.B. Biofeedback, ziemlich wahllos eingesetzt. Arbeitet man die Literatur zum autogenen Training durch, findet man trotz einer Vielzahl klinischer Studien kaum Arbeiten, die sich mit Hilfe geeigneter Untersuchungspläne um einen kontrollierten Nachweis der immer wieder behaupteten Effektivität dieses Verfahrens bemüht haben. Ähnlich verhält es sich mit der Transzendentalen Meditation. Es gibt zwar Studien, die von Veränderungen physiologischer Reaktionsmuster berichten. Der klinische Effizienznachweis steht aber noch aus.

Ganz kurz noch ein Wort zu dem Zeitrichtwert von 6 Wochen, nach dem Effekte des autogenen Trainings zu erwarten sind. Dies ist ein relativ sicherer Erfahrungswert. Die erwarteten Effekte stellen sich aber auch ein, wenn man nur vier Unterstufen-Übungen des autogenen Trainings durchführen läßt und die Herz-Übung und Atem-Übung wegfallen läßt. Wichtig ist meines Erachtens nur, daß sich die Entspannungsreaktion - und dies ist ja das neu zu erlernende psychophysiologische Reaktionsmuster - stabil und sicher ein-

---

* Im New England Journal of Medicine Vol. 296, 1152 - 1156 (1977)

stellt, d.h. daß sie auf Abruf, nämlich auf einen konditionierten Stimulus (z.B. ein Wort, eine Vorstellung) hin innerhalb von ein paar Sekunden anspringt. Dabei können manche Unterstufen-Übungen, wie z.B. die Herz-Übung, mehr störend als förderlich sein.

LEPPER: Ich bin nicht mit Ihnen einverstanden. Ich glaube, daß die Atemübung unbedingt dazu gehört. Man kann sich streiten über die Herzübung vor allem bei Infarkt-Patienten. Ich lasse grundsätzlich die Herzübung bei Infarktpatienten im ersten Folge-Jahr weg und zwar nicht wegen Gefahren während des Unterrichts oder während der Gruppenarbeit, sondern weil ich nicht weiß, was sie alleine dann mit ihrem Herzen machen. Die Schwierigkeit besteht darin, daß nach einem Jahr Herzübung natürlich an der Stelle, an der sie kommen soll, nicht mehr eingeordnet werden kann, weil in der Zwischenzeit der Ablauf komplexer geworden ist, man kann sie also höchstens noch anhängen, wenn man meint, es müßte sein.

Exakte Messungen der Extremitäten-Durchblutung beim autogenen Training

H. Konzett

Uns hat im Innsbrucker Pharmakologischen Institut interessiert, ob das Wärmeerlebnis beim autogenen Training (AT) mit einer Durchblutungszunahme korreliert ist oder nicht. Zu diesem Zweck haben wir Untersuchungen mit der Venenverschlußplethysmographie durchgeführt und die Durchblutung in hauptsächlich Hautgefäße enthaltenden Körperteilen - wie in Hand und Finger (der kontralateralen Hand) - und in hauptsächlich Muskelgefäße aufweisenden Körperteilen - wie in Unterarm und Wade - während des AT (8 Minuten) und in der vorangehenden bzw. nachfolgenden Ruheperiode (je 10 Minuten) gemessen. Wir haben zwei Gruppen von je 12 Autogenes-Training-Übenden diesbezüglich untersucht und zwar solche, die das AT länger als ein Jahr und regelmäßig mehrmals wöchentlich übten, und solche, die es weniger als ein Jahr lang und nicht regelmäßig übten.

Alle Personen beider Gruppen gaben an, während des AT ein Wärmegefühl in der Hand empfunden zu haben. Dabei kam es in der Gruppe der lang und regelmäßig Übenden bei 7 von 12 Personen zu einer Zunahme der Handdurchblutung, bei 6 Personen zu einer Zunahme der Fingerdurchblutung (in der kontralateralen Hand); dagegen nahm die Unterarmdurchblutung nur bei einer Person zu. Die Durchblutung in der Wade blieb unverändert. In der Gruppe der weniger lang und nicht regelmäßig Übenden kam es während des AT nur bei 2 von 12 Personen zu einer Zunahme der Handdurchblutung und nur bei einer Person zu einer Zunahme der Fingerdurchblutung. Die Unterarm- bzw. Unterschenkeldurchblutung blieb unverändert.

Es ist also tatsächlich möglich, durch die Übung des AT eine Zunahme der Handdurchblutung auszulösen, nur ausnahmsweise aber auch

eine Zunahme der Unterarmdurchblutung. Das paßt ganz gut mit der
Physiologie zusammen, daß nämlich die Hautgefäße besonders in der
Hand unter einem dauernden Vasokonstriktoreneinfluß stehen, der
offenbar zentral geregelt ist und durch das AT modifiziert werden
kann. Die Muskelgefäße im Unterarm und Unterschenkel hingegen
stehen nicht unter einem ähnlichen zentralen Vasokonstriktoren-
einfluß; ihre Durchblutung wird durch Stoffwechselprodukte oder
Hormone (Adrenalin) beeinflußt. Es ist also möglich, durch das
AT, wenn es lange und regelmäßig geübt wird, Hautgefäße an den
Extremitäten zu erweitern.

Ich hoffe, Herr SCHAEFER stimmt der Deutung der unterschiedlichen
Reaktionen von Haut- und Muskelgefäßen während des autogenen
Trainings zu.

Diskussion

SCHAEFER: Das Herz kann nichts tun, weil der Herzsinus sympathisch
schlecht innerviert ist. Die Herzfrequenz untersteht fast nur dem
Vagus. Den Vagus können Sie offensichtlich durch solche Methoden
nicht erreichen. Ich bin nicht ganz sicher, ob das stimmt, aber
Sie zeigen eigentlich, daß man es nicht kann. Beim Magen sollte
das eigentlich anders sein, aber das müßte man nachprüfen. Ich
verstehe nicht ganz, warum der Vagus so unbeeinflußbar ist. Der
Sympathikus ist sicherlich stark beeinflußbar. Man sieht ja auch,
daß bei einem suprapontinen Schnitt sämtliche sympathisch gesteu-
erten Kreislaufeffekte stark verändert sind. Alles, was über die
Pressorezeptoren aktiviert wird, ist ebenso wie die spontanen Veränderungen stark modifiziert. Es stimmt also alles mit Ihnen überein.

KONZETT: Der Nervus Vagus mit seiner trophotrop-endophylaktischen
Funktion (nach W.R. HESS) antwortet auf plötzlich einsetzende
Energieentfaltung erfordernde Reize nicht in der schnellen Weise
wie das sympathische Nervensystem.

Transzendentale Meditation (TM) in Prävention und Therapie

K. Jung

Ich habe nun lange genug die TM als Psychologe, Internist und Kurarzt beobachtet, um mir ein Urteil über die Technik, die Organisation wie ihre Effektivität erlauben zu können. Es ist so ausgesprochen positiv, daß ich die Einführung der TM als Relaxationstechnik wie als Ordnungstherapie neben dem AT nur dringend empfehlen kann.

Es liegt mir nicht daran, wissenschaftliche Untersuchungen anderer Mediziner über TM hier anzuziehen, sondern ich möchte nur die eine Erfahrung und nur den einen Aspekt erwähnen, der mir ausschlaggebend wichtig erscheint: Das ist die tägliche Distanzierung (2 x 15 - 20 Minuten als Bedingung sine qua non) von meinem Denken, meinem Wollen, von meiner Verbissenheit. Wenn das wieder gelingt (wie es in früheren Zeiten Gebet und Andacht schafften), so ist damit eine sonst eben einfach nicht zu realisierende (Ein-) Ordnungstherapie geleistet, die gezielt dort ansetzt, wo offensichtlich der Hauptgefahrenpunkt liegt: Bei der Selbstüberschätzung, bei blind fasziniertem Arbeitseinsatz, der schließlich in steuerlosem "Gedreht-Werden" endet. Die meisten Religionen weisen in dieser Hinsicht ähnliche Tendenzen auf. Bei uns haben sie seit der Aufklärung ihre Kraft in dieser Hinsicht verloren. Die Eigen- und Fremdbeobachtung zeigt auf, daß durch TM nicht eine Verdrängung durch immanente religiöse Inhalte geschieht, sondern eine Vertiefung der vorhandenen Glaubensreste und religiösen Praktiken. Endziel, Endeffekt ist derselbe wie in der Medizin, im Christentum und den meisten anderen Religionen: Die Einordnung in die Schöpfung, in den Kosmos, das liebende sich Aufschließen für die "Welt als Du" (Du als das Ding, die Person, als Gott) wie STAEHELIN (Internist in Zürich) das nennt, damit (neue) Sinnerfüllung geschieht, wie es FRANKL in seiner Logotherapie verlangt.

Es würde diese Betrachtungen sprengen, wollte ich die Erfahrungen an mir selbst, meiner Familie und meinen Patienten (die an unserem Hause in die TM eingeführt werden und inzwischen wiederkehrten) aufführen. Ganz kurz möchte ich aber etwas zur Technik sagen: Bei aller Hochachtung vor dem Werke J.H. SCHULTZ muß festgestellt werden, daß die Jahrtausende alte Technik der TM noch schlichter noch genialer ist. Ihr wesentlicher Unterschied ist, daß statt autosuggestiver Formeln ein neutraler, sinnloser Laut (Mantra) läuft, der schließlich selbst zusammen mit allen Gedanken kurzzeitig verschwindet und die befreiende Leere hinterläßt, in die anderes, Besseres, Kreativeres einströmt.

Vieles ließ sich noch über TM und die auch hier möglichen höheren Stufen sagen. Was immer einzelne Übertreibungen und die Formen der Werbung betrifft. - Wir sollten glücklich sein, ohne das geringste eigene Bemühen von einer sehr straffen, ausgezeichnet funktionierenden Organisation ein so hoch wirksamen therapeutisch-präventives Instrument zur Verfügung gestellt zu bekommen, das mithelfen könnte, den Riesenberg unbewältigter therapeutischer Probleme abzubauen. Wir sollten uns mit den Lehrern der TM, deren Zahl ständig wächst und die eine sehr intensive in aller Welt gleiche Ausbildung erhalten (wie gut, wenn wir das vom AT sagen könnten), zu unseren Verbündeten machen und damit helfen, z.B. psychiatrische Grenzfälle aufzufangen. Ich bin überzeugt, daß sich die TM auch bei uns, auch in der Medizin durchsetzen wird.

Empfohlene Literatur zur Einführung

Transzendentale Meditation

STUTZ, E.: Transzendentale Meditation in der Behandlung Drogenabhängiger. In: Öff. Gesundheitswesen 39 (1977) 759 - 766, Stuttgart: Thieme

STUTZ, E.: Transzendentale Meditation. In: Aufbruch, Evangelische Kirchenzeitung f. Baden vom 17.7.77

STUTZ, E.: Transzendentale Meditation d. Medizin. In: Medizinische Klinik 72, 905 - 908 (1977)

KROENER, Dieter: Die Wirkungen der Transzendentalen Meditation auf psychosomatische Störungen, In: Naturheilpraxis 30, 755 - 761 (1977)

MAHARISHI MAHESH JOGI: Results of Scientific Research on the Transcendental Meditation Program, Maharishi European Research University Press Publication Number G 880 Mern-Press, West Germany

Autogenes Training

SCIENCE TRADING, Handelsgesellschaft f. wissenschaftliche Geräte mbH, 6000 Frankf. a. M., Glauburgstr. 66. Autogenic Systems Inc./ Biological Feedback Instrumentation

Der Einsatz von Biofeedback-Verfahren in der Behandlung von Patienten mit funktionellen Herzbeschwerden

D. Vaitl

Biofeedback ist ein Sammelbegriff für Verfahren, bei denen der Proband oder Patient in Form von akustischen oder optischen Signalen eine Rückmeldung über den aktuellen Verlauf bestimmter physiologischer Prozesse erhält. Seine Aufgabe besteht nun darin, diese Prozesse willentlich zu kontrollieren oder in eine bestimmte Richtung zu verändern. In Grundlagenuntersuchungen zur Wirksamkeit dieser Methode konnte gezeigt werden, daß sich dadurch beispielsweise die neuromuskuläre Aktivität, die Hirnstrommuster, die Herzfrequenz, der Blutdruck, die peripheren Durchblutungsverhältnisse und die Magensekretion verändern lassen. Damit schienen Verfahren zur Verfügung zu stehen, die sich auch im klinischen Bereich einsetzen ließen. Der anfängliche Optimismus war sehr groß. Je sorgfältiger aber diese Verfahren klinisch überprüft wurden, umso rascher verflog der Enthusiasmus der ersten Jahre. Dies war nicht unbedingt ein Nachteil; denn Wirkweise und klinische Effizienz ließen sich nun genauer beschreiben.

Ich möchte Ihnen nun die ersten Ergebnisse einer kontrollierten klinischen Studie vorstellen, bei der Biofeedback-Verfahren zur Kontrolle der Herzfrequenz an Patienten mit funktionellen Herzbeschwerden eingesetzt worden sind. Diese Untersuchung wurde in unserer Arbeitsgruppe von Dipl.-Psych. B. EBERT und Dipl.-Psych. W. KUHMANN in der klinischen Abteilung des Psychologischen Instituts der Universität Münster durchgeführt. Die Fragestellung war: Welche primären und sekundären Veränderungen können bei Patienten mit funktionellen Herzbeschwerden durch ein Trainingsprogramm zur bewußten Kontrolle der Herzfrequenz erreicht werden. Davon erhofften wir uns erste Hinweise für eine differentielle Indikationsstellung. Wie die Form der Rückmeldung gestaltet war, zeigt Abb. 1.

Oszilloskop

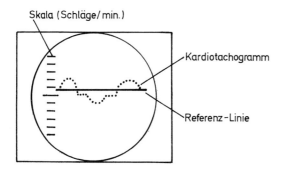

Abb. 1. Optisches Feedback für die Stabilisation der Herzfrequenz (weitere Erläuterungen siehe Text)

Auf einem Bildschirm erhalten die Patienten in Form eines Kardio-tachogramms ein Feedback über jeweils 50 Herzschläge. Diese Herz-frequenzlinie wird im Rhytmus des eigenen Herzschlags von rechts nach links über den Bildschirm verschoben; jeder neue Wert zeigt an, ob das Schlagintervall im Vergleich zum vorangegangenen kür-zer oder länger ist. Die Aufgabe der Patienten bestand nun darin, den Verlauf des Kardiotachogramms zu stabilisieren, d.h. die spon-tanen Schwankungen der Herzfrequenz zu unterdrücken und der Refe-renzlinie (= mittlere Herzfrequenz, errechnet durch gleitende Mit-telwertbildung aus 50 Schlagintervallen) anzugleichen. Dazu ist zu bemerken, daß dies physiologisch eigentlich sinnlos ist, psy-chologisch aber von Vorteil sein kann; denn die Patienten sind bei dieser Aufgabenstellung angehalten, ihren Herzfrequenzverlauf permanent zu kontrollieren. Das muß man sich konkret vorstellen: Sinkt die Herzfrequenz kurzfristig ab, muß kompensatorisch gegen-gesteuert werden, damit sie nicht zu weit absinkt, steigt sie da-gegen an, muß eine verlangsamende Gegenmaßnahme eingeleitet wer-den. Wie in Grundlagenuntersuchungen mehrfach gezeigt werden konn-te, ist dies die beste Form, Patienten zu einer dauernden Kontrol-le der Herztätigkeit anzuregen. Verläuft das Kardiotachogramm auf dem Bildschirm proportional zur Herzfrequenz des Patienten, spricht man von einer kontingenten Rückmeldung.

Um den Einfluß der Kontingenz des Feedback testen zu können, muß als Kontrollbedingung nicht-kontingentes Feedback gegeben werden. Darunter versteht man einen Herzfrequenzverlauf auf dem Bildschirm, der nicht dem des Patienten entspricht. Wir verwendeten hierzu Datensätze, die nach einem bestimmten Schema durch einen Labor-Computer erzeugt wurden. Man kann natürlich einen Patienten nicht über längere Zeit hin falsche Informationen geben und dann hoffen, daß er in der Lage sein wird, seine Herzfrequenz zu kontrollieren. Was aber durch das nicht-kontingente Feedback erreicht werden kann, ist eine systematische Veränderung der Erfolgsrückmeldung. Ein zwar falscher, aber sehr stabiler Herzfrequenzverlauf zeigt ihm an, daß er die Aufgabe gut gelöst hat, während ein sehr instabiler Verlauf eher das Gegenteil bewirkt. Damit sollte also überprüft werden, welchen Einfluß das Erfolgserlebnis auf die Symptomatik der Patienten hat. Neben dem Erfolgserlebnis ist außerdem noch die Plazebo-Wirkung der Biofeedback-Prozedur von Bedeutung. Um diese annähernd abschätzen zu können, wurde eine weitere Kontrollbedingung eingeführt: ein Pseudo-Feedback. Die Patienten wurden instruiert, daß ihr Entspannungszustand gemessen und ihnen am Ende jeder Übungsphase rückgemeldet wird. Sie erhielten am Anfang jeder Sitzung schriftlich einige Hinweise auf Methoden, mit denen sie eine körperliche Entspannung erreichen können. Die Pseudo-Rückmeldung über den Entspannungsgrad war ebenfalls manipuliert, und zwar in der gleichen Weise wie das nicht-kontingente Feedback: also auch eine Form der kontrollierten Erfolgsrückmeldung, nun allerdings bezogen auf eine andere Kontrollstrategie.

Außer dieser systematischen Variation der Feedback-Bedingungen wurden, um eine differentielle Indikation zu ermöglichen, drei verschiedene Patienten-Gruppen untersucht: a) Patienten mit nicht organisch bedingten Herzrhythmusstörungen (Sinus-Tachykardie), b) Patienten mit funktionellen Herzbeschwerden (Herzneurotiker) und c) Patienten mit Herzbeschwerden, die nur in sozialen Situationen auftraten (= Patienten mit sog. Sozialangst).

Der Ablauf der Untersuchung ist in Abb. 2 dargestellt. Vor dem Feedback-Training wurde eine Untersuchung durchgeführt (Frage-

144

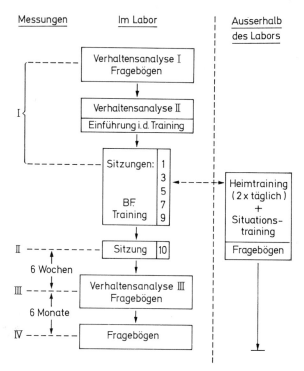

Messungen | Im Labor | Ausserhalb des Labors

I {
- Verhaltensanalyse I
  Fragebögen
- Verhaltensanalyse II
  Einführung i.d. Training
- Sitzungen: 1 3 5 7 9
  BF Training
}

Heimtraining (2x täglich) + Situations-training
Fragebögen

II - Sitzung 10

6 Wochen

III - Verhaltensanalyse III Fragebögen

6 Monate

IV - Fragebögen

Abb. 2. Verlauf der Behandlung

bögen, Verhaltensanalysen), die der Selektion der Patienten diente; darauf folgte eine weitere Untersuchung (= 1. Messung) unmittelbar vor Beginn des Trainings. Das Feedback-Training umfaßte
10 Sitzungen (Dauer der Sitzung 45 - 60 Minuten). Die 10. Sitzung
diente als Endkontroll-Sitzung (= 2. Messung) für die Bestimmung
kurzfristiger Trainingseffekte. Für alle Patienten wurde für die
Zeit des Trainings und danach noch folgende Aufgabe eingeführt:
Sie sollten die im Labor als wirksam erkannten Kontrollstrategien
zur Beeinflussung ihrer Herztätigkeit zu Hause zweimal pro Tag
etwa 20 Minuten lang ohne irgendeine Rückmeldung einüben. Sieben
Wochen nach Abschluß des Trainings erfolgte die erste Katamnese
(= 3. Messung), ein halbes Jahr nach dieser Katamnese wurde die
zweite und letzte Katamnese (= 4. Messung) durchgeführt.

Die vorliegenden Resultate dieses Untersuchungansatzes möchte ich
Ihnen in Form eines vorläufigen Indikationsschemas mitteilen. Die

145

Tabelle 1. Stabilität und Determinanten der Veränderung nach einem Biofeedback-Training
- vorläufiges Indikationsschema -

Veränderungen	Stabilität der Effekte	Störungsform	Effekt-Determinanten	geringe Effekte
I. Stabilisation d.Herzfrequenz	-	Herzneurose, Tachykardie	- kontingentes FB - nicht-kontingentes FB	bei Sozial-angst-Patienten
I. Aktuelles Befinden nach dem FB-Training ("Entspannung")	-	Herzneurose, Tachykardie	- Laborsituation - "demand characteristics"	außerhalb der Laborsituation
II. Information über Herzfunktion	+ +	Herzneurose, Tachykardie	- kontingentes FB - Persuasion mit objektiver Demonstration	-
III. Internale Kontrolle	+ +	Herzneurose	- kontingentes FB	Sozialangst-Pat. Tachykardie
IV. Primär-Symptome:				
1. Herzrasen	+ +	Herzneurose, Tachykardie	- kontingentes FB - nicht-kontingentes FB	-
2. Herzschmerzen	+ +	Herzneurose	- nicht-kontingentes FB	-
3. Todesangst	+	Herzneurose	- Heimtraining (?) - Situationstraining (?)	-
V. Sekundär-Symptome:				
1. körperliche Verspannung	+ +	Herzneurose, Tachykardie, Sozialangst	- nicht-kontingentes FB	bei kontingenten FB
2. Wahrnehmung körperl. Symptome	+	Herzneurose, Sozialangst	- kontingentes FB - nicht-kontingentes FB	-
3. Innere Unruhe	+	Herzneurose	?	-

Erläuterungen der Abkürzungen:
FB = Feedback;
Stabilität der Effekte: - = kurzfristige Effekte nach den einzelnen FB-Sitzungen;
+ = mittelfristige Effekte (7 Wochen nach Trainingsende: 1. Katamnese);
++ = langfristige Effekte (6 Monate nach 1. Katamnese).

Kürze der Zeit erlaubt es nicht, auf Details einzugehen. In diesem Schema (Tabelle 1) sind Veränderungen im physiologischen und psychologischen Bereich sowie deren Stabilität über ein halbes Jahr hin angegeben. Außerdem sind die Symptom-Gruppen aufgeführt, bei denen durch ein Biofeedback-Training Veränderungen zu erwarten sind, sowie jene Faktoren, die, soweit sie kontrollierbar waren, diese Veränderungen bewirkt haben.

Das Training der Herzfrequenz-Stabilisation hat insgesamt zu einer Senkung der spontanen Herzfrequenzvariabilität geführt; allerdings sind diese Effekte äußerst kurzfristig, sie werden nur unter Feedback-Bedingungen erreicht. Sowohl kontingentes als auch nicht-kontingentes Feedback bewirkten eine Herzfrequenzstabilisation. Daß dieser Effekt auch unter nicht-kontingentem Feedback auftritt, ist zwar erstaunlich, läßt sich aber folgendermaßen erklären: Da das nicht-kontingente Kardiotachogramm auf dem Bildschirm im Rhythmus des Herzschlags bewegt wurde und Gegenregulationsmaßnahmen zu keinem sichtbaren Effekt führten, wurde eine sehr gleichmäßige und flache Atmung induziert, die ihrerseits zu einer Abnahme der normalen Herzfrequenzvariabilität führte. Hilfreich war das Stabilisationstraining vor allem für Patienten mit Tachykardien. Geringer Einfluß auf die Herzfrequenzvariabilität hatte das Training bei Patienten mit sozialen Ängsten. Der Grund dafür ist noch unklar.

Die Bereiche psychischer Veränderungen sind gegliedert nach dem aktuellen Befinden sofort nach dem Feedback-Training, dem Wissen über die Herztätigkeit und ihrer Beeinflußbarkeit, der internalen Kontrolle (= Überzeugung, daß man in der Lage ist, seine Probleme selbst zu lösen), der primären Symptomatik, deretwegen die Patienten dieses Training mitgemacht haben, und schließlich der sekundären Symptomatik, über die die Patienten außer ihren herzbezogenen Beschwerden sonst noch klagten.

Das aktuelle Befinden nach den Trainingssitzungen war bei allen Patienten-Gruppen durchgängig besser, sie fühlten sich entspannt und gelöst. Dies ist ein sehr instabiler und unspezifischer Effekt, der durch die gesamte Situation induziert wird. Es handelt sich hierbei um sog. "demand characteristics", d.h. wenn in einer

Situation nichts Aufregendes geschieht und die Patienten in Ruhe gelassen werden, werden sie im anschließend vorgelegten Fragebogen nicht das Gegenteil von "Entspannung" und "Ruhe" angeben, selbst wenn sie sich so gefühlt haben sollten. Diese Effekte sind nicht übertragbar auf Situationen außerhalb des Labors. Ein Bereich, in dem es zu relativ stabilen, positiven Effekten kommen kann, ist das Wissen darüber, daß die Herztätigkeit beeinflußbar ist, daß das Herz nicht nach dem Alles-oder-Nichts-Prinzip funktioniert, sondern eine sehr variable Funktion darstellt. Vor dem Training wird den Patienten anhand eines einfachen Schemas erklärt, wie das Herz-Kreislaufsystem funktioniert und welche Aufgaben das Herz dabei hat. Würden wir es bei dieser Demonstration bewenden lassen, wären die Effekte sicherlich nur von kurzer Dauer. Gibt man den Patienten aber die Gelegenheit, tatsächlich mit ihrer Herzfrequenz "herumzuexperimentieren", dann gewinnt das, was man den Patienten über die Beeinflußbarkeit der Herzfrequenz erklärt hat, an Glaubwürdigkeit und Überzeugungskraft. Daß dieser positive Effekt vorwiegend unter der Bedingung des kontingenten Feedback auftritt, unterstützt diese Annahme. Die Kontingenz der Rückmeldung wirkt sich auch positiv im Bereich der internalen Kontrolle aus. Hier profitieren vor allem die Patienten mit funktionellen Herzbeschwerden. Sie lernen wahrscheinlich, daß sie ihrer Herztätigkeit nicht mit einem gewissen Fatalismus gegenüberstehen müssen und diesem Geschehen hilflos ausgeliefert sind, sondern noch die Möglichkeit besitzen, mit bestimmten Techniken darauf Einfluß zu nehmen. Dies wirkt sich dann offensichtlich auch auf andere Bereiche ihrer Einstellungen günstig aus. Unter den Bedingungen des nicht-kontingenten und Pseudo-Feedback treten diese Effekte folgerichtig nicht auf oder verschlechtern sich sogar noch.

Nun zu den primären Symptomen: Herzrasen, Herzschmerzen, Angst vor Herzstillstand. Dies sind ja die eigentlichen Beschwerden, die von den Patienten immer wieder vorgetragen wurden. Eine Besserung dieser Beschwerden konnte sowohl durch kontingentes als auch durch nicht-kontingentes Feedback erreicht werden. Diese Effekte waren zumindest über ein Jahr hin stabil. Das Pseudo-Feedback, in diesem Fall die Rückmeldung einer erfolgreichen körper-

lichen Entspannung, war hier weniger wirksam. Die Patienten mit
Tachykardie und funktionellen Herzbeschwerden gaben eine deutli-
chere Besserung ihrer spezifischen Beschwerden an als Patienten
mit sozialen Ängsten. Dies scheint dafür zu sprechen, daß durch
das Stabilisationstraining nur ganz spezifische kardiale Beschwerden beseitigt werden können, nicht aber Angstreaktionen allgemein,
die ja sehr häufig von ganz anderen Reizbedingungen ausgelöst und
aufrecht erhalten werden. Solche Reizbedingungen werden in einem
Feedback-Training überhaupt nicht angegangen. Dieser Befund steht
im Einklang mit Erfahrungen aus anderen klinischen Bereichen, in
denen Biofeedback-Methoden erprobt worden sind: Durch die Feed-
back-Prozedur werden ganz spezifische Kontrollstrategien hervorgerufen, die umso wirksamer sind, je enger der Zusammenhang zwischen spezifischen Symptomen und feedback-induzierter, bewußter
Kontrolle ist. So ist wahrscheinlich auch zu erklären, daß die
Sensibilität in der Wahrnehmung aller möglichen körperlichen Symptome nur kurzfristig - wahrscheinlich sehr unspezifisch - verringert werden kann. Nach einem halben Jahr tendieren die meisten
Patienten wieder dazu, sowohl Anzahl als auch Intensität unterschiedlicher körperlicher Beschwerden in gleichem Maß zu nennen
wie vor dem Training. Allerdings wird das ursprüngliche Ausgangsniveau der Beschwerden nicht mehr erreicht. Dies gilt für die
herzbezogene Todesangst ebenso wie für die allgemeine innere Unruhe. Hier hat das Feedback-Training nur vorübergehend zu einer
Besserung geführt. Ein Befund, der hier nicht ganz einfach zu erklären ist, betrifft die sukzessive Besserung körperlicher Verspannungen, die vor allem im Schulter-Nackenbereich geschildert
werden. Sie tritt nur nach einem Training, bei dem eine nicht-kontingente Rückmeldung gegeben wurde, auf. Es könnte möglich sein,
daß durch die nicht-kontingente Rückmeldung ein physiologisch
ökonomischer Atemrhythmus indirekt erlernt wurde, der seinerseits
einen unspezifisch relaxierenden Effekt hat. Die vorliegenden
Daten sind jedoch noch nicht soweit analysiert, um diese Vermutung empirisch absichern zu können.

Diese und andere, hier nicht vorgetragenen Befunde erlauben z.Z.
hinsichtlich der klinischen Anwendung eines solchen Biofeedback-
Trainings folgende Schlußfolgerungen: Je spezifischer sich ein

Feedback-Training auf die aktuellen organbezogenen Beschwerden bezieht, umso stabilere Effekte sind zu erzielen. Dabei ist es von untergeordneter Bedeutung, welche Form für das Feedback gewählt wird. Ein kontingentes Feedback ist immer dann indiziert, wenn dem Patienten demonstriert werden soll, daß er prinzipiell in der Lage ist, seine Herzaktivität zu kontrollieren. Die dabei tatsächlich auftretenden physiologischen Veränderungen sind gegenüber den psychologischen Effekten kaum von Bedeutung. Die einmal erkannte und augenfällig demonstrierte Möglichkeit zur Selbstkontrolle der Herztätigkeit kann anschließend durch ein relativ unspezifisches Trainingsprogramm weiter verstärkt werden; dabei ist es gleichgültig, welche Trainingsmethode gewählt wird. Voraussetzung ist nur, daß sie herzbezogen ist. Der Verdacht, daß Patienten, die ohnehin schon unter herzbezogenen Ängsten leiden, dadurch noch weiter sensibilisiert werden, ist auf Grund der vorliegenden empirischen Befunde unbegründet.

Die herzbezogene Primärsymptomatik läßt sich in relativ kurzer Zeit verbessern und bleibt über einen längeren Zeitraum unter Kontrolle. Die durch das Feedback-Training nicht angegangene Sekundärsymptomatik zeigt im wesentlichen einen U-förmigen Verlauf. Es ist also zu erwarten, daß sich hier Störfaktoren ergeben, die den erreichten Trainingserfolg gefährden können. Daraus lassen sich weitere Schlußfolgerungen für ein Langzeitprogramm ableiten: In einer ersten Phase sollten Patienten mit funktionellen Herzbeschwerden einem sehr intensiven Training zur Herzfrequenzkontrolle unterzogen werden. Ziel dieser Phase ist: Einsicht in die Möglichkeit einer Kontrolle der Herztätigkeit und, verhaltenstherapeutisch gesprochen, unsystematische Desensibilisierung der herzbezogenen Ängste. In einer zweiten Phase sollen die erlernten Kontrolltechniken außerhalb des Labors erprobt werden. Hierzu sind gelegentlich, von Fall zu Fall verschieden, unterstützende Kontakte mit dem Therapeuten nötig. Darauf folgt eine Phase ohne therapeutische Unterstützung. Um den Einfluß der Störfaktoren aus dem Bereich der Sekundärsymptomatik möglichst gering zu halten, sind kurze Nachbehandlungen (im Sinne eines "Nachlernens") in Abständen von etwa einem halben Jahr erforderlich. Dies ist ein Verfahrensvorschlag, wie er sich aus unserem Material ableiten läßt.

Diskussion

HALHUBER: Gibt es im Biofeedback-Bereich heute schon eine Art Differentialtherapie? Etwa im Vergleich mit entspannenden Methoden!

VAITL: Es sind Vergleichsstudien im Bereich der somatischen Entspannungsverfahren durchgeführt worden. Die Rückmeldung der neuromuskulären Spannung wurde dabei über akustische Signalfolgen mit anderen Entspannungsverfahren verglichen. Dabei kam heraus, daß man mit Hilfe des akustischen EMG-Feedback wesentlich rascher zu Entspannungseffekten kommt als mit herkömmlichen Relaxationsmethoden.

Der Vorteil dieses Verfahrens ist darin zu sehen, daß der tatsächlich erreichte Entspannungszustand objektiv angezeigt wird und so all jene Aktivitäten unterdrückt werden, die zu einer Zunahme der muskulären Verspannung führen. Dadurch werden die sonst spontan auftretenden muskulären Spannungsschwankungen, wie sie z.B. bei autogenem Training gerade am Anfang bei einem gewissen Ausmaß an Initialunruhe zu beobachten sind, unterdrückt. Bei der Behandlung von Spannungskopfschmerz hat man diese Methode mit Erfolg eingesetzt. Der Nachteil des EMG-Feedback liegt aber darin, daß man zu spezifisch trainiert. Es wurde lange Zeit die Ansicht vertreten, daß durch eine feedback-induzierte Entspannung der Stirnmuskulatur auch die Skelett-Muskulatur des gesamten Körpers entspannt wird. Dies stimmt nicht. Es werden durch EMG-Feedback immer nur spezifische Muskelpartien entspannt. Die besten Effekte sind zu erwarten, wenn man mit einem spezifischen EMG-Feedbacktraining beginnt, um bestimmte Aktivitäten, die zu muskulären Verspannungen führen, zu unterdrücken; ist dies erreicht, kann versucht werden, mit Hilfe gezielter Unterstufen-Übungen des autogenen Trainings eine allgemeine körperliche Entspannung zu stabilisieren.

HALHUBER: Gibt es spezifische Indikationen gerade im kardiologischen Bereich, etwa bestimmte Rhythmusstörungen, ist darüber einmal gearbeitet worden?

VAITL: Ja, darüber ist gearbeitet worden. Es gibt klinische Studien aus dem Labor von B. ENGEL in Baltimore an Patienten mit WPW-Symptomatik, mit Sinus-Tachykardie und supraventrikulärer Extrasystolie. Hierbei wurde allerdings ein anderes Feedbackverfahren verwendet als ich es Ihnen vorhin dargestellt habe. Diese Patienten erhielten ein sog. binäres Feedback, d.h. es wurde ihnen über ein Lichtsignal angezeigt, ob ihre Herzfrequenz eine vorher festgelegte Schwelle des Kardiotachogramms über- oder unterschritten hat. Das Trainingsprogramm umfaßte mehrere Sitzungen zur Steigerung der Herzfrequenz und mehrere Sitzungen zur Herzfrequenzsenkung. Daran schlossen sich Sitzungen an, bei denen im Wechsel einmal gesteigert und dann wieder gesenkt werden sollte. Es ließ sich zeigen, daß für den einen Patienten das Steigerungstraining zu einem Verschwinden der Symptomatik geführt hat, bei anderen dagegen eine Senkung der Herzfrequenz. Es handelt sich bei diesen Studien allerdings nicht um große klinische Untersuchungen, sondern um kontrollierte Einzelfall-Studien.

KONZETT: Ich möchte etwas Methodisches fragen: Was würden Sie mehr für das Biofeedback empfehlen, ein akustisches oder ein

optisches Signal zum Probanden? Und zweitens: Halten Sie es für
sehr schwierig, eine emotionelle Herzfrequenz-Zunahme durch ein
Biofeedback zu erniedrigen?

Zum Beispiel die Herzfrequenz-Zunahme bei einer Test-Rechenauf-
gabe, wie sie heute Herr VON EIFF schon wiederholt erwähnt hat.
Wenn so eine Rechenaufgabe dem Probanden gestellt wird, stellt
sich bei ihm eine Tachykardie ein. Kann man diese Tachykardie
durch Biofeedback beeinflussen? Unsere Bemühungen in dieser Richtung waren erfolglos.

VAITL: Wenn man die Stressoren von Herrn VON EIFF verwendet, kann
man mit Biofeedback wenig ausrichten. Da werden die Probanden so
unter Druck gesetzt, daß ein Feedback-Training vorher oder wäh-
renddessen wenig Änderungen der Herz-Kreislaufreaktionen bewirken wird. Es wäre wohl an folgende Möglichkeit zu denken: Wenn
die Patienten vor einem solchen Stresstest eine Alternativreak-
tion, z.B. eine Entspannungsreaktion erlernt haben und sich dadurch weniger von der ganzen Stress-Situation überwältigen lassen,
könnten geringere Reaktionen möglich sein. Diese Alternativreak-
tion kann durch ein Feedback-Training sicherlich erreicht werden.
Wie wir aus ähnlichen Untersuchungen wissen, ist ein positiver
Effekt z.B. bei derartigen Rechenaufgaben nur in der Antizipa-
tionsphase, also in der Zeit vor der eigentlichen Aufgabenaus-
führung zu erwarten. Sicherlich wird man auch während des Rech-
nens selbst einige Reaktionsspitzen kappen können, insgesamt löschen lassen sie sich aber wohl kaum.

KONZETT: Wenn so eine Frequenzzunahme ohne Biofeedback nehmen wir
an von 70 auf 90 erfolgt, wäre eine geringere Frequenzzunahme unter dem Biofeedback z.B. statt auf 96 auf 90 für Sie schon ein
Hinweis, daß ein aktiver Biofeedback-Mechanismus hier ins Spiel
gekommen ist?

VAITL: Es erscheint mir sehr spekulativ, den Effekt des Feedback
in Prozenten auszudrücken. Daß ein Biofeedback-Mechanismus wirksam ist oder gewesen ist, läßt sich nur in Abhängigkeit von den
systematisch variierten experimentellen Bedingungen nachweisen
und dies geschieht dann wiederum unter statistischen Prüfbedin-
gungen. Man kann dann nur sagen: eine Reaktionsveränderung ist
zufällig oder nicht mehr zufällig, unabhängig davon, um wieviel
Prozent die Herzfrequenz gesenkt wurde. Wenn man ganz rigoros ist
und, wie wir, am Anfang der Feedback-Forschung, den Wirksamkeits-
nachweis für diese Verfahren erbringen möchten, dann dürfte die
Herzfrequenz nicht einmal um 1 % unter solchen Stressbedingungen
nach oben gehen. Das ist verständlicherweise äußerst unreali-
stisch; denn nur allzu oft beobachtet man konfundierte Effekte,
d.h. der Haupteffekt setzt sich aus mehreren Komponenten zusammen,
der Stressor-Wirkung, dem Feedback-Einfluß, der Habituation.

Ich möchte noch kurz Ihre erste Frage beantworten: die Frage nach
der Modalität der Rückmeldung. Wenn man beispielsweise das EEG
rückmeldet, erscheint es günstig, akustische anstatt optische
Signale zu geben; denn man weiß, daß das EEG stark durch optische
Reize und okulomotorische Aktivitäten beeinflußt wird. Die EMG-
Rückmeldung kann akustisch und optisch erfolgen. Die meisten
Experimente wurden mit akustischen Feedback-Signalen durchgeführt.

Im kardiovaskulären Bereich benutzt man hauptsächlich optische Signale, da durch eine akustische Rückmeldung immer nur Einzelwerte, z.B. des Herzschlags, mitgeteilt werden können und nicht Verläufe sowie deren Beziehung zu einem angestrebten Zielbereich. Die andere Möglichkeit, nämlich eine taktile Rückmeldung, ist noch kaum untersucht worden. Die bisherigen Befunde sprechen eher gegen eine derartige Form des Feedback.

HUTH: Ich habe speziell mit funktionellen Herzerkrankungen wenig Erfahrungen. Aber ich habe Biofeedbackverfahren in analytischen Sitzungen verwendet, und zwar werden die Patienten an ein Gerät angeschlossen, das die Schwankungen des Psychogalvanischen Reflexes hörbar macht. Wichtig scheint mir dabei eine Anordnung, bei der nur sie selber den Ton wahrnehmen können, mittels einer Hörmuschel im Ohr. Das erlaubt ihnen, fortlaufend die Veränderungen ihrer Emotionen während der Sitzung zu kontrollieren. Auf diese Weise ist auch eine Differenzierung dessen möglich, was für den Einzelnen eigentlich Stress bedeutet. Das ist nämlich keineswegs für alle Menschen identisch. Zum Beispiel ist für den einen Zuwendung von seiten seines Nächsten ein enormer Stress, für den anderen dagegen Abwendung. Oder es sind Unterschiede, ob der Betreffende selber aktiv seiner Umgebung sich zuwendet, beziehungsweise ob die anderen sich ihm zuwenden. Auf diese Weise können die Patienten registrieren, was ihnen bestehende Beziehungen wirklich antun, nicht, was sie glauben, daß sie ihnen antun. Beispielsweise sagt jemand: "Eine bestimmte Situation mit meinen Mitmenschen bringt mich ständig unter Stress". Bei der Selbstbeobachtung mit dem Biofeedbackgerät stellt er jedoch fest, daß ihn eine derartige Situation eher entspannt. Es lassen sich auf diese Weise psychodynamisch recht differenzierte Aussagen machen, die bisher meines Wissens aber noch nicht systematisiert worden sind.

VAITL: Im Zusammenhang mit den Feedback-Techniken möchte ich noch kurz auf einen Einsatzbereich aufmerksam machen, der bisher noch nicht so deutlich angesprochen worden ist. Man kann nicht davon ausgehen, daß durch die Vorgabe einer Reihe von Biosignalen in einer Feedbackprozedur schon alles besser wird. Wohl aber hat der Patient die Chance, mit Hilfe dieser Technik all jene psychischen Prozesse zu identifizieren, die irgendwie zu einer deutlichen physiologischen Reaktion führen. Dadurch wird eine neue Experimentier-Strategie ermöglicht, mit deren Hilfe die Koppelung psychischer un physiologischer Reaktionen genauer wahrgenommen und untersucht werden kann. Man kann ein Individuum direkt nach seinen Gedanken und Gefühlen fragen, wenn es auf dem Monitor einen deutlichen Reaktionsanstieg rückgemeldet bekommt. Die zeitliche Konkordanz zwischen psychischen und physiologischen Prozessen läßt sich so genauer bestimmen. Das Individuum lernt so, diese Zusammenhänge besser zu unterscheiden. Im kardiovaskulären Bereich ist es beispielsweise sehr hilfreich für einen Patienten mit Sinus-Tachykardie, daß er die Vorläufersymptome seines Herzrasens genau zu identifizieren lernt und nicht erst abwartet, bis sich die Tachykardie mit all ihren sekundären subjektiven Beschwerden voll ausgebildet hat. Mit Hilfe eines längeren Herzfrequenz-Feedbacktraining kann es möglich sein, für Veränderung im kardialen Bereich im Vorstadium eines Anfalls sensibel zu werden.

Dann besteht nämlich noch die Möglichkeit, etwas dagegen zu tun. Meines Erachtens nach ist es dann ziemlich gleichgültig, welche Kontrollstrategie der Patient verwendet, z.B. tief durchatmen, sich entspannen, an etwas Schönes denken, wichtig ist nur, daß er es rechtzeitig tut, nämlich dann, wenn sein Erregungsniveau noch relativ niedrig ist. Hier kann ein geschickt arrangiertes Biofeedback-Training sehr hilfreich sein.

Empfohlene Literatur zur Einführung

BELL, I.R., SCHWARTZ, G.E.: Voluntary control and reactivity of human heart rate. Psychophysiology 12, 339 - 348 (1975)

BLANCHARD, E.B., SCOTT, R.W., YOUNG, L.D., EDMUNSON, E.D.: Effect of knowledge of response on the self-control of heart rate. Psychophysiology 11, 251 - 264 (1974)

BLANKSTEIN, K.R.: Note on relation of autonomic perception to voluntary control of heart rate. Percept Motor Skills, 40, 533 - 534 (1975)

BLEECKER, E.R., ENGEL, B.T.: Learned control of ventricular rate in patients with atrial fibrillation. Sem Psychiat, 5, 461 - 474 (1973)

BLEECKER, E.R., ENGEL, B.T.: Learned control of cardiac rate and cardiac conduction in the Wolff-Parkinson-White syndrome. New Engl. J. Med. 288, 560 - 562 (1973)

BRENER, J., KLEINMANN, R.A.: Learned control of decreases in systolic blood pressure. Nature, 226, 1063 - 1064 (1970)

BROWN, B.B.: Stress and the art of biofeedback. New York: Harper & Row 1977

CERNY, M., DOLEZALO, V.: Biofeedback voluntary and hynotic control of automatic functions. Activ. Nerv. Sup. (Praha), 17, 37 - 38 (1975)

DI CARA, L.V., MILLER, N.E.: Heart-rate learning in the noncurarized state. Psychol. Behav. 4, 621 - 624 (1969)

ENGEL, B. T.: Clinical applications of operant conditioning techniques in the control of the cardiac arrhythmias. Sem Psychiat. 5, 433 - 438 (1973)

ENGEL, T., MELMON, L.: Operant conditioning of heart rate in patients with cardiac arrhythmias. Cond. Reflex 3, 130 (1968)

GATCHEL, R.J.: Change over training sessions of relationships between locus of control and voluntary heart-rate control. Percept Motor Skills 40, 424 - 426 (1975)

GREEN, E.E., GREEN, A.M., WALTERS; E.D.: Voluntary control of internal states: Psychological and physiological. J. Transpers Psychol. 2, 1 - 26 (1970)

HIRSCHMAN, R.: Cross-modal effects of anticipatory bogus heart rate feedback in a negative emotional context. J. Personality Soc. Psychol. 31, 13 - 19 (1975)

KATKIN, E.S., MURRAY, E.N.: Instrumental conditioning of automatically mediated behavior: Theoretical and methodological issues. Psychol.Bull. 70, 52 - 68 (1968)

LANG, P.J., TWENTYMAN, C.T.: Learning to control heart rate: binary vs analogue feedback. Psychophysiology 11, 616 - 629 (1974)

LEUNER, H.: Selbstkontrolle vegetativer Funktionen durch Biofeedback-Methoden (Rückkopplungsverstärkung), Sonderdruck Therapiewoche 27, 5512 - 5524 (1977)

McCANNE, T.R., SANDMAN, C.A.: Determinants of human operant heart rate conditioning: A systematic investigation of several methodological issues. J. Comp. Physiol. Psychol. 88, 609 - 618 (1975)

McCANNE, T.R., SANDMAN, C.A.: Instrumental heart rate responses and visual perception: A preliminary study. Psychophysiology 11, 283 - 287 (1974)

McFARLAND, R.A., HERRMANN, J.A.: Precise voluntary heart control in humans. Psychol. Rep. 35, 925 - 926 (1974)

McFARLAND, R.A., COOMBS, R.: Anxiety and feedback as factors in operant heart rate control. Psychophysiology. 11, 53 - 57 (1974)

McFARLAND, R.A.: Heart rate perception and heart rate control. Psychophysiology 12, 402 - 405 (1975)

MANUCK, S.B., LEVENSON, R.W., HINRICHSEN, J.J., GRYLL, S.L.: Role of feedback in voluntary control of heart rate. Percept Motor Skills 40, 747 - 752 (1975)

OBRIST, P.A., GALOSY, R.A., LAWLER, J.E., GAEBELEIN, C.J., HOWARD J.L., SHANKS, E.M.: Operant conditioning of heart rate: Somatic correlates. Psychophysiology 12, 445 - 455 (1975)

PRIGATANO, G.P., JOHNSON, H.J.: Biofeedback control of heart rate variability to phobic stimuli: A new approach to treating spider phobia. Proc. APA Convention 80, 403 - 404 (1972)

RAY, W.J.: The relationship of locus of control, self-report measures, and feedback to the voluntary control of heart rate. Psychophysiology 11, 527 - 534 (1974

SCOTT, R.W., BLANCHARD, E.B., EDMUNSON, E.D., YOUNG, L.D.: A shaping procedure for heart-rate control in chronic tachycardia. Percept Motor Skills 37, 327 - 338 (1973

SCOTT, R.W., PETERS, R.D., GILLESPIE, W.J., BLANCHARD, E.B., EDMUNSON, E.D., YOUNG, L.D.: The use of shaping and reinforcement in the operant acceleration and deceleration of heart rate. Behav. Res. Ther. 11, 179 - 185 (1973)

SIROTA, A., SCHWARTZ, G., SHAPIRO, D.: Voluntary control of human heart rate: Effect on reaction to aversive stimulation. J. Abnorm. Psychol. 83, 261 - 267 (1974)

SOVAK, M., FRONEK, A., HELLAND, D.R., DOYLE, R.: Effects of vasomotor changes in the upper extremities on the hemodynamics of the carotid arterial beds: a possible mechanism. of biofeedback therapy of migraine. (A preliminary report) Proc. San Diego Biomed. Symp. 15, 363 - 367 (1976)

STEPHENS, J.H., HARRIS, A.H., BRADY, J.V., SHAFFER, J.W.: Psychological and physiological variables associated with large magnitude voluntary heart rate changes. Psychophysiology 12, 381 - 387 (1975)

SUPPAN, P.: Feed-back monitoring in anaesthesia II: Pulse rate control of halothane administration. Brit. J. Anaesth. 44, 1263 - 1270 (1972)

TROYER, W.G., TWENTYMAN, C.T., GATCHEL, R.J., LANG, P.J.: Learned heart rate control in patients with ischemic heart disease. Psychophysiology, 10, 213 (1973)

WEISS, T., ENGEL, B.T.: Evaluation of an intra-cardiac limit of learned heart rate control. Psychophysiology. 12, 310 - 312 (1975)

WICKRAMASEKERA, I.: Heart rate feedback and the management of cardiac neurosis. J Abnorm Psychol. 83, 578 - 580 (1974)

WILLIAMS, J.L., ADKINS, J.R.: Voluntary control of heart rate during anxiety and oxygen deprivation. Psychol. Rec. 24, 3 - 16 (1974)

Verhaltenstherapieansatz: »Stressbewältigung«
M. Maass

Ich möchte Ihnen eine Verhaltenstherapie, d.h. einen psychologischen Ansatz zur Stressbewältigung vortragen. Stress tritt unter
folgenden Bedingungen auf:

1. Das Individuum wird aufgefordert, in einer Situation auf Umstände zu reagieren, für welche es keine adäquate Reaktion
   verfügbar hat. Das Fehlen einer angemessenen Reaktion kann
   verschiedene Ursachen haben: Psychische Unzulänglichkeit, Lük-
   ken im Verhaltensrepertoire, Mangel an Übung oder Mangel an
   Vorbereitung.

2. Die Konsequenzen aus diesem Versagen, nämlich wirkungsvoll zu
   reagieren, sind für das Individuum bedeutungsvoll.

Die Intensität des erlebten Stress hängt von dem Grad der Bedeutung der in einer Situation gefährdeten und bedrohten Werte ab -
Sie werden sehen, was das bedeutet - und von der individuellen
Einschätzung der Konsequenzen aus dieser Unfähigkeit, nämlich
wirkungsvoll zu reagieren. Wann wird Stress zum Problem? Die Frage ist hier wiederholt aufgeworfen worden, ob es Situationen gibt,
in der Stress aktivierend und belebend sein kann. Er wird zum Problem, wenn er zu häufig auftritt, wenn er zu intensiv wird, wenn
er zu lange andauert, wenn er zu starken körperlichen Beeinträch-
tigungen führt, wenn er die Arbeit stört oder persönliche Beziehungen und wenn er die Gesundheit schädigt. Wie kann man eine Intervention nun auf Grund dieser Vorinformation einleiten? Zunächst
mit einer Verhaltensanalyse und einem Tagebuch. Die Bedingungsanalyse des Erlebens von Stress, der Stressreaktion und der Bewältigung von Stress, englisch "coping", wird in der Verhaltensanalyse geleistet und durch das Führen eines Tagebuches unter-

stützt. In diesem Tagebuch sollen nämlich Stressereignisse mit den Reaktionen und Bewältigungsmechanismen aufgezeichnet werden. Welche Faktoren muß nun eine Bedingungsanalyse herausfinden? Zunächst die äußeren Faktoren, z.B. Bedrohung des Lebens, der Persönlichkeit, Bedrohung der Kontrolle der Umgebung.

Dazu kommen die inneren Faktoren wie Bewertung und Erwartungen, sowie im kognitiven Bereich Selbstinstruktionen und im affektiven Bereich Ängste, Spannungen oder Launen z.B., schließlich die Verhaltensfaktoren, z.B. Angriff-Vermeidung oder Flucht oder auch Inaktivität. Ich habe die Selbstinstruktionen im kognitiven Bereich schon erwähnt. Hier setzt das Training in der kognitiven Kontrolle an. Es geht um das Verstehen der eigenen und der Gefühle anderer Personen, um die Veränderung der Erwartung und Bewertung bei Ereignissen, und um das Training von Selbstinstruktionen zur Bewältigung von Stress in verschiedenen Stressphasen. Erfahrungsgemäß bedeutet Stresserleben für den Patienten eine Einheit, die er nicht weiter aufgliedern kann. Wir bieten ihm vier verschiedene Phasen an:

Vorbereitung auf den Stressor, dann die Konfrontation mit dem Stressor, eine mögliche emotionale Überwältigung durch den Stressor in kritischen Augenblicken - wenn es also nicht gelingt, die Gefühle zu kontrollieren - und schließlich eine Selbstbelohnungsphase nach der Bewältigung der Stress-Situation.

Zweiter Bestandteil ist ein Entspannungstraining und eine systematische Desensibilisierung. Herr EGGER wird dort noch einiges beitragen. Hier wird eine emotionale Kontrolle berücksichtigt, und zwar durch ein Entspannungstraining nach der Jacobsen-Methode und durch eine Systematische Desensibilisierung, in der eine hierarchische Ordnung von stressauslösenden Situationen in der Vorstellung abgebaut wird.

Als dritter Bestandteil: Die Kommunikation von Gefühlen und ein Selbstsicherheitstraining. Dies deshalb, weil effektives Stress-Management vom Patienten verlangt, daß er weiß, was er in bestimmten Situationen sagen bzw. tun muß. Wir sind jetzt bei den Verhaltenskontrollen, die 1. durch ein Training mittels Modell-Lernen und Rollenspiel - nämlich wie Gefühle wie Angst, Ärger, Wut oder Enttäuschung konstruktiv geäußert werden können - vermittelt werden. 2. Ein Selbstsicherheitstraining zum Erlernen direkten und sicheren Verhaltens, um berechtigte Forderungen nach Veränderung in Situationen und bei Personen zu stellen und durchzusetzen und 3. wird in diesem Bereich der Verhaltenskontrolle ein Problemlösetraining durchgeführt, das auf Entwicklung von alternativen Handlungsweisen abzielt, um aufgabenzentriert und problemorientiert in belastenden Situationen zu bleiben und um schließlich und endlich zu lernen, daß Stress-Situationen auch bewältigt werden können.

Als letzten Punkt: Wir benutzen Kontrakte für jeden einzelnen Therapieabschnitt. Diese Kontrakte werden entweder mit dem Therapeuten oder einem Therapiehelfer geschlossen und sollen dem Klienten bei der Einhaltung der Verhaltensregeln bzw. Verhaltensziele unterstützen. Diese Kontrakte enthalten sehr exakte Formulierungen über das vereinbarte Verhalten und verlangen die Erklärung der festen Absicht des Patienten, die Trainingsabschnitte durch- und zu Ende zu führen, auch gegenüber dritten Personen.

Zusammenfassung

A. Information

Wann wird Stress zum Problem?

B. Verhaltensanalyse und Tagebuch

Die Bedingungsanalyse des Erlebens von Stress
Bedingungen: Äußere Faktoren, innere Faktoren, Verhaltensfaktoren.

C. Selbstinstruktionstraining

Kognitive Kontrollen.

D. Entspannungstraining und systematische Desensibilisierung

Emotionale Kontrollen.

E. Kommunikation von Gefühlen und Selbstsicherheitstraining

Effektives Stressmanagement verlangt vom Klienten, daß er weiß,
was er in bestimmten Situationen sagen muß,
Verhaltenskontrollen.

F. Kontrakte

Diskussion

KÖNIG: Haben Sie Erfahrung mit den Kontrakten? Werden die gerne
eingegangen und werden sie gehalten? Das ist etwas, was mir ganz
spontan ein bißchen schwierig erscheint.

MAASS: Kontrakte werden deshalb in der Therapie eingesetzt, um den
Klienten zu verpflichten. Innerhalb dieses Kontraktes können Sie
z.B. eine Summe durch den Klienten hinterlegen lassen, die er ver-
liert, wenn er diesen Kontrakt, diese Vereinbarung, nicht einhält.
Es gibt Studien, die wir selbst im Max-Planck-Institut durchgeführt haben, und zwar zuerst im Bereich der Rauchertherapie, und
dort hat sich gezeigt, in einem kontrollierten Experiment, daß die
Gruppe, die entweder Kontrakte mit dem Therapeuten oder mit Thera-
piehelfern in einer zweiten Studie eingegangen haben, besser bei
der Einhaltung der Verhaltensregeln und im Endergebnis der Therapie abgeschlossen hat, als die Gruppe, die keine Kontrakte benutzt
hat.

VON FERBER, L.: Wichtig erscheint mir die Feststellung von Herrn
MAASS, daß die Bezugsdimension für Stress die Einschätzung des
Individuums ist. Als Soziologe würde ich hinzufügen, daß solche
Einschätzungen in der Regel auf Gruppenprozessen beruhen.

MAASS: Es kann ein Vorteil dieser Methode sein, über Selbstinstruktionen an Stressbewältigung heranzugehen, denn, wenn man sich
vorstellt, daß man sich Arbeitsstress als Ziel der Behandlung vorstellt, so müßte man bei nur 10 Leuten 10 verschiedene Arbeits-
platzanalysen machen, weil dort die Situationen sehr unterschiedlich sind. Durch Selbstinstruktion kann der Klient seine Probleme
selbst vorprogrammieren und das Training der Selbstinstruktion
auf seine ganz spezielle Belastungssituation abstellen.

BUCHHEIM: Aber wie gehen Sie mit solchen Situationen um, wenn ein
Patient sehr ehrgeizig ist, wenn Rivalität besteht oder wenn er
voller Neid ist gegenüber einem anderen Menschen, und wenn diese
Konstellation Ausdruck seines individuellen inneren Stresses ist?

MAASS: Sie meinen Neid und ähnliches als Reaktion auf stressende
Situationen?

BUCHHEIM: Ich denke an Neid auch als Ursache. Eine Neidsituation
z.B. kann unter gewissen Umständen zu einer inneren stressähnli-
chen Situation werden. Vielleicht kennen Sie die Untersuchung von
ZANDER zur Psychosomatik vom Ulcus duodeni, in der ein sehr interessantes psychosomatisches Modell aufgezeigt ist, das jetzt
allerdings nicht im Zusammenhang mit den Koronarerkrankungen zu
sehen ist.

MAASS: Ich habe das in meiner kurzen Einführung schon dargestellt.
Natürlich werde ich erst einmal versuchen, herauszufinden, ob diese Belastungssituation tatsächlich für den Patienten zum Problem
wird. Ob er vielleicht gerne empfindet oder vielleicht nicht
so gerne. Ich muß herausfinden, ob diese Situation bzw. diese Belastung häufig auftritt, zu häufig für den Patienten, zu intensiv
ihn auf der affektiven Seite beeinflußt, zu lange andauert, ihn
dauernd mit diesem Problem beschäftigt und ob körperliche Beein-
trächtigungen, Störungen der Arbeitsbeziehungen auftreten. Wenn
das der Fall ist, muß ich die Situation in der Verhaltensanalyse
in ihren Bedingungen - ich habe das skizziert: äußere, innere und
Verhaltensfaktoren - analysieren und dann muß ich weitersehen. Das
kann ich nicht auf so allgemeiner Basis beantworten.

ALTPETER: Jede Ihrer Methoden, die Sie genannt haben, ist sicherlich erwähnenswert, wichtig und erprobt. Sie haben sehr viele Methoden angeboten zur gleichen Zeit. Es geht nun darum, mit mehreren Infarktpatienten zur gleichen Zeit mit diesen vielen Methoden
zu arbeiten. Ich frage mich nämlich: Wie hält das ein Patient, der
vielleicht vor vier Wochen einen Herzinfarkt hatte, durch, ohne
massiv in Stress zu geraten und wie hält es der Therapeut durch,
der er alle vier Wochen dieses Programm zu bewältigen hat, ohne
in Stress zu geraten?

MAASS: Das zweite Problem ist hier schon diskutiert worden. Ich
sehe ein, daß hier der Zeitfaktor, bzw. die Verweildauer des Patienten eine große Rolle spielt. Auf der anderen Seite genügt es
nicht nur, - hier nehme ich den Gedanken von Herrn BUTOLLO wieder
auf -, die Bedingungen zu analysieren und nachher zu wissen, was
nun eigentlich los ist. Man muß alternative Verhaltensweisen anbieten bzw. trainieren, da sonst die ganze Intervention nichts
nützen wird. Meiner Meinung nach sollte man auch von diesen Punk-

ten, die ich aufgezählt habe, keinen auslassen, weil man damit
das gesamte Konzept einer Stressbewältigung gefährden würde.
Trotzdem stimme ich Ihnen zu, daß man auf Grund der zur Verfügung
stehenden Zeit Probleme bekommt. Dies ist ein Programm, das sehr
viel Einsatz verlangt, aber in diesem Falle würde ich vorschlagen,
daß in einer solchen Institution wie hier Mitarbeiter trainiert
werden, die einzelne Abschnitte dieses Trainings mitübernehmen
können, sodaß nicht nur ein Einziger die Gesamtbelastung in der
Arbeit trägt.

ALTPETER: Zusatzfrage. Haben Sie dann das Bewegungstraining, was
ja sicherlich auch wichtig ist, mit einbezogen in Ihr Programm
und ist das dann überhaupt noch möglich? Oder ist der Patient
rund um die Uhr psychologisch aktiv und wird also da trainiert.

MAASS: Zum Zeitaufwand: Dieses Programm ist in Kanada und in Amerika durchgeführt worden, und zwar mit Schmerz-Stressoren und mit
prüfungs- bzw. test-ängstlichen Schulkindern und mit impulsiven
und aggressiven Kindern und die Untersuchungen geben für diese
Art von Training eine Zeit von 10 - 15 Sitzungen, à 45 Minuten
denke ich mir. Das heißt, es wird immer wieder hervorgehoben, daß
dieses Lernen der Selbstinstruktionen sehr schnell geht.

VON FERBER, L.: Das Entscheidende an dem Trainingsprogramm scheint
mir zu sein, daß es sich auf wenige, den speziellen Patienten belastende Probleme und Situationen konzentriert und diese Situationen trainiert.

MAASS: Insofern könnte man das auf Belastungsprobleme einschrän-
ken.

THEORELL: Ich wollte nur drei Sachen sagen. Zuerst zu Herrn KÖNIG:
Ich verstehe, daß man als Kliniker bei einer Stress-Konferenz sehr
verwirrt wird, weil zunächst die Stressforscher darüber sprechen,
wie gefährlich Stress sei. Wir zeigen, daß der Blutdruck erhöht
wird und die Pulsfrequenz und Arrhythmien auftreten. Im nächsten
Moment sagen wir, daß wir Stress-Untersuchungen mit diesen kranken Menschen machen sollten. Und das paßt natürlich nicht gut zusammen. Kann man wirklich die psychosoziale Situation mit so einem kranken Menschen diskutieren? Ich habe Interviews mit 150 Patienten gemacht und habe über sehr viele schwere Probleme mit ihnen gesprochen. Im ganzen hat man natürlich eine Blutdruckerhöhung usw., aber nichts wirklich Gefährliches geschieht. Wir haben
hier soviel über Coping mit Stress gesprochen. Meine Bauarbeiter,
die wir prospektiv verfolgt haben, haben viel mehr Arbeitsprobleme
vor dem Infarkt gehabt als die anderen, die keine Infarkte entwickelten. Diese Probleme sind nicht nur subjektiv, sie sind sehr
reell. Und da muß man mit dem Arbeitgeber und den Kollegen des
Patienten diskutieren. Es ist nicht genug, nur mit dem Patienten
diese Sache zu diskutieren.

EGGER: Es wird insofern schwierig, das ganze Problem als unidi-
mensionales psychosoziales Phänomen zu behandeln, weil eine bestimmte Stress-Situation bei der gleichen Person unter den verschiedenen sozialen Rollenbedingungen, unter denen sie steht, unterschiedlich wirksam wird. Es kann eine konkrete Situation ein-

mal Stress bedeuten, einmal nicht. Wir treffen den Patienten fast ausschließlich in der Rolle des Kranken und diese Rolle zeigt natürlich niemals das ganze Spektrum seiner intra- bzw. interpersonalen Lebenssituation.

VON FERBER, CH.: Wie machen Sie das "Mit-dem-Arbeitgeber-Reden"? In der Bundesrepublik ist das ein großes Problem auf Grund der bestehenden Gewerkschaften - Arbeitgeberbeziehungen. Daher würde es mich interessieren, wie Sie dieses Problem in Schweden lösen.

THEORELL: Stress ist natürlich eine Sache, die man zuerst mit dem Patienten diskutieren muß. Viele Patienten wollen überhaupt nicht so eine Diskussion haben, besonders nicht mit dem Arbeitgeber. Das ist auch in Schweden ein Problem. Aber wenn man die Erlaubnis von dem Patienten bekommen hat, dann ist es sehr oft möglich. In Schweden gibt es heute mehr und mehr Interesse für solche Probleme an den Arbeitsplätzen und wir haben sehr viele Bewegungstherapeuten zum Beispiel, die an den Arbeitsplätzen arbeiten. Sie sind sehr an diesen Problemen interessiert und können auch viel tun.

BUTOLLO: Ich habe ein gewisses Unbehagen dabei, ich formuliere es überspitzt, wenn der Patient als Krisenträger zum Instrument für gesellschaftliche Beeinflussung wird. Man könnte das auch bei vielen anderen Krankheiten ähnlich formulieren, besonders aber bei psychischen Erkrankungen. Ich würde einfach dafür plädieren, daß, wenn über den Patienten eine Veränderung der Arbeitssituation angestrebt werden soll, dann soll das wirklich nur im Dienste dieses Patienten geschehen. Und wenn wir finden, daß eine Arbeitssituation objektiv schlecht ist und geändert werden soll, dann müßte es dafür einen anderen Kommunikationskanal geben. Und nicht über den Patienten. Ich bin jetzt nicht sicher, ob ich das klar genug ausdrücken konnte, was ich zum Ausdruck bringen wollte. Wenn der Arzt oder Psychologe, der den Patienten betreut, Einsichten bekommt, wie sich die Arbeitssituation im allgemeinen auf den Patienten auswirkt, dann ist er verpflichtet, das auch entsprechend zu veröffentlichen und zwar dort wo's gehört werden soll. Das ist der adäquate Weg. Das Veränderungsziel kann nicht über den Patienten durchgesetzt werden. Die Veränderung der indi- viduellen Arbeitssituation darf nur mit seiner Zustimmung angestrebt werden und nur dann, wenn wir wirklich wissen, daß es nicht schief geht. Ich denke hier an Gespräche des Arztes oder Sozial- arbeiters mit dem Arbeitgeber des Patienten.

VON FERBER, CH.: Ich möchte Herrn BUTOLLO zustimmen, allerdings mit der Einschränkung, daß es den zweiten Kommunikationsweg über die §§ 90 und 91 des Betriebsverfassungsgesetzes und über das Ar- beitssicherheitsgesetz im Prinzip gibt. Nur ist dieser Weg bisher nicht gebahnt, weil gesicherte arbeitswissenschaftliche Erkenntnisse, speziell arbeitsmedizinisch-sozialmedizinische Erkenntnisse, weithin noch fehlen. Dem Betriebsrat und dem Betriebsarzt mangelt es an gesicherten Grundlagen für eine gesundheitspolitisch erwünschte Gestaltung der Arbeitsplätze. Es steht zu hoffen, daß das Programm zur Humanisierung des Arbeitslebens uns Erkenntnisse bringen wird, um dann in dem von Ihnen genannten Sinne auch verändernd auf gefährdende Arbeitsplätze einzuwirken.

VON FERBER, L.: Daß es nur mit dem Patienten geschehen soll, ist auf jeden Fall zu fordern; nur das löst nicht das eigentliche Problem. Ursache der Streßsituation ist ja häufig die hohe Motivation des Patienten. Ohne eine intensive Psychotherapie wird es kaum möglich sein, die Motivation zu verändern.

HALHUBER: Da bin ich etwas optimistischer. Ich behaupte, daß in vielen Fällen sogar in 4 - 6 Wochen viel zu erreichen ist. Das ist nicht zuletzt gerade in den Gruppengesprächen durchaus zu erkennen. Dort, wo ich die Umwelt nicht ändern kann, muß ich meine Einstellung zur Umwelt ändern, d.h. wie einmal ein Bauarbeiter mir bei einem Patententreffen gesagt hat: "Ich hab's erfasst, worauf es euch ankommt, ich muß einen Götz-von-Berlichingen-Standpunkt bekommen". Und das ist schon ein Fortschritt.

VON FERBER, L.: Das ist leichter gesagt als getan, denn eine Verringerung der Leistungsmotivation schlägt sich auch in der Lohntüte nieder und verringert den Sozialstatus. Viele Arbeiter verdanken aber ihren hohen Status den Überstunden, die sie leisten.

HALHUBER: Und das ist eben nicht nur eine Frage der Gesundheitserziehung, sondern der gesamten Erziehung. Ich definiere "Rehabilitation" als die "bestmögliche Personalisation und Re-Sozialisation" des Behinderten. Er muß einsehen lernen, daß für ihn eine andere Wertordnung für die Zukunft notwendig ist, d.h. eine andere Rangfolge dessen, was ihm wichtig ist im Leben. Daß tatsächlich nicht die Überstunden und der Akkord im Vordergrund stehen sollten und daß er auch bei einem finanziellen Abstieg trotzdem das Leben noch lebenswert finden kann. Das scheint mir wenigstens in einigen Fällen realisierbar.

Strategien zur Adaption lernpsychologischer Psychotherapien an die Bedingungen in der Rehabilitation koronarer Herzerkrankungen

W. Butollo

Ich werde nicht über Details einer Intervention sprechen, sondern über eine Strategie. Ich möchte aber zuerst etwas vorausschicken: Einige Stadien unserer Diskussion gestern und heute haben deutlich gezeigt, daß wir Gespräche über die mögliche Bedeutung psychosozialer Stressfaktoren bei der Genese dieser Erkrankungen vielleicht noch über Jahrzehnte hinweg führen können, wenn wir nicht auch Untersuchungen dazu machen. Ich stimme mit vielen Diskussionsrednern - sozusagen der anderen Seite - damit überein, daß es bis heute nicht wirklich nachgewiesen ist, daß es sich hier um einen Kausalfaktor, um einen Bedingungsfaktor für diese Erkrankung handelt. Nicht nachgewiesen nach den Kriterien einer objektiven Wissenschaft. Und ich meine, daß wir uns nicht flüchten sollten in die Kritik an der Methodologie der objektiven Wissenschaften, sondern wir sollten den Nachweis versuchen.

Die Frage nach der Bedeutung von psychosozialen Stressfaktoren ist interessant, ihre Beantwortung wichtig. Man sollte sie daher auch untersuchen.

Zur Methodik, wie man das untersuchen kann, möchte ich nur ganz kurz sagen, daß Prospektivstudien doch wahrscheinlich zu aufwendig sein dürften. Die Methode der Wahl scheint eher die kontrollierte Interventionsstudie zu sein, in der hypothetische Ursachenfaktoren systematisch beeinflußt werden und der Effekt im Follow-Up beobachtet wird. Diese Veränderung der hypothetischen psychosozialen Ursachenfaktoren, - das ist eigentlich das Problem einer psychologischen Prävention und Rehabilitation.

Damit komme ich zu meinem eigentlichen Thema. Ich möchte auf
eine Paradoxie in der psychologischen Rehabilitation von Herzin-
fakt-Patienten hinweisen. Eine Paradoxie, die sich für mich folgendermaßen darstellt: Wir müssen zuerst einmal ein Ziel für die
psychologische Rehabilitation formulieren. Ist das Ziel die möglichst rasche Wiederherstellung des Patienten zu dem, was er früher war, oder ist das Ziel sowohl die Wiederherstellung seiner
physischen Fähigkeiten als auch die Veränderung der Lebensgewohnheiten des Patienten, sodaß gewisse Risikofaktoren von vorher nicht mehr wirksam werden können? Diese zwei Ziele in einer
kurzen Rehabilitationszeit zu schaffen, das scheint mir eben
sehr schwer. In einer diesbezüglichen Vorstudie wollten wir nicht
nur versuchen, den Patienten rascher wieder gesund zu machen,
sondern wir wollten ihm auch bessere Fertigkeiten vermitteln,
mit denen er in Zukunft mit seinen persönlichen Belastungssituationen besser umgehen kann.

Im psychologischen Bereich impliziert das allerdings, daß der
Patient überhaupt eine Art Krankheitseinsicht auch in diesem Bereich bekommt. Dies ist eine Voraussetzung dafür, daß er ein-
schlägige Angebote für Gruppen- und Einzelbehandlungen wahrnimmt.
Diese Behandlungen sind unter Umständen mit sehr belastenden
emotionalen Reaktionen verbunden. Viele organisch gesunde Menschen sind nicht imstande, bzw. bereit, diese Belastungen einer
Gruppentherapie ohne weiteres zu ertragen. Können wir jetzt dem
Infarkt-Patienten in der Rehabilitationszeit sowas zumuten? Und
ist er überhaupt bereit, das zu machen? Er ist zwar in dieser
Phase emotional sehr stark ansprechbar, aber es dominieren ganz
bestimmte Problembereiche, die nicht übereinstimmen mit unserem
hypostasierten Prä-Infarkt-Problembereich. Und das erscheint mir
die Paradoxie einer solchen tertiären Prävention in der Rehabilitation zu sein. Ich würde also trennen, Rehabilitation, im
Sinne einer Wiederherstellung des Zustandes vor dem Infarkt,
und tertiäre Prävention im Sinne einer Veränderung im Umgang mit
individuellen Belastungssituationen. Ich sehe also wenig Möglichkeit, in der kurzen Zeit der Infarktrehabilitation diese Paradoxie aufzulösen. Zu gegensätzlich sind die Ziele. Extremer formuliert bedeutet die Alternative: Soll ich die bisherigen patho-

genen Stressbewältigungsmechanismen des Patienten unterstützen
und so eine raschere emotionale Stabilisierung erzielen oder soll
ich die emotionale Unruhe verlängern um eine Änderung der Stress-
bewältigungs- (Angstabwehr-) Mechanismen und damit eine Persön-
lichkeitsänderung anstreben? Eine Rehabilitationsstudie, die
beide Aspekte berücksichtigt, sollte sich in der Anfangsphase
fast ausschließlich auf die aktuellen psychischen Probleme des
Patienten konzentrieren.

In einer fortgeschrittenen Phase würde dann versucht, eine Art
Prävention im Sinne eines Stresstrainings, eines Angstbewälti-
gungstrainings oder einer Selbsterfahrungsgruppe. Aber die Schwierigkeit dürfte sein, hier den Übergang von der einen Phase zur
anderen zu finden. Der Übergang müßte jeweils individuell festgelegt werden. Vor allem ist anzunehmen, daß diese Beruhigung
des Infarktpatienten nicht schön kontinuierlich verläuft, sondern
in Sprüngen, abhängig von irgendwelchen Außenvorgängen, Außen-
informationen.

Mir ist es wichtig, auf diese Diskrepanz zwischen Rehabilitation
und tertiärer Prävention hingewiesen zu haben, und ich will die
konkreten Interventionsstrategien hier nicht weiter schildern.

Diskussion

MASS: Ich verstehe die 2. Paradoxie nicht. Ich meine, wenn aktuelle Probleme, Belastungsprobleme, behandelt werden und diese Belastung im Training abgebaut wird, dann müßten diese Skills auch
schon Bestandteil dieses Trainings sein, weil man hofft, daß mit
diesen Fertigkeiten spätere andere Belastungssituationen auch bewältigt werden können.

BUTOLLO: Konkretes Beispiel: Der Patient hat Einschlafprobleme,
hat Angst in der Nacht. Das sind Probleme, die vielleicht erst
nach dem Infarkt aufgetreten sind und ihn aktuell stark beschäftigen. Wenn ich versuche, ihm jetzt Alternativen der Stressbewältigung zu vermitteln, die er nachher verwenden kann, so würde das
implizieren, daß schwelende Familienkonflikte oder andere persönliche Probleme aus dem Alltag in der Rehabilitation behandelt werden. Dazu hat der Patient in dieser Phase meiner Erfahrung nach
in den seltensten Fällen die "Nerven". Sie sind subjektiv nicht
vorrangig, nur unter emotionalem Aufwand zu bearbeiten, werden
vom Patienten daher eher abgelehnt.

VAITL: Mich würde noch interessieren, welche "skills" Sie meinen und welcher Zeitraum nötig ist, um diese "skills" auszubilden.

BUTOLLO: Es würde jetzt etwas ins Detail gehen, wenn ich das schildern würde. Aber ich könnte mir vorstellen, daß Belastungssituationen, die im Berufsleben auftreten und die dazu führen, daß die Erregungsreaktionen nicht zu einem "harmonischen" Ende führen, sondern zu einer Art chronischer Belastung. Diese könnten durch eine Änderung des inneren Sprechens, durch stressbezogene Selbstinstruktionen des Klienten, vielleicht auch durch eine Änderung der Einstellung besser verarbeitet werden. Das würde ihm dann vielleicht helfen. Es setzt jedoch auch beim Gesunden sehr viel Energie voraus, daß jemand ein solches Programm durchmacht und daher meine Skepsis für die Rehabilitation.

VAITL: Das würde praktisch bedeuten, daß ein solcher Patient zwei oder drei Jahre ein derartiges Programm mitmacht, daß die entsprechenden "skills" initialisiert und dann auf ihre Brauchbarkeit im Alltag hin getestet werden. Sind sie nicht ganz geeignet, müssen sie modifiziert und anschließend erneut getestet werden. Das ist meines Erachtens ein "processus usque ad aeternum", äußerst schwer durchzuführen, wenn man einmal die Kostenseite betrachtet. Ein Ausweg bestünde darin, dominante "skills" herauszuarbeiten und anzutrainieren, die einen sehr hohen Generalisationsgradienten haben, d.h. wenn sie eingesetzt werden, ändert sich in vielen anderen Verhaltensbereichen etwas in positiver Richtung. Um diese dominanten "skills" aber herauszufinden, bedarf es ebenfalls eines langen verhaltensdiagnostischen Prozesses. Aber man steht doch in der Rehabilitation und gerade auch in der tertiären Prävention unter enormem Zeitdruck. Ich weiß nicht, wie Sie dieses Problem praktisch lösen wollen.

BUTOLLO: Ich sehe den Widerspruch nicht. Ich sehe auch das Problem des Zeitdrucks hier als ein vorrangiges und in der Phase der Rehabilitation auch das Problem der Bereitschaft des Klienten, Dinge, die er im Moment nicht für vorrangig hält, zu machen. Aber es wäre zu überlegen, ob nicht eine andere Form der Nachbetreuung der Infarktpatienten nach der intensiveren Rehabilitation hier eine Lösung bringt. Ich denke daran, daß wir z.B. Angstpatienten, die die Therapie abgeschlossen haben, nicht einfach nach einer solchen Intensivbehandlung stehenlassen, sondern versuchen, eine Art nicht sehr teurer Nachbehandlung aufzubauen.

HALHUBER: Ich könnte mir vorstellen, daß nach dem schwierigen Start der Frührehabilitation, der sicher unter stationären Bedingungen leichter möglich ist, dann in den heute zunehmenden ambulanten Koronargruppen sehr wohl auch solche "skills" gelehrt werden können. Dafür gibt es heute durchaus schon Beispiele.

EGGER: Ich würde aus eigener Erfahrung durchaus dem zustimmen, was Herr BUTOLLO gerade ausgeführt hat. Die Schwierigkeit liegt aber in der Organisation der medizinischen und psychologischen Intervention in den Rehabilitationszentren. Natürlich wäre es günstig, zuerst auf die aktuellen psychischen Probleme der Rehabilitanten einzugehen, denn diese machen ja die psychische Realität des Patienten aus und determinieren seine Krankheitsverarbeitung. Es stehen jedoch nur vier bis acht Wochen für die stationäre Rehabilitation zur Verfügung. Diese vier bis acht Wochen müssen intensiv genützt werden und zwar unbedingt auch für Gesundheitstraining und Aufbau von notwendigen "skills". Es ist wichtig, zu sehen, daß die Patienten, die meist unter Leidensdruck stehen, wenn sie in diese Zentren kommen, im allgemeinen eine erhöhte Motivation aufweisen, erforderliche Verhaltensänderungen in Kauf zu nehmen, die dann sehr wohl im Sinne einer Verbesserung von Lebensqualität und Lebensquantität langfristig wirksam sein können. Ich glaube, daß es vorläufig nur die Möglichkeit einer Simultanbearbeitung von krankheitsbezogenen Ängsten und Gesundheitstraining gibt. Das heißt nicht, daß es so bleiben muß.

GNÄDINGER: Wir selbst sind schon froh, wenn nach den vier oder fünf Wochen, die so eine Gruppe besteht, bei Infarktpatienten überhaupt ein Gruppengeschehen zustande kommt. Wir machen jetzt seit dem letzten Herbst einen Modellversuch, daß wir interaktionelle Gruppen machen, und meist endet es damit, daß wir am Schluß sagen können: jetzt würde eigentlich ein Gruppengeschehen anfangen, jetzt ist überhaupt so etwas wie ein Gesprächsklima entstanden. Ich glaube, daß für diese Gruppenmethoden die Herzinfarktpatienten ganz besondere Schwierigkeiten bieten. Sie haben eine besonders hohe Rate von Konkurrenzverhalten, sind also besonders wenig bereit, sich nicht nur auf den Gruppenleiter oder den Arzt, sondern sich auch auf Mitpatienten zu beziehen und es sind ja Patienten, die sehr wenig Introspektion mitbringen, die ihre Abwehrmechanismen, vor allem die Angstabwehrmechanismen, einbringen und die nicht so schnell bereit sind, überhaupt über Stress als ein persönliches Phänomen zu sprechen. Ich glaube, daß es vielleicht noch einmal Gelegenheit gibt, daß wir diese Dinge noch weiter besprechen.

KÖNIG: Eine provokative Frage: Glauben Sie nicht, daß dies ein Hinweis dafür ist, daß die psychosoziale Situation für den Patienten, der schwer erkrankt ist, eine nur geringe Relevanz hat?

BUTOLLO: Ich kann da auch nur eindrucksmäßig darauf antworten. Ich glaube, daß es darauf ankommt, welche Aspekte der Persönlichkeit oder der emotionalen Reaktion wir dabei ansehen. Wenn es ein Unfall ist, der zu einer Verunsicherung über den körperlichen Zustand führt, kann ich mir gut vorstellen, daß es ähnlich ist. Herr GNÄDINGER hat die Abwehrmechanismen angesprochen. In der Lernpsychologie wird man sagen, daß die Vermeidungs- oder Angstbewältigungsstrategien atypisch festgefahren sind. Es könnte sehr wohl sein, daß durch eine Rehabilitation, die sich nur auf das Wiederherstellen des Patienten auswirkt, gerade diese atypischen Formen der Angst- und Emotionskontrolle sehr rasch wieder einstellen und eine spätere Intervention weniger wirksam wird.

Die Frage von Herrn KÖNIG möchte ich mit einer Einschränkung bejahen. Die psycho-soziale Situation ist für den so schwer erkrankten Patienten im Moment irrelevant. Genau dem entspricht mein Argument über die Paradoxie. Dieser Umstand erschwert die Rehabilitation, bzw. tertiäre Prävention besonders.

HALHUBER: Ich möchte meine persönlichen Erfahrungen, die übrigens von HACKETT, Massachusetts General Hospital in Boston, bestätigt werden*,so zusammenfassen: Zuerst braucht und will der Patient nach einem akuten Infarkt möglichst "ichferne" Information, weil ihn emotional belastende Gespräche ängstigen. Erst nach Wochen kann er Gruppendynamik ertragen.

KÖNIG: In meiner Frage war auch die Entstehung der Krankheit mit eingeschlossen. Ein kranker Mensch ist im akuten Stadium sehr mit sich selbst beschäftigt (das gilt auch für andere Krankheiten), darum bin ich skeptisch, daß man schon in Akutkrankenhäusern eine sinnvolle psychosoziale Arbeit bzw. Therapie leisten kann.

BUTOLLO: Das ist die Frage, um die wir jetzt schon seit zwei Tagen streiten. Und mein Statement ist: Es ist noch nicht bewiesen, die Evidenzen sind unterschiedlich verteilt. Wenn wir aber finden, daß es wichtig ist, die Frage zu beantworten - und daran sind ja vielleicht auch Sie interessiert -, dann müßte man die Frage untersuchen und, wie ich meine, am sinnvollsten mit einer Interventionsstudie und nicht mit einer deskriptiven Studie oder einigen Post-Faktum-Spekulationen. Seitens des Infarktpatienten, wiederum eindrucksmäßig formuliert, ist die Einsicht in die Bedeutung dieser Faktoren im allgemeinen eher gering. Es ist die Frage, ob hier nicht diese Einschätzung durch seine Form der Angst- und Emotionsbewältigung determiniert ist, also bereits das Ergebnis eines für die Infarktpatienten (oder eine Gruppe davon) typischen Angstabwehrmechanismus ist.

HALHUBER: Allgemein anerkannt sind doch heute folgende vier psychologische Reaktionsweisen des Infarktpatienten, des Koronarkranken überhaupt, einerseits die Angst und die Depression und andererseits als Abwehrmechanismus die Verleugnung und die Übermotivation. Alle vier genannten Reaktionsweisen geben uns außerordentlich viel zu schaffen. Wir müssen uns schon bei der Frühmobilisation und Bewegungstherapie mit dem Problem der Übermotivation (das wäre auch Typ A) und mit der Verleugnung auseinandersetzen. Können wir dem im Akutkrankenhaus ausweichen? Es ist nicht ein Psychosomatiker, sondern ein Kardiologe, Herr WEEDA in Leiden, der den Ausspruch getan hat: "Nach einem Infarkt sind mehr Probleme im Hirn als im Herzen."

---

* HACKETT, 1. Internationaler Kongress für kardiol. Rehabilitation Hamburg Sept. 1977, Verhandlungsbericht (Karger 1978).

Ein pragmatisches Kurzverfahren zur Reduktion spontaner affektiver Belastungen

J. Egger

Einleitung

Ich möchte von einigen Erfahrungen mit der sog. Kurzentspannung berichten, die ich bei der stationären Behandlung von Patienten mit Herz-Kreislauferkrankungen gemacht habe. Die zu beschreibende Vorgangsweise ist aus der Not entstanden und die Rechtfertigung, sie hier vorzustellen, liegt allein in den überwiegend positiven Anwendungsergebnissen bei der kurzfristigen Stressbekämpfung. Das Ausgangsproblem bestand in der raschen Kontrolle vieler psychischer bzw. psychovegetativer Störungen bei Herzkranken, um eine psychologische Exploration oder therapeutische Aktionen durchführen zu können, ohne daß der Patient stark sediert werden muß (letzteres verhindert meist eine aktive psychotherapeutische Arbeit mit bzw. Krankheitsverarbeitung durch den Patienten). Die seit der Herzkrankheit (v.a. Herzinfarkt) zumindest subjektiv verstärkt spürbaren Gefühlsschwankungen ("Psycholabilität") werden von den Patienten oft als "ich-fremd" und unangenehm erlebt und können den psycho-physischen Aufbau verzögern. Häufige Erscheinungen dabei sind: starke Erregung bei bestimmten TV-Sendungen oder bei Besuch von Angehörigen, spontan auftretende aggressive Tendenzen, Weinanfälle, plötzliche Herzangst, schlagartig auftretende intensive emotionale Belastung (Angst) bei der Blutabnahme, während der ergometrischen Leistungsprüfung und anderen Untersuchungs- bzw. Behandlungsmethoden, jäh auftretende massive Gefühle im Verlauf der Kontrolle von persönlichen Risikofaktoren (z.B. Verzicht auf Zigarette, auf Süßigkeiten oder Alkohol) usw.

Theoretische Basis

Das Stressgeschehen wird als ein von der Umwelt ausgehender Reiz
verstanden, der den Sympathikus und über den Hypothalamus und die
Hypophyse auch das inkretorische System (hauptsächlich die Neben-
nierenrindenaktivität) aktiviert. Diese Aktivierung des Organismus wird primär als psychogen konzipiert.

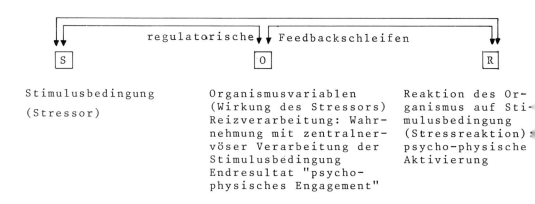

S	O	R
Stimulusbedingung (Stressor)	Organismusvariablen (Wirkung des Stressors) Reizverarbeitung: Wahr- nehmung mit zentralner- vöser Verarbeitung der Stimulusbedingung Endresultat "psycho- physisches Engagement"	Reaktion des Or- ganismus auf Sti- mulusbedingung (Stressreaktion): psycho-physische Aktivierung

Im Rahmen dieser (liberalen lerntheoretischen) Terminologie soll
nun ein Weg gefunden werden, in die beschriebene Ereigniskette
derart einzugreifen, daß nach Erkennung der Stimulusbedingung als
Stressor eine der Stressreaktion gegenregulatorische Aktivität
gesetzt werden kann. Diese Gegenreaktion soll mit der Stressreaktion inkompatibel sein.

Forderung an eine Durchbrechungsaktion dieses Prozesses

1. Eine Einflußnahme auf die Ereigniskette erfordert schnelles Erkennen von stressinduzierenden (affektiv belastenden) Umgebungs-
bedingungen von seiten des Individuums.

2. Die mit der Stressreaktion inkompatible Aktion muß sofort und
vom Individuum selbstgesteuert eingesetzt werden können, um der
psycho-physischen Stressreaktion zielgerichtet entgegenwirken zu
können.

3. Diese gegenregulatorische Aktion muß neben einer ausreichenden Praktikabilität auch eine genügende zeitliche Effizienz aufweisen, um Affektspitzen (und entsprechende Korrelate) coupieren und die Reizbedingung neu deuten zu können, damit einer Sympathikusdauererregung mit nachfolgendem gespannten Erschöpfungszustand vorgebeugt werden kann.

Methode

Es sind viele gegensteuernde, mit der Stressreaktion unvereinbare Aktionen denkbar; z.B. auf chemotherapeutischer Ebene (Tranquilizer, ß-Rezeptorenblocker...), auf physikotherapeutischer Ebene (Massage, Bäder...) oder auf psychotherapeutischer Ebene. Unter Berücksichtigung der o.a. Forderungen haben sich die übenden Psychotechniken zur Entspannung wie Progressive Relaxation (Muskelanspannung / Muskelentspannung) und autogenes Training (Autosuggestion) hervorragend bewährt. Auch die sog. Kurzentspannung entspringt diesen beiden Verfahren.

Vorgangsweise

A. Abschätzung der Stressgefährdung durch psychosomatisch orientierte standardisierte Testverfahren und psychologische Exploration. Weitere Information zur Umweltreizverarbeitung durch Verhaltensbeobachtung (teilnehmende Beobachtung) der Patienten in den Therapien. Aufdecken von Mechanismen, die zur Überforderung der Erlebnisverarbeitung führen, Erkennen von ineffizienten Strategien und Feststellung von Häufigkeiten und Kontingenzen. Gegebenenfalls Einleitung diesbezüglicher therapeutischer Aktionen (Empfehlung des AT, Gruppenpsychotherapien, Psychopharmaka ...).

B. Bei Vorliegen bestimmter aktueller bzw. akuter affektiver Belastungen wegen ineffizienter Stressverarbeitungsmechanismen wird der Einsatz der Kurzentspannung vorgeschlagen:

a) um eine Technik zu erwerben, die noch vor den anderen therapeutischen Interventionen wirksam werden kann,

b) für Patienten, die sich für das AT und andere psychotherapeutische Arbeit nicht geeignet fühlen oder diese strikt ablehnen, und

c) ganz allgemein die Eigeninitiative für stressabschirmende Aktivitäten zu fördern.

Die wichtigsten Techniken der Kurzentspannung:

1. Hochziehen der Schulter, kurzes Anhalten des Atems, plötzliche Lockerung und Fallenlassen der Schulter, gleichzeitiges tiefes Ausatmen mit anschließender Herstellung einer ruhigen Atmung bei allg. lockerer Körperhaltung. Möglichst Nichtbeachtung von Umweltreizen. Alle diese Aktionen werden mit entsprechenden (autosuggestiven) Kommandos unterstützt: FEST - SCHULTER SCHWER - RUHIG - ATMUNG RUHIG UND REGELMÄSSIG - - MIR IST DAS GLEICHGÜLTIG / ICH SCHAFF´DAS SCHON / MIR KANN NICHTS GESCHEHEN / ICH GEH EINFACH WEG ...

2. Es werden die Hände zu Fäusten geballt und die Arme ruckartig an den Körper gepreßt, der Atem kurz angehalten, danach plötzliche Entspannung bei gleichzeitigem Wegschleudern der Arme nach vorne unten, dabei tiefes Ausatmen mit nachfolgender fließender Atmung bei allg. entkrampfter Körperhaltung. Aufrechterhaltung dieses Zustandes bis zum Abklingen der Erregung; bei prophylaktischem Einsatz: Aufrechterhaltung dieses Zustands bis zur subjektiven Kontrolle der stressinduzierenden Situation. Sonst wie oben.

3. Kombination von 1. und 2.

C. Rückmeldung über Erfolg oder Mißerfolg beim Einsatz dieser Technik. Bedingungsanalyse. Individuelle Anpassung der Strategie an die Eigenheiten des Erlebens und Verhaltens des Patienten.

D. Motivierung zu weiterführenden und langfristig konzipierten Methoden zur Bewältigung stressinduzierender Umweltbedingungen

(AT, Progressive Relaxation, Biofeedback, Verhaltensmodifikation,
umweltverändernde Aktionen, Chemotherapie ...).

Ergebnis

Bisher liegen Erfahrungen mit der Kurzentspannung bei rund 100
Patienten vor. Wichtigstes Ergebnis: Vermittlung der Einsicht der
Manipulierbarkeit von Stressgeschehen. Positive Erfolge im Sinne
eines schnellen Abbaus momentan auftretender psychischer Altera-
tionen sind in etwa 3/4 der Fälle zu verzeichnen. Dabei muß berücksichtigt werden, daß oft ähnliche Strategien zur Affektbewäl-
tigung bei einem Teil der Patienten schon vorgegeben waren aber
meist nicht kontrolliert eingesetzt wurden. Weiteres: Vor allem
introvertierte Persönlichkeiten bzw. repressor-Typen konnten
jetzt meist innere Spannungen nach außen ableiten, was zu einer
spürbaren Erleichterung führte. Latente Stressreaktionen waren
nur dann abbaubar, wenn der Patient parallel oder in der Folge
adäquate Strategien (Selbstkontrollverhalten, Selbstinstruktionen ...) dafür aufbauen konnte und seine stressinduzierenden
(psycho-sozialen) Reizbedingungen wahrzunehmen imstande war. In
vielen Fällen wirkt die erfolgreiche Kurzentspannung lediglich
als Initialzündung für weitere Eigenaktivitäten zur Stressbewältigung. Dies gelingt im allgemeinen umso besser, je weniger manifeste neurotische oder psychotische Zustandsbilder der Patient
aufweist. Die Kurzentspannung löst kaum psychosoziale oder psychische Konflikte (sie ist primär eine Anpassungsstrategie), sie
ermöglicht aber im allgemeinen das Beherrschen unangenehmer psychischer oder physischer Belastungen durch Sprengung des eingangs
beschriebenen Stress-Mechanismus und kann weiters zum Erwerb umfassender und intensiver Strategien zur Stressvermeidung bzw.
Stressbewältigung motivieren (Veränderungsstrategien für eine
psycho-soziale Neuorientierung).

Literatur

BERNSTEIN, D.A. & BORKOVEC, T.D.: Entspannungstraining. Handbuch
der progressiven Muskelentspannung. München: Pfeiffer 1975

EGGER, J.: Psychologische Aspekte zu Atmungsfehlhaltungen. Bio
med 7/8, 32 - 38, 9, 14 - 17 (1977)

HARTL, O.: Beitrag von Stressfaktoren zur Inzidenz und Rehabilitation von Herzinfarkten. Beiträge zur Sozialforschung Bd. 10,
Linz 1976

SCHULTE, D., (Hrsg.): Dia gnostik in der Verhaltenstherapie.
München: Urban & Schwarzenberg 1976

SCHULTZ, I.H.: Das autogene Training. Konzentrative Selbstentspannung. Stuttgart: Thieme 1973

Voraussagekraft von Stresstests und Prüfung der Wirksamkeit präventiver Maßnahmen in epidemiologischer Sicht

F. H. Epstein

Ich möchte versuchen, nicht vom Hundertsten ins Tausendste zu kommen, sondern eher vom Tausendsten ins Hunderste. Es scheint mir, daß Stress kardiovaskuläre Koronarkrankheit auf drei Weisen beeinflussen könnte. Es gibt erstens einen direkten Einfluß auf Myokard und Arterienwand, z.B. durch Katecholamine, zweitens einen Einfluß auf Risikofaktoren. Da denkt man besonders an den Einfluß von Stress auf Blutdruck, wie das Herr SCHAEFER und Frau BLOHMKE so sehr eindrücklich in ihrem neuen Buch besprochen haben, und drittens kann Stress Bedeutung haben dadurch, daß er das Verhalten beeinflußt und insbesondere gesundheitsfördernde Lebensgewohnheiten blockiert. Ich möchte jetzt auf die direkten Zusammenhänge von Stress auf die Koronarkrankheit spezifisch kommen und auf die grundlegende Frage Bezug nehmen, ob Stress eine kausale Beziehung zur Koronarkrankheit hat. (Abb. 1)

Das sieht etwas kompliziert aus, aber bevor wir zum Thema Stress kommen, möchte ich das Prinzip erläutern. Wir gehen von 1000 Männern mittleren Alters aus. 100 von diesen 1000 Männern werden innerhalb der nächsten 10 Jahre eine Koronarkrankheit entwickeln. Wir fragen uns: Wie können wir voraussagen, welche von diesen Männern am anfälligsten sind. Die beste, voraussagekräftigste Methode ist die sog. multiple logistische Funktion, mit deren Hilfe es möglich ist, von diesen 1000 Männern 1/5 (200) zu identifizieren, bei denen sich in den nächsten 10 Jahren mindestens 40 Fälle von Koronarkrankheit entwickeln werden. Das heißt, daß die Voraussagekraft (VK+) von einem positiven Test 40/200, also 20 %, ist ungefähr 3 x mehr als bei einem negativen Test (60/800); das sind

Neue Fälle von Koronarkrankheit innert 10 Jahren:

	Total
In Q_5	40
In Q_{1-4}	60
Total	100

Q : Quintile der Risikofunktion

	Mit "X"	Ohne "X"	Total
In Q_5	15	25	40
In Q_{1-4}	25	35	60
Total	40	60	100

Verteilung der Fälle in der Bevölkerung nach Risikofaktoren:

	Test+: In Q_5	Test-: In Q_{1-4}	Total
Neue Fälle Ja	40	60	100
Nein	160	740	900
Total	200	800	1000

	Test+: Mit Q_5 oder X	Test-: Weder Q_5 noch X	Total
Neue Fälle Ja	65	35	100
Nein	285	615	900
Total	350	650	1000

Sensitivität: 40% VK+ : 20%
Spezifizität: 82% VK- : 7,5%
Risikoquotient : 2,7

Sensitivität: 65% VK+ : 18,6%
Spezifizität: 68% VK- : 5,4%
Risikoquotient : 3,4

Abb. 1. Voraussagekraft (VK) von Risikofaktoren: Potenzierungs-möglichkeiten (s. Text)

natürlich willkürliche Grenzwerte, die nützlich sind und das
Prinzip illustrieren. Das ist das Beste, was man heute in Bezug
auf Koronarkrankheit erreichen kann und wie Sie wissen, sind bei
weitem die wichtigsten Faktoren, die auf Grund dieser multiplen
logistischen Funktion Voraussagekraft haben, Serum-Cholesterin,
Blutdruck und Rauchen.

Ich glaube, es gibt bei keiner anderen chronischen Krankheit die
Möglichkeit, mit einer solchen Wahrscheinlichkeit Gefährdete zu
identifizieren und vorauszusagen, wer am wahrscheinlichsten krank
werden wird. Darin liegt natürlich die Möglichkeit der Prävention
denn das sind die Männer, die die Prävention am nötigsten haben.
Jetzt kommen natürlich die Gegner der Risikofaktoren-, wie sie
sagen, -Hypothese, denn ich glaube, es ist heutzutage mehr als
eine Hypothese und sie sagen: 'Ja, was ist mit den 160, die nicht
koronarkrank werden.' Vielleicht haben Sie ein Editorial in dem
British Medical Journal (21. Mai 1977) gelesen, wo in einem Bericht über eine kürzliche Tagung in England gesagt wird, daß die

Risikofaktoren, d.h. Cholesterin, Rauchen und Blutdruck, keine
kausale Beziehung zu der Krankheit haben könnten, weil so viele,
wie man sagt, falsch positive Resultate gezeitigt werden. Das ist,
glaube ich, ein Fehlschluß. Aber nehmen wir an, daß das richtig
wäre und versuchen wir, wie man die Voraussagekraft von diesem
positiven Test verbessern kann, mit anderen Worten, diese Zahl
von 40 zu erhöhen. Nehmen wir an, daß es einen Test geben würde,
sagen wir einen Test für psycho-soziale Faktoren oder sagen wir,
wie ich später zeigen werde, Typ A und B, oder vielleicht einen
Faktor in Bezug auf thrombogene Tendenz oder vielleicht die aktuellen high density lipoproteins. Sagen wir, dieser positive Test
hat auch eine Häufigkeit in der Bevölkerung von 20 % und eine Voraussagekraft ähnlich wie die von Cholesterin, Blutdruck und Rauchen. Natürlich durch Zufall allein kommen verschiedene dieser
Fälle bei den gleichen Personen vor, manche Personen haben zu
gleicher Zeit einen positiven Test Q_5, wie hier gezeigt wird, oder
einen positiven Test X oder beide, d.h. 350. Wir nehmen an, daß
der Test Q_5 und Test X nicht korreliert sind. Jetzt haben wir 65
der 100 Fälle mit einem positiven Test Q_5 oder X, aber erstaunlicherweise ist die Voraussagekraft von einem positiven Test kaum
anders als vorher. Das war für mich ziemlich verblüffend. Der
Grund ist im Rückblick offensichtlich, denn man erhöht nicht nur
den Nenner, sondern auch den Zähler. Aber in Bezug auf Kausalität,
und das ist das Wesentliche, sind jetzt nicht weniger als 2/3 der
neuen Fälle 'erklärt', durch die Risikofaktoren, die in Test Q_5
und X einbezogen sind. Wenn ein so großer Prozentsatz der neuen
Fälle einen solchen positiven Test aufweist, ist höchstwahrscheinlich die Beziehung zwischen dem Test und der Krankheit zu einem
hohen Grade kausal, obwohl die Voraussagekraft nicht verbessert
wurde. Was verbessert wurde, ist die Greifbarkeit der Prävention.
Wenn im ersten Fall 20 von 40 (50 %) der Fälle in Q_5 verhindert
werden könnten, würden alle Fälle von 100 auf 80 verringert, also
eine Reduktion durch präventive Maßnahmen von 20 %. Wenn man auch
in Bezug auf den Faktor B intervenieren würde, fände eine wesentlich größere Verringerung des Krankheitsrisikos statt, d.h. die
Greifbarkeit präventiver Maßnahmen wäre wesentlich größer. Also,
obwohl die Voraussagekraft von diesem Test, der für eine hohe An-

zahl der Krankheitsfälle verantwortlich ist, durch diesen neuen
X-Faktor nicht verbessert würde, wäre die Möglichkeit der Prävention bei Einbezug des Faktors X viel größer (Abb. 2).

Inzidenz : p.1000 p. 8.5 Jahre	Typ A	Typ B
Alle Männer	89	42
Männer in Q_5	197	110

Q_5: Oberste Quintile der multiplen
logistischen Funktion

*Abb. 2. Verhaltenstyp und Voraussage der Koronarkrankheit (Männer
39 - 49 Jahre). Daten berechnet auf Grund des Artikels über die
Western Collaborative Study, Abb. 3, Circulation 53, 348 (1976)*

Das nächste Diagramm ist ein Beispiel vom ROSENMAN - FRIEDMAN-Test
Typ A und B. Die Zahlen in diesem Dia und im nächsten habe ich
aus den Angaben in dem letzten Artikel dieser Gruppe ausgerechnet. Selbst wenn man Blutdruck, Serum-Cholesterin und Rauchen in
der Analyse kontrolliert, besteht kein Zweifel, daß Typ A unabhängig von Cholesterin, Blutdruck und Rauchen ein etwa doppelt so
hohes Risiko hat als Typ B, dies trifft zu auf alle Männer und
diejenigen im obersten Fünftel der Risikofunktion, welche Cholesterin, Blutdruck und Rauchen einbezieht. Das nächste Dia zeigt,
was geschieht, wenn man einen Verhaltenstyp in die Voraussage
durch die Risikofunktion nicht einbezieht bzw. einbezieht (Abb.
3). Wir können nun die gleiche Rechnung vornehmen wie in dem 1.
Dia. Die Vorraussagekraft von einem positiven Test, ob Typ A und
B einbezogen ist oder nicht, ist ungefähr gleich, 15 % und 17 %.
Also wiederum ist die Vorraussagekraft eines Tests, der einen
neuen Faktor einbezieht, nicht verbessert. Wie aus der Besprechung
des 1. Dias hervorging, bedeutet dies nicht, daß kein kausaler Zusammenhang zwischen diesem neuen Risikofaktor und der Krankheit
besteht, denn ein bedeutend höherer Prozentsatz der Krankheit wird

Neue Fälle (8.5 Jahre)	Verhaltenstyp nicht inbegriffen*		Verhaltenstyp inbegriffen**		Total
	Test+ (Q_5)	Test- (Q_{1-4})	Test+ (Q_5)	Test- (Q_{1-4})	
Ja	30	35	34	31	65
Nein	170	765	166	769	935
Total	200	800	200	800	1000

Sensitivität % :	46	(30/65)	52	(34/65)
Spezifizität % :	82	(765/935)	82	(769/935)
Voraussage- kraft % Test+ :	15	(30/200)	17	(34/200)
Test- :	4.4	(35/800)	3.9	(31/800)
Risikoquotient :	3.4	(15/4.4)	4.4	(17/3.9)

Q : Quintile der multiplen logistischen Funktion

Abb. 3. Verhaltenstyp und Voraussage der Koronarkrankheit (Männer 39-49 Jahre). Daten berechnet auf Grund des Artikels über die Western Collaborative Study, Circulation 53, 348 (1976).
* berechnet aus Abb. 2; ** berechnet aus $\overline{Abb}$. 3

"erklärt" durch Einbeziehung des Tests A / B im Vergleich zu der Situation, wo dieser Test nicht einbezogen wird.

Die nächste Frage nach der Erfolgskontrolle ist, wie man beweisen könnte, daß Beeinflussung der Risikofaktoren (Rauchen, Cholesterin und Blutdruck und psychosozialer Faktoren) wirklich zu einer Risikoreduktion führen würde. Und ich glaube, daß man es sich auf Grund der jetzigen Erfahrungen mit den großen Interventionsstudien - wie z.B. MRFIT -, die Herr HEYDEN erwähnt hat, sehr überlegen würde, eine neue große Interventionsstudie zu wagen. Sie würde mindestens 10.000 Personen, die man vier oder fünf Jahre lang beobachten müßte, erfordern und die logistischen Probleme, besonders bei psychologischer Beeinflussung, wären enorm. Die naheliegendste Interventionsstudie, wie Herr BUTOLLO es bereits angedeutet hat, wäre ein Versuch, in welchem man die Zwischenstufe untersuchen würde, d. h. eine Studie, in welcher man durch Behandlung, Verminderung, Bewältigung von Stress feststellen würde, welche Verhaltensänderungen dadurch bewirkt werden und welche Änderung in Re-

aktionen, die mit dem Verhalten verknüpft sind, damit parallel
gehen. Das wären sehr wichtige Studien, bei welchen Vergleichs-
gruppen notwendig sein werden. Abgesehen von solchen Studien
scheint mir, daß man anfangen sollte zu denken, wie man Methoden
der Stresskontrolle, der Stressbewältigung in Präventivstudien in
der Bevölkerung ("community prevention") einbauen könnte. Je mehr
die Probleme mit groß angelegten Interventionsstudien realisiert
werden, desto mehr wendet sich das Interesse den sogenannten
"comprehensive cardiovascular community control programs" zu, die
jetzt von der WHO befürwortet und unterstützt werden. In solchen
Studien wäre es zwar nicht möglich, festzustellen, ob Stressbe-
handlung unabhängig von der Behandlung anderer Risikofaktoren
präventive Wirkung hätte, aber man könnte maximal alle Möglichkeiten einsetzen, die Bürde dieser Krankheit in der Bevölkerung zu
reduzieren. Solche Studien wären auch realistisch im Hinblick auf
die Tatsache, daß sich ja die ökologischen Wechselwirkungen zwischen Mensch, Umwelt und Gesellschaft in einem solchen weiteren
Lebenskreis, also in einem Gemeinwesen, abspielen. Übrigens läuft
in der Schweiz in vier Gemeinden ein nationales Forschungsprogramm
an, wobei in Betracht gezogen wird, auch Faktoren, die mit dem
Verhalten in Beziehung stehen, in die Intervention einzubauen.
Eine solche Einschaltung von Interventionsmethoden, die sich auf
Verhalten beziehen, würde gewiß auch die Möglichkeiten der Gesundheitserziehung in der Bevölkerung verbessern.

Zusammenfassend würde es mir scheinen, daß die Prävention gleichzeitig und gleich-wichtig zwei Zielsetzungen haben müßte. Eine
Zielsetzung würde sich auf die ganze Bevölkerung beziehen. Deshalb
hatte ich so sehr gehofft, daß Herr SCHAEFER vor mir sprechen würde, denn ich glaube, das war das Thema, das er vielleicht ansprechen wollte: Wie kann das psychosoziale Klima in der Bevölkerung,
in dem Kreis, in dem der Mensch lebt, verbessert werden? Zur gleichen Zeit sollte ein Schwerpunkt auch auf individuelle Therapien
und auf Gruppentherapien gelegt werden. Ich glaube, daß nur durch
eine parallele Attacke, durch individuelle und Gruppentherapie wie
auch Programme, die sich auf die ganze Bevölkerung beziehen, es
möglich sein wird, das Problem dieser tatsächlichen Volksseuche
zu bewältigen und Modellprogramme durchzuführen, auf Grund welche

schließlich Methoden, die in relativ kleinen Bevölkerungsgruppen möglich sind, dann auf das ganze Land ausgebreitet werden können.

Diskussion

BUTOLLO: Ich möchte an diesen letzten Ausblick anknüpfen. Da ging es um die Gegenüberstellung von Prävention als generelle Gesundheitserziehung für die Gesamtbevölkerung einerseits und als Risikodiagnostik mit spezifischer, individueller Betreuung andererseits. Bei der generellen Gesundheitserziehung gibt es solange kein Problem, als nicht ein Falscher die Information bekommen kann. Beim Rauchen sehe ich keine Gefahr, daß durch Aufklärung ein Schaden bewirkt wird. Bei den Essgewohnheiten ist es schon nicht mehr ganz so klar. Aber wenn Sie an Stressbewältigung, an Stress-"Coping" denken, könnte es sein, daß Menschen, die sich gerade durch besonderes Vermeiden von Stress-Situationen auszeichnen - ich denke wieder an die große Gruppe der unter Angst leidenden Menschen, die sehr stark durch Vermeiden die Angst zu bewältigen versuchen -, da kann es einfach sein, daß hier eine andere Extremgruppe durch eine im allgemeinen richtige, für ihre spezielle Problematik jedoch falsche Information verstärkt wird. Wir tendieren heute dazu, z.B. beim Angstpatienten, eben Konfrontation mit Stress zu forcieren und nicht das Gegenteil. Ich will damit nur erwähnen, daß bei so generellen Belehrungen eventuelle differentielle Indikationen zu bedenken sind, ob also nicht irgendeine andere Gruppe als die, die ich als Zielgruppe sehe, auf die Information falsch reagiert.

EPSTEIN: Das ist absolut richtig und ich glaube, daß man sich in bezug auf Stressbewältigung vielmehr in einer "terra incognita" befindet als z.B. beim Rauchen. Ich persönlich denke, daß bei der Ernährung die Frage nicht so problematisch ist, wie Sie sie angedeutet haben. Aber wenn jemand raucht, dann muß man einfach kategorisch sagen, Rauchen ist schlecht und man muß aufhören. Ein Stressbewältigungsprogramm sollte man nicht mit einer solchen kategorischen Intensität an den Mann bzw. an die Frau bringen

Man soll eher ganz vorsichtig vorwärts tasten und zuerst Menschen, die selbst das Bedürfnis nach solcher Therapie haben, ansprechen und ihnen die Initiative überlassen, anstatt mit großem Paukenschlag und Fanfaren ein großes Anti-Stress-Programm in der Gemeinde loszulassen. Ist es das, was Sie beunruhigt? Ich glaube jedoch, wenn man das mit Bedacht und Vorsicht macht und wenn man versucht, Menschen anzusprechen, die Hilfe wollen und die zufriedener sein möchten, daß dann die Gefahr minimal wäre.

VON FERBER, CH.: Zu dem letzten eine Frage: Ich habe das Gefühl, daß während der ganzen Diskussion über den psychosozialen Stress in unserem Kreise eine Voreingenommenheit in der Weise besteht, daß wir immer nur nach der Bedeutung für koronare Herzkrankheiten gefragt haben. Ihre letzte Bemerkung hat mich daher stutzig gemacht. Angesichts der vielen psychosomatischen Krankheiten, ja auch angesichts der psychosozialen Begleitsymptomatik der verschiedensten Krankheiten, an denen man nicht stirbt, wird man kaum

behaupten können, die Frage der Stressbewältigung sei weniger
wichtig als die Frage der Raucherentwöhnung. Ich meine, hier müssen wir doch die Gewichte etwas anders setzen. Wir können nicht
immer nur auf die Mortalitätsraten schauen, die zu Lasten der koronaren Gefäßkrankheiten gehen, sondern wir müssen uns auch an
dem orientieren, was an Frühinvalidität, an Krankheit und Krank-
heitsbewältigung sonst in unserer Gesellschaft da ist.

Seit einiger Zeit bemühen sich bei uns in der Bundesrepublik die
Versicherungsträger darum, die Akzente anders zu setzen. Aus deren
Sicht steht das Problem der Krankheiten des "rheumatischen Formen-
kreises" ganz im Vordergrund. Von diesen Krankheiten haben eine
ganze Reihe natürlich auch psychosoziale Hintergründe aus der Ar-
beits- und Leistungsorganisation. Die zahlenmäßige Bedeutung dieser Krankheiten, auch die durch sie verursachten Kosten, ist größer als die der Herz-Kreislaufkrankheiten.

EPSTEIN: Ich bin sehr froh darüber, daß Sie das gesagt haben, denn
das ist ganz meine Ansicht und das ist für mich persönlich ganz
besonders traurig, daß unsere große Studie in einer ganzen Gemeinde in Amerika nicht zu Ende geführt werden konnte. Denn das end-
gültige Schwergewicht bei dieser Studie lag nicht nur bei der Koronarkrankheit, sondern auf Krankheit und Gesundheit im allgemeinen, und es war - glaube ich - die einzige Langzeitstudie, in der
das versucht wurde. Das Argument ist, zumindest als Modell, zuerst
zu versuchen, was man in bezug auf die Koronarkrankheit tun kann,
denn das Wissen über Risikofaktoren bei der Koronarkrankheit ist
viel fortgeschrittener als bei anderen Krankheiten. Wenn man auf
präventiver Ebene andere Krankheiten, z.B. rheumatische Krankheiten, einbezieht, hat man viel weniger Boden unter den Füßen, ist
das nicht richtig? Aber das Endziel ist ganz sicher und hoffent-
lich das, was Sie sagen!

GNÄDINGER: Mit Bedauern sehe ich als Psychologe an der Klinik Höhenried unsere Tagung ihrem Ende zugehen; mit Beunruhigung frage
ich Sie: Was wird uns von der Tagung zurückbleiben? Ich denke an
die Patienten und an die Arbeit mit ihnen. Sind wir denn nicht zu-
sammengekommen, um bei dieser schwierigen und zur Zeit noch etwas
konfusen und nicht so recht befriedigenden Arbeit bei der Reduzierung und Bewältigung von Stress wieder etwas voranzukommen? Das
Anliegen ist drängend. Bedrängt sind wir. Wir helfen uns durch
Aktivität, durch gemeinsame Aktivität. Wir mobilisieren uns
selbst, die Fachwelt, die Politiker, die Öffentlichkeit. Uns
selbst kann eine solche Tagung, das ist meine Erfahrung, durch
Rückwirkung der Bewegung aktivieren.

Wäre es nicht denkbar, daß die gestressten Koronarkranken für sich
selbst aktiv würden? Wer ist denn besser motiviert, Aufklärungs-
und Öffentlichkeitsarbeit zu leisten als der, der durch Unwissen-
heit, Vorurteil und Fehlhaltung koronar erkrankt ist?

Beunruhigt bin ich durch die Passivität der Patienten. Ihre Lebensgewohnheiten sind oft längst fixiert, wenn es zum Manifestwer-
den der Krankheit, etwa zum Infarkt kommt. Die manifeste Krankheit
ist das Resultat einer langen Entwicklung. - Herr HEYDEN will im
großen Stil Patienten erziehen, vielleicht werden wir bald noch
weiter ausgreifen müssen: Wir werden vielleicht bald dazu kommen,

Gesundheitserziehung nicht als eine innermedizinische, sondern als eine medizinisch-gesellschaftspolitische Aufgabe zu definieren: als Aufgabe - um es provokatorisch zu sagen -, die Gesellschaft in Teilbereichen zu verändern.

Beim Risikofaktor Rauchen beispielsweise sehen wir eine Einstellungsänderung, die immer weitere Teile der Bevölkerung erfaßt. Viel tiefgreifender als Nichtrauchen sind die Einstellungsänderungen und Umwertungen, die unsere Gesellschaft vollziehen muß, um auf dem Weg der Stress-Reduktion voranzukommen. - Das Aufkommen der koronaren Herzkrankheiten steht im Zusammenhang mit gesellschaftlichen Veränderungen der letzten zwei Generationen. Das Phänomen "Stress", wie es sich heute darstellt und so wie es den Gegenstand unserer Tagung bildet, ist durch gesamtgesellschaftliche Entwicklungsprozesse entstanden. Es kann nur verschwinden durch gesellschaftliche Prozesse - ich denke, durch Rückbildung der gesellschaftlichen Ursachen des Stress.

BRUNNER: Gibt es einen eindeutigen Nachweis, daß bei Patienten nach einem Myokardinfarkt durch irgendeine Form der Psychotherapie, Gruppentherapie, autogenes Training irgendeine Veränderung der re-infarction-rate oder der Mortalität zu erzielen ist?

Gibt es einen Nachweis, daß durch Psychotherapie bis jetzt irgendeine Besserung erzielt wurde?

EPSTEIN: Das ist genau das Problem. Ich zweifle an der Möglichkeit, eine Präventivstudie durchzuführen, die das statistisch sichern kann.

VON EIFF: Wir haben Beobachtungen gemacht über den Einfluß der Psychotherapie auf Hypertonie und da hat sich gezeigt, daß die Psychotherapie für die Dauer der Behandlung zu Blutdruckveränderungen führen kann, die sofort nach Beendigung der Psychotherapie wieder verschwanden, und daß lediglich subjektive Symptome länger anhaltend gebessert wurden.

BUTOLLO: Psychotherapie ist nicht Psychotherapie. Es gibt viele Varianten, die dem Infarktproblem unterschiedlich angemessen sein dürften. Aber die Frage ist nicht untersucht. Mir ist nicht bekannt, daß das wirklich systematisch untersucht worden ist. Notwendig wäre es zweifellos. Nur so kann dieses Thema aus dem Bereich spekulativer Behauptungen einer rationalen Diskussion zugeführt werden.

THEORELL: RAHE* hat eine Studie gemacht, die klein war, aber doch zeigte, daß man Effekte von Informationsgruppenbehandlung messen kann. Er hatte zwei Gruppen - eine Gruppe, die die normale Poliklinikbehandlung bekam und eine andere Gruppe, die dazu auch Gruppentherapie bekommen hatte. Da hat man gesehen, daß nach einem Jahr mehr Re-Infarkte und auch mehr Todesfälle in den unbehandelten Gruppen waren. Das war statistisch signifikant, aber die Zah-

---

* RAHE, R.H.: Liaison psychiatry on a coronary care unit. Journal of Human Stress $\underline{1}$, 13 (1975).

len waren klein. Das war ein erster Ansatz. Wahrscheinlich gibt es Gruppen, die mit diesem Problem arbeiten.

VON FERBER, CH.: Ihre Frage, Herr BRUNNER, unterliegt der Suggestion der Methode. Ich würde hier ganz provokativ die Thesen vertreten, daß die Beeinflussung bestimmter, bekannter Risikofaktoren nicht ohne eine entsprechende psychosoziale Beeinflussung erfolgreich sein kann. Das beste Beispiel hierfür scheint mir das Höhenrieder Modell zu sein. Seitdem die Herzinfarkt-Patienten zu einer Zielgruppe gesundheitspolitischer und spezifischer Rehabilitationsbemühungen geworden sind, wurde natürlich die Gesamtsituation aller Herzinfarkt-Patienten verändert. Auch hat sich die Einstellung der Ärzte, die vorher und nachher mit den Patienten zu tun haben, verändert. Herr HALHUBER mußte doch zunächst gegen die vorherrschende "Verberentungsstrategie" ankämpfen. Danach war die Patientenkarriere klar: Herzinfarkt-Patient bedeutete langer klinischer Aufenthalt und dann die Rente. Dies alles ist geändert worden. Im Rückblick zu sagen, die Erfolge in Höhenried werden an der Gewichtsreduktion und an der Beeinflussung der Risikofaktoren abgelesen, unterliegt der Suggestion des Meßbaren. Hier triumphiert die Relevanz der Methoden über die Bedeutsamkeit der Ergebnisse. Insofern halte ich die Frage "Gibt es eine Untersuchung über die Leistungsfähigkeit der Psychotherapie? Und wenn ja, was leistet sie?" im Ansatz für verfehlt. Sie greift zu kurz und ist eigentlich nicht richtig gestellt.

BRUNNER: Ich bin ja auch überzeugt davon, daß bei einem Großteil dessen, was in Höhenried passiert - oder in etwas anderer Form bei uns passiert - z.B. die Bewegungstherapie einen enormen Einfluß hat.

Meine Frage war aber speziell auf die wirklich rein psychologischen Methoden wie Gruppentherapie, autogenes Training, usw. gestellt.

VON EIFF: Nach den Erfahrungen mit der Hypertonie ist es nicht mehr zulässig, eine so "reine" Studie durchzuführen, da heute ein deutige antihypertensive Medikamente zur Verfügung stehen!

EPSTEIN: Herr VON EIFF, ich glaube, es wäre ethisch vertretbar, wenn man zwei Gruppen hätte. Eine, die nur 'somatisch' behandelt würde und eine andere Gruppe, die sowohl 'somatisch' als auch 'psychosozial' behandelt würde. Das wäre eine sehr wichtige Studie. Es müßte wahrscheinlich eine kollaborative Studie sein, denn in keinem Einzelzentrum könnte man genug Patienten aufbringen.

VON FERBER, L.: Diesen Standpunkt finde ich doch merkwürdig. Die Arzneimitteltherapie wird als unumgänglich angesehen, während man glaubt, auf die Psychotherapie getrost verzichten zu können.

EPSTEIN: Nein, das sagte ich nicht! Das ethische Problem bei einer Interventionsstudie ist, daß man dem Patienten nicht eine The rapie vorenthalten darf, bei welcher man weiß, daß sie nützt, ode höchstwahrscheinlich nützt, und das ist nicht der Fall bei der Psychotherapie. Ich glaube, deshalb ist es ethisch vertretbar.

VON FERBER, CH.: Würden Sie meinen, daß der Arzt die psychosoziale Zuwendung den Patienten auch vorenthalten darf, denn darauf
läuft das letztendlich hinaus?

EPSTEIN: Nein, nein Herr VON FERBER! In diesem Fall wäre der Vergleich zwischen einer Gruppe, bei welcher das 'tender loving care'
einfach ein Teil der guten medizinischen Betreuung ist, während
in der anderen Gruppe eine intensive, bewußte Psychotherapie
durchgeführt würde. Würden Sie das akzeptieren? Ein guter Arzt
gibt wohl selten ein Medikament ohne zusätzliche "psychosoziale
Zuwendung". Darin sind ja zum Teil Doppelblindversuche mit Plazebo begründet!

EGGER: Es überrascht mich schon sehr, daß die Chemotherapien hier
in keiner Weise auf derselben Ebene angegriffen werden wie dies
für die psychologischen Therapien gilt. Die medikamentöse Therapie ist etabliert, die brauchen wir offensichtlich nicht anzugreifen, es gilt nur, sie zu verbessern. Für die Psychotherapie gilt
dies augenscheinlich nicht. Da kommt es zu Kontroversen, obwohl
für spezifische Fragestellungen qualitativ gute Untersuchungen
mit durchaus positiven Ergebnissen für die psychologischen Behand-
lungsformen vorweisbar sind. Wir müssen anerkennen, daß auch hier,
wie dies für die somatischen Therapien selbstverständlich ist, eine Weiterentwicklung notwendig ist. Dazu brauchen wir gezielte
empirische Untersuchungen. Aber diese müssen, wie Herr BUTOLLO
gesagt hat, zuerst einmal bewilligt werden, es muß Geld und Motivation dafür vorhanden sein.

KATSCHNIG: Ich zitiere eine englische Studie*, in der sich heraus-
gestellt hat, daß selbst solche Wunderdinge wie Intensivstationen
keineswegs der einfachen Pflege zu Hause vorzuziehen sind. In dieser Studie wurden Patienten nach einem akuten Herzinfarkt nach
dem Zufallsprinzip der Pflege zu Hause durch den Hausarzt und der
Pflege in einer Intensivstation zugewiesen. Bei der Letalität gab
es keine Unterschiede. Bei einer Untergruppe von Patienten, bei
denen mit einem niedrigen Blutdruck, war die Prognose zu Hause sogar besser. Wir sollten also nicht unbesehen die herrschenden somatischen Therapieformen als unkritisierbar hinnehmen.

---

* MATHER, M.G., PEARSON, N.G., DEAD, K.L.: Acute Myocardial Infarction: Home and Hospital Treatment. Brit. Med. J. $\underline{3}$, 334 -
  338 (1971).

Sozio-ökonomische Stressfaktoren und Arteriosklerose in Israel
D. Brunner

Der Einfluß sozio-ökonomischer und psycho-sozialer Faktoren auf die Häufigkeit von Koronarerkrankungen läßt sich recht gut in klinischen und epidemiologischen Studien in Israel verfolgen.

Seit der Gründung des Staates Israel im Jahre 1948 sind ungefähr zwei Millionen Juden nach Israel eingewandert. Diese Einwanderer kamen nach dem zweiten Weltkrieg aus den Vernichtungslagern in Europa oder aus asiatischen und nordafrikanischen Ländern. Heute ist die jüdische Bevölkerung Israels fast zu gleichen Teilen aus den ashkenasischen, d.h. aus Europa und Amerika eingewanderten, und aus den sephardisch-orientalischen Juden, die aus der Türkei, Bulgarien, Syrien, Ägypten, Algier, Marokko, Irak und Indien eingewandert sind, zusammengesetzt.

Die Myokard-Infarkt-Sterblichkeit ist in Israel sehr hoch. Nach den Publikationen der Welt-Gesundheits-Organisation der Vereinigten Nationen gehört Israel zusammen mit USA, United Kingdom, Australien etc. zu den Ländern mit der höchsten Sterblichkeit als Folge von Koronarkrankheiten. Bei Männern in der Altersgruppe 45 - 54 Jahre ungefähr dreimal höher als in Frankreich und 10 - 20% höher als die der Bundesrepublik und der skandinavischen Länder.

Diese Morbidität und Mortalität der Koronarerkrankungen ist jedoch sehr ungleich zwischen den beiden ethnischen jüdischen Bevölkerungsgruppen verteilt. Die Häufigkeit von Koronarerkrankungen und Koronarmortalität der europäischen Juden in Israel entspricht der Häufigkeit in den oben angeführten westlichen Ländern.

Hingegen die sephardisch-orientalischen Juden, die von weniger
entwickelten und industriealisierten Ländern kamen, hatten bei
ihrer Einwanderung nach Israel eine sehr niedrige Inzidenz. Die
Entwicklung der letzten 25 Jahre zeigt nun ein sehr interessantes
Bild. Die Diagramme 1 - 6 zeigen die Mortalität bei Männern, bzw.
Frauen gruppiert nach dem Geburtsland, in jeweils 100 000 Personen
in drei Altersgruppen, 45 - 59, 60 - 74, und älter als 75 Jahre
während 25 Jahren, - von 1950 bis 1975 (Abb. 1 - 6).

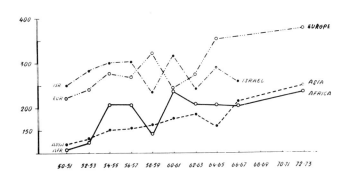

*Abb. 1. Sterberate an KHK bei einer Bevölkerungszahl von 100 000
des entsprechenden Geburtskontinents. 1950 - 1973, ♂ Alter 45-59*

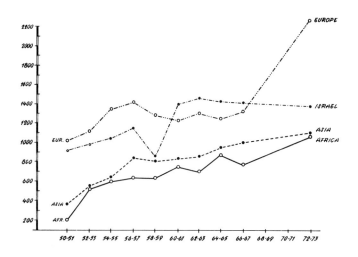

*Abb. 2. Sterberate an KHK bei einer Bevölerungszahl von 100 000
des entsprechenden Geburtskontinents. 1950 - 1973, ♂ Alter 60-74*

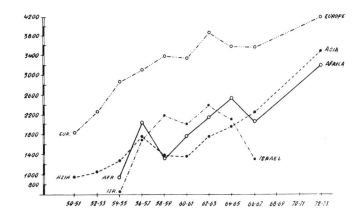

Abb. 3. Sterberate an KHK bei einer Bevölkerungszahl von 100 000 des entsprechenden Geburtskontinents, 1950 - 1973, ♂ Alter 75 +

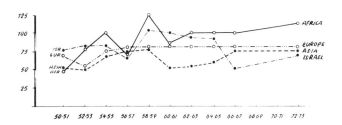

Abb. 4. Sterberate an KHK bei einer Bevölkerungszahl von 100 000 des entsprechenden Geburtskontinents, 1950 -1973, ♀ Alter 45-59

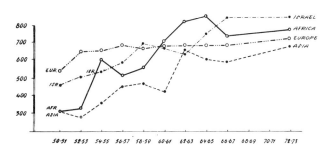

Abb. 5. Sterberate an KHK bei einer Bevölkerungszahl von 100 000 des entsprechenden Geburtskontinents, 1950 - 1973, ♀ Alter 60-74

192

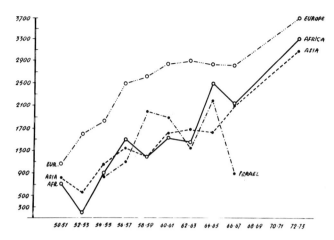

*Abb. 6. Sterberate an KHK bei einer Bevölkerungszahl von 100 000
des entsprechenden Geburtskontinents, 1950 - 1973, ♀ Alter 75 +*

In allen Untergruppen - mit der Ausnahme von Frauen 45 - 59 Jahre
alt - finden wir eine enorme Zunahme der Infarkt-Sterblichkeit
bei orientalischen Juden. Die durchschnittliche jährliche Zunahme der Infarkt-Sterblichkeit bei Männern orientalischer Herkunft
in Altersgruppe 45 - 59 ist zum Beispiel 4 %, das heißt in 25 Jahren 100 %, bei Männern in Altersgruppe 60 - 74 11 % oder in 25
Jahren 275 %. Das Anwachsen der Infarkt-Sterblichkeit bei Frauen
dieser ethnischen Gruppe ist 13 % pro Jahr oder mehr als 300 %
in 25 Jahren.

Die Voraussetzung für einen Myokardinfarkt sind arteriosklerotische Verengungen der Koronararterien. Arteriosklerose ist eine ge-
neralisierte Krankheit. Dies ist in zahlreichen Tierversuchen
nachgewiesen worden, wo durch verschiedene diätetische Maßnahmen
schwerste arteriosklerotische Veränderungen nicht nur in den Koronargefäßen, sondern in allen Gefäß-Gebieten erzeugt wurden. In
einer unserer Studien, in der wir in Autopsien mehr als 500 töd-
liche Opfer von Straßenunfällen untersuchten, fanden wir ebenfalls
eine weitgehende Korrelation zwischen dem Grad der arteriosklerotischen Veränderungen in den Koronargefäßen und in den Hirngefä-
ßen.

In diesem Zusammenhang war es interessant, die Epidemiologie von
zerebrovaskulären Erkrankungen und Strokes zu untersuchen. Die

Diagramme 7 - 12 zeigen nun die Mortalität von zerebrovaskulären
Insulten in denselben Altersgruppen wie oben, gruppiert nach Ge-
schlecht und Geburtsland, in jeweils 100 000 Personen. Es zeigt
sich, daß - im Gegensatz zu den Koronarerkrankungen - in den letzten 25 Jahren kein Anwachsen der Mortalität durch zerebrale Arteriosklerose zu verzeichnen ist, und daß kein Unterschied zwischen
den in Europa geborenen und den in orientalischen Ländern geborenen Personen besteht (Abb. 7 - 12).

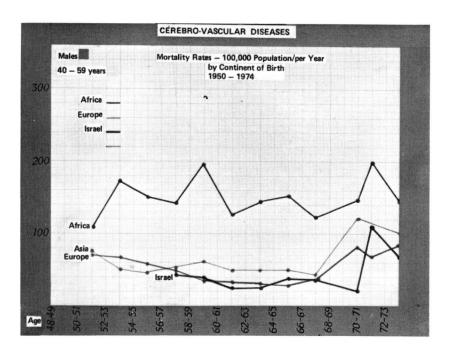

*Abb. 7. Sterberaten eines Jahres bei einer Bevölkerungszahl von
100 000 des entsprechenden Geburtskontinents. 1950 - 1974*

Eine interessante Beobachtung war die Tatsache, daß die aus Nord-
afrika eingewanderten Juden - meistens handelte es sich um solche,
die aus Marokko kamen - in allen Altersgruppen, Männer wie auch
Frauen, eine doppelt so hohe Todesrate als Folge von zerebralen
Schäden hatten als alle anderen Bevölkerungsgruppen. Bis jetzt
können wir keine Erklärung für dieses Phänomen bieten. Wir haben
keinen Grund, anzunehmen, daß diese Bevölkerungsgruppe mehr an
Hypertonie leidet als andere.

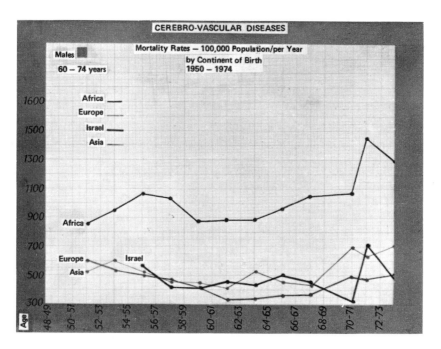

Abb. 10. Sterberaten eines Jahres bei einer Bevölkerungszahl von
100 000 des entsprechenden Geburtskontinents. 1950 - 1974

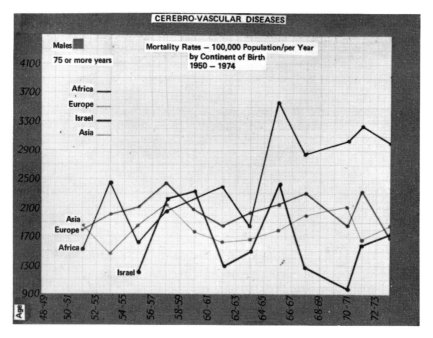

Abb. 11. Sterberaten eines Jahres bei einer Bevölkerungszahl von
100 000 des entsprechenden Geburtskontinents. 1950 - 1974

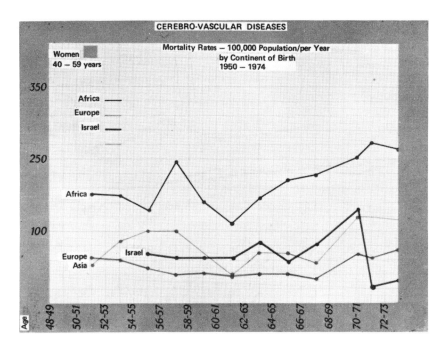

Abb. 8. Sterberaten eines Jahres bei einer Bevölkerungszahl von 100 000 des entsprechenden Geburtskontinents. 1950 - 1974

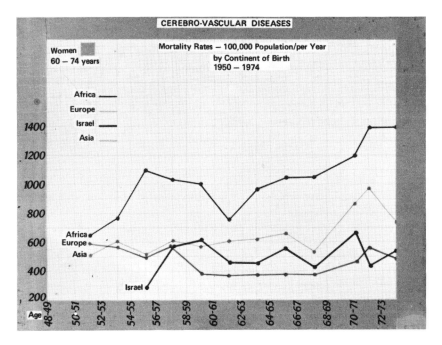

Abb. 9. Sterberaten eines Jahres bei einer Bevölkerungszahl von 100 000 des entsprechenden Geburtskontinents. 1950 - 1974

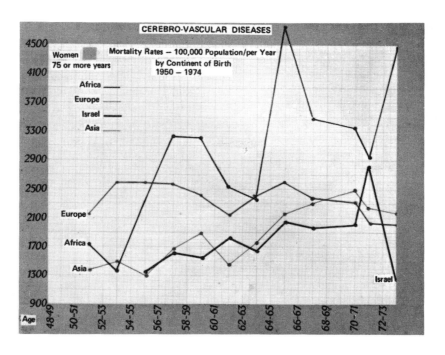

*Abb. 12. Sterberaten eines Jahres bei einer Bevölkerungszahl von
100 000 des entsprechenden Geburtskontinents. 1950 - 1974*

Das Anwachsen der Koronarkrankheiten bei den aus orientalischen
Ländern eingewanderten Juden ist ohne Zweifel die Folge exogener
Umweltfaktoren, d.h. sozio-ökonomischer Faktoren. Der Unterschied
in der Epidemiologie der Koronar- und der zerebralen Arteriosklerose führt zu der Überlegung, daß jenseits der konventionellen
Risikofaktoren wie Dyslipoproteinemia, Hypertension und übermä-
ßiges Rauchen, welche als arterioskleroseförderende Faktoren bekannt sind, zusätzliche Einwirkungen existieren müssen, die vor
allem für die Manifestation der Koronarkrankheit wirksam sind.

Die Verschiedenheit der Verhältnisse, in denen die orientalischen
Juden in Ländern wie Marokko, Lybien oder Irak lebten, verglichen
mit den Lebensverhältnissen in Israel, drückt sich in allen Aspekten des Lebens aus. Es ist nicht nur eine Änderung in der Ernährung und der Arbeitsweise, sondern es hängt mit allen diesen
Dingen zusammen, die das Leben in der modernen Gesellschaft bestimmen. Television, politische Parteien, Streiks und Gewerkschaf-

ten, Wahlen und Militärdienst, Striptease und vor allem die Atomisierung der Familie, die Auflösung des Klans, die Entthronung des Vaters als die alleinbestimmende Person in seiner Familie, die Bildungskluft zwischen Eltern und Kindern. All dies schafft Stress-Situationen, mit denen der neu Eingewanderte, der oft einen Sprung über einige Jahrhunderte gemacht hat, nicht zu Rande kommt. Es scheint mir, daß Risikofaktoren, Arteriosklerose und symptomatische Koronarkrankheit wie Angina pectoris und Myokardinfarkt drei verschiedene Dinge sind, die wohl zusammenhängen, aber keineswegs in einer geraden linearen kausalen Verbindung stehen. Wir untersuchen immer wieder jene Personen mit hohem Risiko-Faktoren-Profil, um zu wiederholten Malen nachzuweisen, daß diese mehr Infarkte bekommen als Personen ohne Risikofaktoren. Es scheint mir fast lohnender, einmal jene Personen zu untersuchen, die ebenfalls dasselbe hohe Risiko-Faktoren-Profil haben, und trotzdem keinen Infarkt bekommen haben. Sind vielleicht diese Personen gegenüber den zusätzlichen sozioökonomischen Faktoren, d.h. dem Tagesstress, mehr immun als jene, die eine manifeste Krankheit erworben haben? Oder vielleicht lohnt es sich, die Koronarpatienten, bei denen keiner der konventionellen Risikofaktoren gefunden wurde - und es sind dies etwa 40 % aller Infarktpatienten - zu untersuchen, ob vielleicht ihre Reaktionsweise auf den üblichen Lebens- und Tagesstress verschieden ist von der von allgemeinen Risikofaktoren freien Bevölkerung.

Sozio-ökonomische Stressfaktoren üben ihre Wirkung über die Achse Sinnesorgane, Gehirn, Hypothalamus, autonomes Nervensystem, Herz aus. Die israelische Erfahrung weist auf die Einwirkung dieser Achse auf die Epidemiologie der Koronarkrankheiten, im Gegensatz zu der Abwesenheit jedes Einflusses auf die zerebrale Arteriosklerose, hin. Jede zukünftige Forschung auf diesem Gebiet des Umweltstress müßte sich mit dem Zusammenhang sozioökonomischer Stressfaktoren, Gehirn, autonomes Nervensystem und Herz in erster Linie beschäftigen.

Sozioökonomische Faktoren sind Faktoren, die von Menschen geschaffen wurden, und deren wichtigster Ausdruck die zwischen-menschlichen Beziehungen, die inter-human-relation Konflikte sind. Herr

HEYDEN sprach wiederholt von Gesundheitserziehung. Ich möchte in keiner Weise den Wert der Gesundheitserziehung herabsetzen, aber ich möchte eher sagen: Erziehung - und das großgeschrieben, in der die Gesundheitserziehung nur ein kleiner Teil ist. Ich glaube, daß die zwischenmenschlichen Beziehungen nicht durch Gesundheitserziehung, sondern durch eine allgemeine Erziehung, wenn Sie wollen philosophische oder religiöse Erziehung, geändert werden kann, durch eine neue oder wieder aufgenommene alte Betrachtungsweise über materielle und geistige Werte, die das Leben lebenswert machen, und die sich dann auch in dem Verhältnis von Mensch zu Mensch ausdrücken werden.

Herr VON UEXKÜLL erzählte uns von seiner Patientin, die an einem nicht operierbaren Herzfehler litt und von einer neurotischen Todesangst geplagt wurde. Todesangst ist letzten Endes ein Grundphänomen des menschlichen Lebens. Es gibt sie in jeder Kultur und wird sie immer geben. Kann man neurotische Todesangst durch Gesundheitserziehung beeinflussen? Und wenn Sie der Patientin genau erzählen, was ihre Krankheit ist, hat sie dann weniger Todesangst?

Wir sollten versuchen, eine Gesamtänderung der menschlichen Erziehung zu erwecken. Dies ist eine philosophische, eine weltanschauliche Sache, und die Aufgabe der Erziehung sollte sein, andere weltanschauliche Begriffe, wenn Sie wollen, andere religiöse oder philosophische Begriffe, zu schaffen. Das Stress-Problem geht wirklich an die Wurzeln der westlichen Kultur heran, wobei unter westlicher Kultur auch die osteuropäischen Länder einbezogen sind, alle jene Kulturen, die ihren Ursprung in Jerusalem und Athen hatten, und die heute zu einer Atomisierung des Lebens gelangt sind und zu einer inter-human Konfliktvergrößerung von gewaltigem Ausmaß. Die Änderung der weltanschaulichen Erziehung sollte eines unserer zentralen Probleme sein, dessen - wenigstens teilweise - Lösung sich auch weitgehend auf den Umweltstress auswirken wird.

Diskussion

HALHUBER: Darf ich gleich eine Frage an Dich richten, zu der ich bisher in der Literatur keine Auskunft bekommen habe? Ich habe einmal von einem israelischen Medizinjournalisten eine scherzhafte Zusammenfassung der Problematik gelesen: Wie müßte der Mensch sein, der am ehesten vor einem Infarkt gesichert ist? Er kam auf Grund einer Kongressdiskussion zu folgendem Ergebnis: "In Israel müßte das ein orthodoxer, untergewichtiger, nichtrauchender Sportlehrer sein, von seiner Frau geliebt und von seinem Chef geschätzt." Meine Frage ist nun: Gibt es in Israel Beobachtungen, daß nichtgläubige Juden doppelt so häufig einen Herzinfarkt haben als gläubige Juden? Und zweitens: Bedeutet die Geborgenheit im beruflichen und partnerschaftlichen Bereich einen Schutz? Gibt es dafür mehr als Hypothesen? Du hast verdienstvollerweise Hypothesen aufgestellt, aber alle bräuchten wir jetzt dazu die entsprechenden Belege.

BRUNNER: Ob die wirklich orthodoxen Juden weniger Infarkte haben, ist eine interessante Frage. Ich habe keine Daten. Ich kann nur gewisse klinische Eindrücke sagen. Manchmal habe ich den Eindruck, daß wirklich gläubige orthodoxe Rabbiner - nicht jeder Rabbiner ist gläubig - tatsächlich ein relativ langes Leben haben. Ich werde versuchen, diesen Dingen nachzugehen.

Was ist nun der Idealtyp? High density lipoproteins sind doch bekanntlich ein Schutz für die Coronary artery disease, und die soll es angeblich bei mäßigem Alkoholkonsum und bei Marathonläufern geben. So müßte nun ein alkoholtrinkender Marathonläufer von orientalisch-jüdischer Abstammung ein Idealtyp sein.

HALHUBER: Herr EPSTEIN, kennen Sie irgendwelche Daten, die das ergänzen, was Herr BRUNNER erzählt hat?

EPSTEIN: Nein, aber ich glaube, es ist richtig, was Sie sagen, daß nicht nur orthodoxe Juden, sondern auch gläube Christen ein niedriges Infarktrisiko haben. Das ist unerklärt.

BRUNNER: Ich wollte zeigen, daß nach unseren Annahmen die Arteriosklerose eine Allgemein-Erkrankung, eine generalized disease ist, daß aber die sogenannte stressful situation des modernen Lebens auf das Herz zusätzlich wirkt und nicht auf die Arteriosklerose an sich. Denn, wenn wirklich die Arteriosklerose der zentrale Punkt wäre, dann müßte auch in einem wesentlichen Ausmaß die cerebral vascular disease angestiegen sein. Das ist aber nicht geschehen. Was hier faßbar wird, ist wahrscheinlich die Wirkung des autonomen Nervensystems auf das Herz. Darum nehme ich an, daß die Stress-Situation entscheidend für die klinische Spät-Symptomatologie der Krankheit "Infarkt und Sekundenherztod" ist und weniger für die histologisch-pathologische Grundlage, nämlich die koronare Herzkrankheit an sich.

Die aus Marokko eingewanderten Juden hatten von Anfang an doppelt soviele Todesfälle und Hirninfarkte - sowohl die Männer als auch die Frauen - und dies ist aus einem mir unbekannten Grund immer so geblieben.

Zur Frage der Erfahrungen mit den Jagdfliegern: Wenn es richtig ist, daß das Kollektivgefühl ein Schutz gegen die Manifestation der KHK ist, dann ist das ein Hinweis dafür, daß die Atomisierung des menschlichen Lebens, der Mangel an Kommunikation, alles, was heute das Leben in der Großstadt ausmacht, eine große Rolle spielt.

NÜSSEL: Bei unseren Untersuchungen der Zusammenhänge zwischen Koronarkrankheit und weltanschaulichen Dimensionen geht es uns unter anderem um die Frage, ob sich bei den Infarktpatienten spezifische Beziehungen zur "Realität des Irrationalen" finden. Aus diesen Untersuchungen sei nur ein vielleicht ganz interessanter Befund erwähnt: Signifikant seltener als in der Kontrollgruppe wurde von den Infarktpatienten die Frage, ob sie an ein Leben nach dem Tode glauben, bejaht.

SCHIMERT: Hat die Gruppe der marokkanischen Juden mit der sehr häufigen Apoplexie höhere Blutdrucke gehabt? Weiß man darüber etwas? Und ist in der Ernährung etwas, das einen sehr viel höheren Kochsalzkonsum zum Beispiel annehmen lassen würde? Die Japaner haben ja nachgewiesen, daß die Apoplexie sehr stark vom Kochsalzkonsum abhängig ist. Vielleicht liegt hier ähnliches vor.

BRUNNER: Ich habe leider keine Antwort darauf. Ich weiß es nicht.

VON FERBER, CH.: Den methodischen Ansatz, zwei interkulturell verschiedene Populationen miteinander zu vergleichen, halte ich für die von uns diskutierte Fragestellung für eine überaus fruchtbare Methode, um die soziologischen und sozialpsychologischen Probleme schärfer einzugrenzen. Ich habe zwei Fragen zu Ihrer Hypothese, daß die Veränderung der zwischenmenschlichen Beziehungen eine wichtige Rolle auch für die Veränderung der Symptomatologie spielt: Zeigen sich Unterschiede zwischen Populationen, die im Kibbuz gebunden sind, und denen, für die das nicht gilt? Unterscheiden sich die beiden von Ihnen unterschiedenen ethnischen Großgruppen in ihren zwischenmenschlichen Beziehungen? Welche Rolle spielt das Verhältnis der beiden ethnischen Großgruppen untereinander für die zwischenmenschlichen Beziehungen, sind beispielsweise die orientalischen Juden in die israelische Gesellschaft heute schon stark integriert oder fühlen sie sich diskriminiert?

BRUNNER: Zur ersten Frage: Statistisch gibt es im Kibbuz weniger Infarkte als in der Stadt. Besonders weniger unter den Frauen. In einer meiner Arbeiten habe ich das so erklärt: Ich glaube, daß physische Aktivität einen präventiven Effekt haben kann. Nachdem Frauen im Kibbuz im Arbeitsprozeß bleiben, während eine Frau in der Stadt, wenn sie 45 oder 50 Jahre alt ist und ihre Kinder aus dem Haus gehen, bei den heutigen besseren Haushaltsmöglichkeiten praktisch physisch nicht arbeitet, war ich der Meinung, daß dies den Unterschied in der Inzidenz der Koronarerkrankung ausmacht. Die zweite Frage ist, inwieweit sich die orientalischen Juden an das moderne Leben gewöhnt haben. Sie haben sich natürlich weitgehend an das moderne Leben gewöhnt. Ich würde meinen, daß sich aber gewisse Familienbeziehungen nicht so sehr geändert haben, zum Beispiel das Verhältnis zwischen Mann und Frau. Die Stellung der Frau im orientalischen Leben ist völlig anders als in unserer Kultur. Die Frau in der orientalischen Familie hat keinerlei Status, die

Mutter einen sehr hohen. Und natürlich hat sich das Verhältnis zwischen Vater und Sohn, Vater und Kindern enorm geändert.

Spezifische Gesundheitserziehung und »unspezifische« Stressprävention

S. Heyden

Whether or not "stress" is a causal, contributing or only eliciting factor in ischemic heart disease still finds many volumes of journals on both sides of the Atlantic.

1. The definition of what "stress" is and what it is not was formulated recently by SELYE: Stress is the nonspecific response of the body to any demand made on it. "Nonspecific" is the key term in this definition. From the point of view of its stress-producing or "stressor" activity, it is even immaterial whether the agent or situation we face is pleasant or unpleasant; all that counts is the intensity of the demand for readjustment or adaptation. Stress is not identical with emotional arousal or nervous tension. Stress reactions occur during anesthesia in man as well as in lower animals, and even in plants, which have no nervous system. Contrary to general opinion, one's aim should not be to avoid stress but to master and enjoy it by learning more about its mechanism and adjusting one's philosophy of life and code of behavior accordingly.

2. In the discussions on the etiology of atherosclerosis, numerous hypotheses have evolved in an attempt to replace the lipid filtration hypothesis. The two most quoted research teams (ROSS et al., 1977 and BENDITT) remain convinced that the three well known risk factors, smoking, hypertension and hyperlipidemia are directly involved in the atherogenic process. The idea that "stress" may be involved has never been mentioned. ROSS et al. (1977) revived VIRCHOW'S proposal that the lesions of atherosclerosis result from injury to the artery wall. In the Response-to-Injury Hypothesis, these authors state: Atherosclerosis results from injury to the

endothelium followed by endothelial desquamation and platelet adherence, aggregation, and release at the sites of exposed sub-endothelial connective tissue. Although the role of lipoproteins in atherosclerosis is complicated, they may be important, not only in lipid deposition, but as a primary source on injury to the endothelium resulting in focal endothelial desquamation.

BENDITT developed the monoclonal hypothesis which holds that the proliferating cells of an atherosclerotic plaque all stem from one mutated cell. In regard to the three risk factors he noted:
a) The burning of cigarettes manufactures chemical substances that are known to be precursors of mutagens: among them are the aryl hydrocarbons, such as benzpyrene. The fact that the enzyme aryl hydrocarbon hydroxylase, which converts these premutagens into mutagens, is induced (produced in extra amounts) in the liver and other tissues when the substances are administered shows that they are taken up by the blood and carried through the body. We have shown by electrophoresis that they are carried in the low-density and very-low-density lipoproteins, the same fraction of the blood-protein spectrum in which cholesterol is carried. Workers in several laboratories have established that blood lipoproteins seem to be particularly good nutrients for culturing smooth-muscle cells from the human artery wall. Artery-wall cells are capable of converting into mutagens certain premutagenic substances that come from the environment and are transported to the cells by blood lipoproteins. The mutagens give rise to marked increases in the number of plaques in the aorta and in the rate at which the plaques developed, and they did so without there being any in-crease in the blood level of cholesterol.
b) Cholesterol, the centerpiece of the insudation theory, may also be found to fit the monoclonal hypotheses. GRAY, LAWRIE and BROOKS noted the presence of an epoxide derivative of cholesterol in human blood serum and found that the epoxide's level was elevated in people with high blood cholesterol. Cholesterol epoxide is known to be able to produce connective-tissue tumors in mice and rats. Perhaps it is because epoxides or other substances formed in the body from cholesterol are mutagens that cholesterol levels correlate with the incidence of coronary disease.

c) High blood pressure, which is known to increase the risk of
atherosclerosis, may do so by exerting a chemical or even hydro-
dynamic effect that makes artery-wall cells multiply faster.
PERO at the University of Lund in Sweden found that the DNA of
people with hypertension is more susceptible to breakage in cells
by mutagens than the DNA of people with normal blood pressure. An
increased potential for mutation, if it is combined with exposure
to substances in the environment that enhance the rate of mutation, could lead to a higher incidence of plaque formation.

3. On many occasions, MEYER FRIEDMAN who, together with Ray
ROSENMAN, developed the type A and B behavior pattern concept,
has stated that emotional factors, the worry and stress of modern
life are the major causes of coronary heart disease. WEBB has
criticized the obsession that we are stressed as no one has ever
been before. The self-pitying complaint that life's stresses are
much greater in modern times in the United States should not be
tolerated. The people of India and Southeast Asia have been under
far more anxious circumstances during our lifetimes. If you want
to see a stressful life, look back at the mediaeval peasantry, the
pre-Columbian Aztec, the 19th century European laborer, or the
13th century Slav. Starvation, suicide, desperation, infanticide,
and madness have far more deeply marked numerous earlier societies
than ours. In fact, the noble savage of the idyll lived from hand
to mouth, half-starved, sick, frightened and demon-ridden. The
"terrible stresses of modern life" excuse has been repeated so
often that it is accepted as a fact without question. It is a
socially acceptable cop-out for people unwilling to face their
own deficiencies, but ist is not a valid basis for psychophysio-
logical theory.

4. The recent 15% decline in CHD mortality in all age groups in
the U.S. has certainly not been brought on by less stressful
living conditions but rather by specific preventive measures:
More than 25% of men have quit smoking in the past decade. An
increased consumption of polyunsaturated fatty acids on a nation
wide basis has resulted in lower mean cholesterol concentrations
than were found ten years ago. More hypertensives are under con-

trol than ever since effective drugs were introduced in the
50ties. It is estimated that 80 million Americans have taken up
some form of exercise in the past few years. In regard to the
latter figure it is interesting that type A persons seem to per-
form better when exercising than type B persons, as was shown by
GLASS (1977). While physical characteristics (e.g. percentage of
body fat) of type A and type B subjects were essentially the same,
pattern A subjects reached an oxygen absorption rate on the
walking treadmill test equal to 91.4% of their maximum capacities,
whereas pattern B subjects reached an average rate equal to only
82.8% of their capacities. It would appear that compared to B's,
A's worked at the level closer to the limits of their endurance.
Even as they did so, A's expressed less overall fatigue than did
B's. Type A's rated their fatigue as significantly lower than type
B's on each of the last four ratings made prior to termination of
the walking treadmill test. They also expressed less overall
fatigue than B's for the entire treadmill session (means = 6.2
and 5.2, $p < .04$).

5. One difficulty in accepting the stress concept in coronary
heart disease comes with the claim that stress causes this disease while others suggest that stress causes ulcers, hypertension,
hyperthyroidism, dysmenorrhea, colitis, and traffic accidents.
Apparently, the American Heart Association's Committee on Stress,
Strain and Heart Disease (1977) had similar misgivings when it
published its Special Report: Continued emotional stress to which
an individual may be subjected over a period of months or years
has come under scrutiny as possibly playing a causative or
worsening role in the acceleration of the progression of atherosclerotic disease. This postulated relationship is not an established scientific fact, although the possibility of some contribution cannot be excluded in some instances. While there are
certain observations which indicate an emotional response to a
given stimulus (change in blood pressure, heart rate, respiratory
rate), it is difficult to determine whether such responses are in
fact harmful; the individual may simply be exhilarated by the
challenge of situation. What constitutes emotional stress is a
very individual matter and is more likely to be multifactorial

rather than singular in origin. The physiological responses to an emotional situation can in part be measured, while the stimulus itself may be difficult to quantitate. There is significant doubt that continued psychological stress to which individuals may be subjected over a period of months or years may play a causative or worsening role in the acceleration of the progression of atherosclerotic disease.

6. Screening for potential patients with ischemic heart disease by concentrating on the common risk factors is useful since one can do something - quit smoking, use drugs in hypertension, eat a prudent diet in hypercholesterolemia, get the blood sugar under control etc. but in so-called "stressed" individuals, no method of intervention is available, unless one is ready for drugs. SIGG (1974) suggests that the administration of psychotropic drugs of the sedative type might reduce emotional and muscular tension characteristic of pattern A individuals. SIGG also proposes "that ß-adrenergic blocking agents (e.g. propranolol) may be useful in a program designed to alter ways in which coronary-prone persons cope with psychosocial stress. Since the catecholamines appear to figure in the type A response to uncontrollable stressors, a specific blockade of ß-receptors by propranolol-type drugs seem appropriate."

7. Increased catecholamine mobilization during stressful experiences is held responsible for negative consequences on the heart muscle by proponents of the stress concept. Since platelet-activity is modified by catecholamines, it was proposed to measure platelet behavior as an indicator for stress. The British Medical Journal, in a recent editorial (Feb. 12, 1977, p. 408) examined the issue and arrived at the following conclusion: MITCHELL and SHARP showed that adrenaline and noradrenaline were potent platelet-aggregating agents, while ARDLIE et al. have shown that they make platelets more responsive to other agents such as ADP and thrombin. Could measurements of platelet behavior therefore be a guide to the degree of stress prevailing at the time of a blood sample? Unhappily, there is no evidence that tests of platelet behavior in vitro accurately reflect true platelet

functions or platelet behavior in vivo. Two technical problems
also need to be remembered. First, if the catecholamines released
by stress produce intravascular aggregation in man as well as in
animals then the circulating platelets available for testing will
be those that have proved less responsive to catecholamines and
so might then show diminished adrenaline-induced aggregation in
vitro. Secondly, platelet-rich plasma obtained from people who
are stressed both physically and mentally changes its aggregating
activity on storage. These two uncontrollable variables may
account for the diverse results obtained when tests of platelet
behavior has been applied to stressed individuals. Not only has
physical exercise been shown to decrease aggregation but also to
increase it. Where increased platelet activity has been observed,
however, it has been reduced by ß-receptor blockade. Stressful
diagnostic procedures in man may enhance ADP-induced aggregation,
whereas in animals painful injuries may depress it, and a similar
depression of ADP and catecholamine aggregation has been described
in a group of interns immediately after they had presented cases
on stressful grand rounds. Until we are sure what we are measuring
with our laboratory tests of platelet behavior we should be
cautious in accepting any results as indicators of stress. Other-
wise, to paraphrase WILDE'S strictures about fox-hunting, we may
find ourselves using the inexplicable to pursue the indefinable.

8. Several workers have suggested social support as an important
protective variable in coronary heart disease, but, with the
exception of a few isolated reports from animal experiments, no-
body has presented specific evidence upon which to substantiate
this claim. The Evans County Study, now in its eighteenth year,
is taking place in a rural setting with the majority of the
population distantly or closely related. One could hardly imagine
a village or town with a greater social support system than this
county. Yet, the morbidity and mortality rates exceed any other
study site observed with the same methodology. It may be more
pleasant to get sick in Evans County with so many persons rushing
to one's bedside and the reassurance of loving and caring rela-
tives, neighbors and friends but objective data leave no doubt
that cardiovascular as well as neoplastic diseases have a major

impact in this part of the world. It is, therefore, no longer useful to proclaim the "other aspect" of the stress concept as disease prevention factor.

Zusammenfassung

HEYDEN: Es wurde mehrere Male die absinkende Tendenz der amerikanischen Mortalitätsraten bei der ischämischen Herzerkrankung erwähnt. Es wurde vorhin darauf hingewiesen, daß es sich um eine 20 %ige Reduktion handelt. Dieser Trend ist seit 1968 kontinuierlich feststellbar von Jahr zu Jahr bis 1977. Im Allgemeinen spricht man von einer 15 %igen Reduktion der Mortalität in allen Altersgruppen der Männer un Frauen in den Vereinigten Staaten. Und diese Reduktion der Koronarmortalität ist sicher nicht von ungefähr gekommen und ganz gewiß nicht dadurch, daß wir jetzt weniger stressvolle Lebensbedingungen in den USA hätten, sondern durch - wie viele Experten in den USA heute meinen - spezifische Präventivmaßnahmen. Erstens: es hat sich in der Framingham-Studie die Ihnen allen bekannt ist, nachweisen lassen, daß jetzt 28 % der Männer nicht mehr rauchen. In meiner eigenen Studie an 19 000 Arbeitern der Textilindustrie, also der unteren Sozialschichten, befinden sich 26 % Ex-Raucher. Zweitens: an der im März 1977 stattgefundenen American Heart Association Conference in San Diego wurden zum ersten Mal von der Lipid Research Clinic und von der Multiple Risk Factor Intervention Study Untersuchungsergebnisse mitgeteilt, wonach der Durchschnittsamerikaner heute mehr mehrfach ungesättigte Fettsäuren zu sich nimmt als vor zehn Jahren und daß sich auf nationaler Ebene eine durchschnittliche Senkung des Cholesterinspiegels um 12 mg % ergeben hat gegenüber den Untersuchungen der National Diet Heart Study* und anderen Untersuchungen aus den 60er Jahren. Das bedeutet also innerhalb dieser Dekade eine erhebliche Verbesserung der Nahrungsgewohnheiten. Drittens: aus unserer eigenen Untersuchung der 10 000 Patienten in dem "Hypertension Detection Follow-up Program" geht hervor, daß jetzt wesentlich mehr Hypertoniker unter effektive medikamentöse Kontrolle gekommen sind. Viertens: es wird geschätzt, daß 80 Millionen Amerikaner in den letzten fünf Jahren irgendeine Form der körperlichen Ertüchtigung aufgenommen haben. Wenn Sie heute z.B. am Sonntagmorgen durch die Fifth Avenue in New York fahren wollen, werden Sie daran gehindert, weil die Straßen überfüllt sind von Laufenden. Im Central Parc läuft man wie Heringe nebeneinander. In Bezug auf diese vierte Bemerkung, daß 80 Millionen Amerikaner eine Form des körperlichen Trainings aufgenommen haben, ist für mich interessant gewesen, daß Typ A Personen wesentlich besser bei den körperlichen Ertüchtigungsübungen abschneiden als Typ B. Diese Untersuchung stammt von GLASS aus dem Jahre 1977 in den USA**. Wenn das Körperfett und das Gewicht

---

* veröffentlicht als Monograph der American Heart Association Nr. 18, 1968.

** DAVID C. GLASS: Stress, Behavior Patterns and Coronary Disease Amer. Scientist 65, 177 (1977).

gleich ist bei Typ A- und Typ B-Männern, haben die Typ A-Männer
eine "oxygen absorption rate on the walking treadmill test" von
91 % "of their maximum capacity" erreicht, während Typ B-Männer
nur eine Durchschnittsrate von 82 % ihrer maximalen Kapazität erreichten. Ferner, im Vergleich zum Typ B, haben Typ A-Leute immer mehr geleistet - bis zur Grenze ihrer Leistungsfähigkeit.
Und während sie dies taten, haben die Typ A-Männer bei Befragun-
gen weniger Müdigkeit aufgewiesen als die Männer mit Typ B Verhaltensmuster. Die Typ A-Personen haben Müdigkeit und Erschöpfung
signifikant weniger angegeben als die Typ B-Leute, bei allen Fra-
gebogen-Untersuchungen und dem Treadmill-Test.

Das ist eine Feststellung, um zu zeigen, daß das 15 %ige Absinken
der Koronarmortalität in allen Altersgruppen bei Männern in den
USA auf vier spezifische Präventivmaßnahmen zurückgeführt werden
kann, daß aber hier das Wort "Stress" und die Senkung des stress-
vollen Lebens keine Rolle spielten. Nun kann man nach den Ergebnissen der heutigen Vormittag-Sitzung argumentieren und sagen:
Gut, wenn 80 Millionen Amerikaner irgendeine Form der körperlichen
Ertüchtigung begonnen haben, dann haben sie sich dadurch besser
an den Stress adaptiert. Das will ich gerne einräumen.

Der nächste Punkt: Ich möchte ihn gerne in englisch lesen.
One difficulty in accepting the stress concept in coronary heart
disease comes with the claim that stress causes this disease while
others suggest that stress causes ulcers, hypertension, hyperthyroidism, dysmenorrhea, colitis and traffic accidents.

Wir sind in dem Film von Herrn VESTER* auf mehrere sogenannte
"Stress-Krankheiten" hingewiesen worden. Wir haben Rattenmägen
gesehen, die Blutungen aufwiesen, wir haben einen dicken, ziga-
rettenrauchenden Patienten gesehen, der dann einen Infarkt "wegen
eines Briefes" bekommen hat und wir haben mehrere Krankheiten besprochen, die mich zurückbringen auf die ursprüngliche Definition
"of what stress is" von SELYE**:

"Stress is the non-specific response of the body to any demand
made on it - non-specific is the key term in this definition."

Offensichtlich hat auch das "Committee on Stress, Strain and Heart
Disease" der American Heart Association im Journal Circulation
im Mai 1977 (SCHERLIS', et al.), "similar misgivings" als der
Special Report veröffentlicht wurde. Ich lese wörtlich auf S.
830 A: "Continued emotional stress to which an individual may be
subjected over a period of months or years has come under scrutiny as possibly playing a causative or worsening role in the
acceleration of the progression of atherosclerotic disease. This
postulated relationship is not an established scientific fact" -
diese vermutete Beziehung ist nicht ein etabliertes wissenschaftliches Faktum - "although the possibility of some contribution
cannot be excluded in some instances" - obwohl die Möglichkeit

---

*   FREDERIC VESTER: Phänomen Stress. 1976.

**   H. SELYE: Implications of Stress Concept. N.Y. State J. Med.
     (October): 2139 (1975).

für manche Beziehungen in einigen Fällen nicht ganz ausgeschlossen werden kann. "While there are certain observations which indicate an emotional response to a given stimulus (like change in blood pressure, heart rate, respiratory rate), it is difficult to determine whether such responses are in fact harmful. The individual may simply be exhilarated by the challenge of a situation. What constitutes emotional stress is a very individual matter and is more likely to be multifactorial rather than singular in origin. The physiological responses to an emotional situation can in part be measured, while the stimulus itself may be difficult to quantitate."

Und die Schlußfolgerung: "There is significant doubt that continued psychological stress to which individuals may be subjected over a period of months or years may play a causative or worsening role in the acceleration of the progression of atherosclerotic disease": Es bestehen signifikante Zweifel, daß der kontinuierliche psychologische Stress, den manche über Monate oder sogar Jahre durchmachen, entweder eine kausale oder eine verschlimmernde Rolle in der Akzeleration der progressiven arteriosklerotischen Herzerkrankung darstellt.

Das sind die zwei Hauptthesen, die ich vorbringen wollte. Bei diesem Statement der American Heart Association ging es - wie mir Fred EPSTEIN sagte - hauptsächlich um "workman's compensation" - Fragen und es hat sich dieses Komitee sicherlich nicht sehr ausführlich mit psychosozialem Stress auseinandergesetzt, aber das ist das, was wir heute im "Circulation" vorgesetzt bekommen als eine Komitee-Entscheidung. Es hat nur eine einzige Stimmenthaltung gegeben von einem mir unbekannten James R. O'BRIAN.

Diskussion

HALHUBER: Wieviele waren Exraucher etwa um 1970? Sie haben gesagt jetzt 26 %, wieviele waren das früher?

HEYDEN: Publikationen aus der Framingham-Studie haben immer von 15 - maximal 20 % Ex-Rauchern gesprochen, wobei ich Ihnen jetzt die Zahl von 28 % in der Framingham-Studie gegenüberstellte - und ich betone besonders in meiner eigenen Studie in der untersten Sozialschicht der Textilarbeiter 26 % Ex-Raucher. Man liest zwar in deutschen Zeitungen immer, daß trotz des "Surgeon General"-Berichtes in Amerika weitergeraucht würde; das liegt aber einfach daran, daß heute Neger finanziell in der Lage sind, sich Zigaretten zu leisten, während sie früher den Tabak selbst gedreht haben und dabei viel weniger Nikotin und Teer aufgenommen haben als in den Manufaktur-Zigaretten. Von dieser unerfreulichen Entwicklung abgesehen ist hier also ein ganz entscheidender Fortschritt, ebenso wie in der Behandlung der Hypertoniker, in dem nachweisbar gemessen Absinken der Cholesterinspiegel der Erwachsenen und den 80 Millionen Amerikanern, die körperliche Aktivität betreiben.

BUTOLLO: Ist das Komitee, von dem Sie sprachen, aus Herz-Kreislaufspezialisten zusammengesetzt, oder ist es ein Komitee, das sich aus verschiedenen Disziplinen rekrutiert?

HEYDEN: Der ehemalige Präsident der Epidemiologic Section der American Heart Association sitzt direkt neben mir und wird diese Frage beantworten.

EPSTEIN: Dieses Komitee wurde ursprünglich zu dem Zweck gegründet, Richtlinien aufzustellen, wie man Kompensationsfälle vor dem Gericht behandeln soll, denn immer wieder kommt juristisch die Frage auf, ob ein Herztod oder ein bestimmter Myokard-Infarkt durch die Arbeitstätigkeit bedingt war. Das Komitee ist in erster Linie zusammengesetzt von Experten, die sich mit diesem Problem befassen und nicht von Experten für das Stressproblem, obwohl der Vollständigkeit halber "Stress" als möglicherweise kausaler Faktor bei der Koronarkrankheit erwähnt wird, und - wie ich glaube - berechtigterweise.

BUTOLLO: Ich finde die Antwort sehr wichtig, denn dadurch lassen sich auch für mich ein paar erstaunliche Diskrepanzen in dem Bericht von Herrn HEYDEN leichter einordnen. Ich werde versuchen, darauf hinzuweisen. Zuerst aber noch: Was mich an diesem Bericht befremdet, ist die doch deutliche Argumentation mit einer Autorität - einer Autorität in Form einer Kommission, von der wir eigentlich nicht wissen, wie sie zustande gekommen ist. Ich würde es begrüßen, wenn wir eher argumentieren mit der Logik der Untersuchungen und nicht mit der Autorität der Personen, die diesen Bericht herausgegeben haben. Das möchte ich vorausschicken. Zur Logik möchte ich folgendes sagen: Es wurde gestern schon und heute auch wieder darauf hingewiesen, daß es bis heute nicht bewiesen ist, daß psychosoziale Faktoren, psychologische Faktoren des "Stress" eine Kausalbedingung in der Kreislauferkrankung darstellen. Dabei werden dann sehr hohe methodische Anforderungen an die Beweiskraft solcher Untersuchungen gestellt. So hohe Anforderungen, daß sie heute noch nicht erfüllt werden können. Ich sehe aber - soweit ich Ihren Bericht, Herr HEYDEN, verstanden habe - mit Befremden, daß Sie diese Anforderungen an die Logik der Untersuchung an Ihre Evidenzen nicht anwenden. Die Beispiele, die Sie genannt haben, sind Korrelativ-Studien über Veränderungen von Risikofaktoren über die Zeit hinweg und Veränderungen der Häufigkeit des Auftretens von Herzinfarkt. Wenn ich Sie jetzt richtig verstanden habe, stammen die Daten nicht aus einer kontrollierten Interventionsstudie, wo Sie eine definierte Stichprobe einem Treatment unterzogen haben und dann an dieser Stichprobe genau beobachtet haben, wie sich die zu untersuchende abhängige Variable, nämlich Infarktrisiko oder Infarktwahrscheinlichkeit verändert. Sie haben statt dessen an einer Bevölkerung zwei oder mehr Variablen über die Zeit hinweg korrelativ untersucht. Im Extremfall kann dann ein Fehlschluß folgen wie bei dem alten Statistik-Lehrbuch-Beispiel, wonach die Häufigkeit der Störche und die Häufigkeit der Geburten in Deutschland nach dem Krieg hoch signifikant korrelieren. Der Fehlschluß liegt in der unbewiesenen Kausalinterpretation: Durch eine Dezimierung der Störche wäre kaum die Geburtenkontrolle zu schaffen. Ich wollte mit diesem Extrembeispiel nur darauf hinweisen, daß Sie hier Korrelativstudien über die variable Zeit zur Interpretation von Kausalfaktoren heranziehen. Ich meine, daß man eine solche Interpretation nur dann vornehmen kann, wenn wirklich eine kontrollierte Interventionsstudie stattgefunden hat.

Im Bereich der Pathogenese sind kontrollierten Interventionsstudien extrem schwierig durchzuführen. Auch Prospektivstudien sind
diesbezüglich unbefriedigend. Ich meine aber, daß man diese Fragen, die hier diskutiert werden, welche Risikofaktoren wirklich
relevant sind und welche nicht, daß man die am ehesten dann beantworten kann, wenn wirklich für beide Gruppen von Risikovariablen
mit gleichen Chancen kontrollierte Interventionsstudien durchgeführt werden, am besten präventive Interventionsstudien. "Mit
gleichen Chancen" bedeutet folgendes: Die Chancen sind extrem ungleich im Hinblick auf die methodischen Schwierigkeiten, die bei
der Identifikation und Beeinflussung psychosozialer Stressfaktoren gegeben sind. Ich kann einen - zwar von Situation zu Situation wechselnden, in der Reaktion aber im Prinzip ähnlichen -
Stressor einfach viel schlechter erfassen als die Häufigkeit des
Zigarettenrauchens und die Essgewohnheiten, d.h. ich habe rein
von der Untersuchungsmethodik und von der Methodik der Datenerhebung her von vornherein viel schlechtere Aussichten, die ursäch-
liche Bedeutung psychosozialer Stressoren zu beweisen.

Das Ungleichgewicht ist zudem auch durch die finanzielle Unterstützung solcher Studien gegeben. Es ist fraglich, ob wirklich
eine Prospektivstudie, die eine Veränderung von psychosozialen
Risikofaktoren zum Ziel hat, ähnliche Aussichten auf eine umfassende Finanzierung hat, wie es die Veränderung von leicht greif-
baren Risikofaktoren hat.

HEYDEN: Ich habe selbst Schwierigkeiten bei der Interpretation
dieser sehr erfreulichen Zahlen, der 15 %igen Mortalitätsreduk-
tion in USA. Was ich hier in wenigen Sätzen zusammengefaßt habe,
gibt Ihnen wieder, was Kardiologen, Epidemiologen und Statistiker
in den letzten zwei Jahren erarbeitet haben[*]. Keine Beweisfüh-
rung, aber ein Erklärungsversuch, wie wir diese frappanten Morta-
litätssenkungen in der koronaren Sterblichkeit in USA deuten können und ich habe keine Schwierigkeiten bei den von mir genannten
vier Fakten:

1. der definitiven, in allen Teilen Amerikas feststellbaren Verringerung auch innerhalb von prospektiven Studien - (nämlich der
Framingham-Studie) der Zigarettenraucher, d.h. Ex-Raucher-Raten,
die zwischen 26 und 28 % der Männer liegen. Wenn Sie das nicht
akzeptieren als ein echtes Faktum, dann ist das Ihre Interpretation.

2. Auf dem AHA-Kongreß in San Diego am 7. März 1977 wurden Be-
richte wiedergegeben von sehr genauen Untersuchungsgruppen, nämlich den "Lipid Research Clinics", die ja Tausende von Haushalter
befragt haben in den USA in den 70er Jahren und ihre Daten verglichen hat mit den ebenso zuverlässig gewonnenen Daten der "National Diet Heart Study" und den in Framingham erhobenen Daten;
ferner aus den Erhebungen der MRFIT, den "Multiple Risk Factor
Intervention Trials" - ebenfalls an zehntausenden Befragten -
hat sich wiederum gezeigt (im Vergleich zu einem Zehnjahres-Zeit-

---

* s. dazu besonders das Editorial von W.J. WALKER: Changing United States Life-Style and Declining Vascular Mortality: Cause
  or Coincidence? in New England Journal Medicine 297, 163 (1977

raum vorher), daß sich die Nahrungsgewohnheiten der Amerikaner generell erheblich geändert haben, im positiven Sinne, und daß wir jetzt mit einem Durchschnitts-Cholesterinspiegel rechnen, der um 12 mg % niedriger liegt.

3. Mehrere Studien in Australien, ebenso wie im Vereinigten Königreich und in den USA, haben uns darauf Hinweise gegeben, daß endlich die großen Propaganda-Aktionen - nicht nur der American Heart Association - Erfolg hatten, daß heute mehr Hypertoniker denn je in Behandlung stehen, was sich ja auch in diesem multifaktoriellen Geschehen jetzt offenbar auswirkt.

4. Die körperliche Aktivität hat in einem Ausmaß zugenommen, daß es heute schätzungsweise 80 Millionen Amerikaner gibt, die aktiv sind.

Wenn Sie all das nicht als beweisend erachten, bitte ich Sie um bessere Interpretationen.

NÜSSEL: Ich möchte einen Befund aus der WHO-Herzkreislauf-Vorsorgestudie in Eberbach/Wiesloch zur Diskussion stellen und wende mich dabei insbesondere an Herrn HEYDEN und Herrn EPSTEIN. Gegenüber den 50 - 59 jährigen Männern fanden sich bei den 30 - 39 jährigen ca. 5 % mehr Nichtraucher (d.h. also Nie-Raucher). Der Befund wurde sowohl in Eberbach als auch in Wiesloch erhoben. Mit aller Vorsicht neigen wir daher zu der Vermutung, daß zumindest in Eberbach und Wiesloch mehr junge Leute als früher das Rauchen nie anfangen und so stets Nichtraucher bleiben. Wenn das so ist, dann könnte sich vielleicht doch schon eine Verhaltensänderung der Bevölkerung abzeichnen. Zumindest gilt dies für die männliche Bevölkerung. Bei den Frauen konnten wir nämlich den Befund nicht feststellen. Im Gegenteil. Der Anteil der Nichtraucher stieg mit dem Alter.

HEYDEN: Das ist eigentlich identisch mit dem, was wir in den USA beobachten. Unglücklicherweise hat sich die Gesundheitserziehung - die Kampagne, die in England in den 50er Jahren begonnen wurde und dann in die USA und schließlich auch in die Bundesrepublik gekommen ist, leider nicht in dem Maße auf die Frauen ausgewirkt. Nun müssen wir aber gleichzeitig konstatieren, daß natürlich vom Gesamtkollektiv aller Frauen heute - jedenfalls in den USA - nicht mehr als 30 % rauchen.

NÜSSEL: Wenn ich noch etwas ergänzend zur Trend-Änderung auf dem Gebiet der Prävention sagen darf? Für die Hypertonie wird in der Bundesrepublik immer noch die Formel: Halb-Halb-Halb - Sie kennen diese Formel - als gültig angesehen. En Eberbach und Wiesloch hat sich diese Formel absolut nicht bestätigt. Höchstens 20 % der untersuchten Altersgruppen ließen ihren Blutdruck in den letzten beiden Jahren nicht kontrollieren. 1972 hatten wir bei einem ganz anderen Kollektiv eine Studie mit einem sehr ähnlichen Resultat durchgeführt. Der Blutdruck wird also in der BRD weit häufiger kontrolliert als allgemein angenommen, das gilt zumindest für die letzten Jahre. Vor 1970 dürfte dies anders gewesen sein. Wir dürfen also eine günstige Trend-Wende annehmen.

Dann ein weiterer Punkt:

Früher waren wir der Meinung, daß die Herzinfarkt-Patienten sehr unzureichend nachbehandelt werden. Die Studie von GILLMANN hatte dies eindeutig belegt. Wir wollten deshalb unsere ganze Forschung auf die Rehabilitation konzentrieren. Als wir dann aber 1973 die Nachbehandlungen unserer Herzinfarkt-Patienten des Heidelberger Raumes bei einer Grundgesamtheit von 304 000 Einwohnern analysierten, stellten wir fest, daß die Patienten relativ gut nachbehandelt werden, soweit wir dies mit Fragebögen überhaupt erfassen können. Höchstens 5 - 6 % der Infarkt-Patienten wurden nach unseren Erhebungen "schlecht" nachbetreut.

Dazu ein weiteres Faktum, welches ich jedoch nur in diesem Werkstatt-Gespräch vorbringen möchte, weil es aus verständlichen methodischen Gründen schwer abzusichern ist:

Die von uns 1965 - 1970 beobachteten Überlebens- und Reinfarkt-Raten nach überstandenem Infarkt lagen jeweils bei etwa 4 - 5 % pro Jahr.

Seit 1970 beobachten wir im Rahmen des WHO-Herzinfarkt-Registers niedrige Reinfarkt- und höhere Überlebens-Raten. Bei Patienten, deren Infarkt 1 Jahr zurück liegt, fanden sich in den folgenden 4 Jahren sowohl für den Koronartod als auch für den überstandenen Reinfarkt jährliche Raten unter 2%.

Wir nehmen also an, daß sich im Laufe der letzten Jahre die gesundheitlichen Chancen nach überstandenem Infarkt verbessert haben und daß dies mit der Verbesserung der Nachbehandlung zusammenhängt. Wenn das so ist, dann stützt diese Beobachtung jene, die für eine konsequente Behandlung der somatischen Risiken eintreten

HALHUBER: Darf ich da gleichzeitig eine Frage an Herrn EPSTEIN und an Herrn BRUNNER richten: Die Fakten, welche die Frauen-Infarkthäufigkeit betreffen, können ja verschieden interpretiert werden. Eine Interpretation wäre, daß es Frauen heute notwendiger haben, sich mit Zigaretten oral zu trösten. Und um das geht es ja was steckt hinter dem Sucht-Rauchen? Und da erinnere ich daran, daß die Zunahme der Infarktmorbidität und -mortalität in Israel bei Frauen und bei orientalischen Einwanderern weitaus größer ist als bei der Durchschnittsbevölkerung.

BRUNNER: Was die Frauen betrifft, wissen wir, daß wir in Israel eine der höchsten incident rates von Myokard-Infarkten bei Frauen haben, aus verschiedenen Gründen, die nicht immer ganz leicht zu erklären sind. Ob das wirklich mit dem Rauchen zusammenhängt, kann ich nicht sagen. Die Tatsache besteht. Was die Zunahme des Myokard-Infarktes bei den orientalischen Juden betrifft, habe ich bereits eine Reihe von Abbildungen gezeigt.

VON FERBER, L.: Die israelischen Frauen haben auch die höchste Erwerbsquote - also ein psychosoziales Stressmoment.

BRUNNER: Wenn Sie voraussetzen, daß Doppelberufe schlecht sind, dann ist das ein Grund.

VON FERBER, L.: Im Hinblick auf den Herzinfarkt bedeutet die Doppelbelastung durch Familie und Beruf ein erhöhtes Risiko. Das schließt nicht aus, daß die soziale Bestätigung, die die Berufstätigkeit vermittelt, das Wohlbefinden steigert.

NÜSSEL: In der Bundesrepublik steigt bei den Frauen die Koronar-Todesrate besonders stark an.

EPSTEIN: Ich glaube, daß Herr HEYDEN absolut recht hat mit allem, was er gesagt hat, - außer einem. Ganz sicher ist die Erklärung, die er für die Senkung der Mortalität in den Vereinigten Staaten gegeben hat, die einzig vernünftige und logische. Ich glaube, es besteht jetzt ein ähnlicher Trend in Finnland. Es hat nie jemand behauptet, daß Stress der einzige Risikofaktor ist oder selbst der wichtigste Risikofaktor in der Bevölkerung. Für einzelne Patienten könnte er es manchmal sein. Persönlich glaube ich, daß Stress vielleicht auch einen wichtigen Risikofaktor in der Bevölkerung darstellt. Möglicherweise wäre die Reduktion der Mortalität zum Beispiel in den Vereinigten Staaten noch größer gewesen, wenn - abgesehen von Änderungen in Rauch- und Essgewohnheiten und der Behandlung von Hypertonie und Bewegungszunahme - sich zusätzlich der sogenannte Stress in einer günstigen Richtung geändert hätte. Was Herr HEYDEN sagt, ist absolut richtig, aber es wäre nicht richtig, auszuschließen, daß Stressbekämpfung und Stressbewältigung eine zusätzlich günstige Wirkung haben könnten.

VON EIFF: Zur Frage der Erkrankung von Frauen an Hypertonie und ihren Komplikationen: Auf Grund unserer eigenen Untersuchungen* und der beim Endokrinologenkongress in Hamburg von YAMURI von der Okamoto-Gruppe mitgeteilten Ergebnisse kann man annehmen, daß der weibliche Organismus durch Östradiol während der Geschlechtsreife einen potentiellen Faktor fertigt, der vor stärkeren und häufigeren Stressreaktionen des systolischen Blutdrucks schützt.

Auf dem letzten Gynäkologenkongress in Hamburg habe ich gezeigt, daß der physiologische protektive Mechanismus durch verschiedene Ereignisse durchbrochen werden kann, insbesondere bei hereditär belasteten Frauen:

1. durch Östrogenmangel,
2. durch Einnahme von Ovulationshemmern,
3. durch zu hohe Salzzufuhr,
4. durch Nikotinabusus.

Zu Herrn HEYDEN möchte ich bemerken, daß seine Überlegungen keinen Widerspruch zu unserer Hypothalamustheorie der essentiellen Hypertonie darstellen**, da durch eine sachgemäße antihypertensive Behandlung auch die "Stresszentren" mitbehandelt werden.

HALHUBER: Herr SCHAEFER, interpretiere ich Sie richtig, wenn ich sage: Nach Ihrer Modelltheorie kommt es darauf an, daß für die von uns allen anerkannten Risikofaktoren Hyperlipaemie, Hochdruck, Rauchen der psychosoziale Stress ein gemeinsamer Nenner sein könnte? Das ist doch die Frage, die sich uns hier stellt.

---

* Eiff, von, A.W. et al.: Amer. J. Obstet. Gynecol. 109, 887-892 (1971).

** Progress in Brain Research, vol. 47, 289-299.

SCHAEFER: Mein Problem war die Frage, woher die Risikofaktoren kommen. Wenn sich die Krankheiten vollkommen homogen verhalten hätten über die Jahrhunderte hinweg, könnte man sagen, es handle sich um das allgemeine Lebensrisiko, über das wir nicht zu reden brauchen. Nun gibt es aber eine enorme Steigerung des Infarktes, aber bei anderen Krankheiten eine Senkung der Mortalitäten - wie kommt das? Es ist bis jetzt nirgendwo bewiesen, daß zum Beispiel die Infarktsteigerung durch eine Steigerung der klassischen Risikofaktoren bewirkt sein könnte. Niemand kennt die Entwicklung des Cholesterins innerhalb der letzten 50 Jahre, es ist halt nicht gemessen worden. Also ist es das Cholesterin überhaupt? Wenn es das Cholesterin ist, warum hat es sich dann überhaupt erhöht? Warum hat sich dieses oder jenes erhöht? Beim Zuckerverbrauch zum Beispiel wissen wir, daß er tatsächlich angestiegen ist. Infolgedessen kann Zucker, sprich Glukosekonzentration im Plasma, tatsächlich ein erhöhter Risikofaktor sein. Wie wirkt er dann, das ist eine zweite Frage. Beim Rauchen haben Sie selbst gefragt: Was bringt die Menschen zum Rauchen? Wenn wir Stress als Risiko annehmen, müßten wir erstens fragen: Wie wirkt der Stress? Dazu hat die Physiologie ein sehr präzises Konzept anzugeben, das mit aller Tatsachen übereinstimmt. Wo aber kommt dann der Stress her? Das ist die zweite Frage. Das Prinzip der Hierarchie sagt gar nichts anderes, als daß man alle Faktoren hinterfragen muß nach ihrer Genese. Ob das Detail im einzelnen richtig oder falsch ist, wie es in meinem Buch steht, spielt dabei keine Rolle.

VON FERBER, CH.: Ich habe zwei Fragen an Herrn HEYDEN. Ist gleichzeitig auch die Gesamtmortalität in den USA gesunken oder nur die Mortalität an Herz-Kreislaufkrankheiten?

Haben die Epidemiologen auf Grund der Änderung der Rauchgewohnheiten, der Ernährungsgewohnheiten und der besseren Behandlung von Hypertonikern eine Senkung der Mortalität vorhergesagt? Oder haben Sie die Ergebnisse und Beobachtungen, über die Sie berichtet haben, ex post - also nachdem man festgestellt hatte, daß die Mortalität sinkt - herangezogen?

HEYDEN: Seit dem Jahre 1968 sind die Zahlen zurückgegangen und die "Coronary Care Unit"-Direktoren haben mit Freude 1970 bereits festgestellt, daß sie es waren, die diese Koronarmortalitäts-Reduktion durch intensivere und frühzeitigere Behandlung von Rhythmusstörungen erreicht haben.

Die Kardiologen haben gesagt: Nein, wir haben ja jetzt ß-Rezeptorenblocker, wir haben bessere Medikamente, mit denen wir unsere schweren Angina pectoris-Patienten behandeln und vor dem Infarkt bewahren.

Die Koronarchirurgen haben kategorisch erklärt: Nein, es ist unsere Methode der By-pass Operation, die mehr Leute am Leben erhält.

Und die Epidemiologen haben protestiert: Nein, es ist unsere Erziehung durch die AHA und andere Medien, daß wir den Leuten endlich klargemacht haben, wie die Risikofaktoren anzugreifen sind.

Und dann sind die Statistiker gekommen und haben gewarnt: Jetzt
wollen wir erst einmal nachprüfen, ob das alles stimmt; dann hat
man von 1970 bis 1976 den weiteren Abstieg verfolgt und erst jetzt
wurde konstatiert: Wir sind alle mitverantwortlich für das Absinken. Also, es ist nicht ein temporäres Phänomen. Von Jahr zu Jahr
sind die Mortalitätsraten zurückgegangen.

Diese Interpretationen können Sie nachlesen im Dezemberheft 1975
in der Zeitschrift "Circulation" in einer Supplementnummer, wo
(auf S. 10 - 15) diese Dinge sehr gut ausdiskutiert wurden*. Die
Gesamtmortalität ist trotz weiterem Anstieg der Gesamtbevölkerung
etwa gleichgeblieben, d.h. die Gesamtmortalität ist nicht angestiegen, wie es bei der Zunahme der Gesamtbevölkerung zu erwarten
gewesen wäre.

EPSTEIN: Es ist auch eine frappante Infarktreduktion bei Frauen
in den USA festzustellen, obwohl Frauen jetzt mehr rauchen. Das
ist auch gar nicht erstaunlich, denn schließlich ist Rauchen nicht
der einzige Risikofaktor. Man könnte sagen, daß, wenn Frauen weniger rauchen würden, die Mortalität bei ihnen noch mehr abgefal-
len wäre.

VON FERBER, CH.: Wenn, wie Sie zuletzt gesagt haben, die Gesamtmortalität nicht entsprechend abgesunken ist, dann ist ein erheblicher statistischer Erhebungsfehler möglich. Wenn nämlich die
Sterblichkeit an koronaren Herzkrankheiten zum Indikator der Leistungsfähigkeit von Gesundheitssystemen erklärt wird und an diesem Indikator sich überdies eine breite Medizinkritik in der Öffentlichkeit orientiert, dann muß ich damit rechnen, daß die Zu-
ordnung von Todesfällen zu der Klasse Todesfall an Herz-Kreislaufkrankheiten verändert wird. Daher halte ich es für unumgänglich, zu prüfen, ob, und wenn ja, in welchem Umfange die Gesamtsterblichkeit während der gleichen Zeit zurückgegangen ist.

HEYDEN: Herr EPSTEIN sagt gerade, daß die Gesamtsterblichkeit
leicht abgesunken ist und ich hatte das vorher auch in anderer
Formulierung gesagt: Es ist bemerkenswert, daß sie nicht angestiegen, sondern abgesunken ist - wenn auch nur leicht, denn die Ge-
samtzahl der Bevölkerung hat ja auch weiter zugenommen!

NÜSSEL: In einem Ergebnisbericht der American Heart Assoziation
ist auch unterschieden worden zwischen den Todesfällen, die herz-
kreislaufbedingt waren und jenen, die es nicht waren. Etwa seit
1954 läßt sich ein leichtes Absinken der nicht herzkreislaufbe-
dingten Todesfälle erkennen. Wesentlich stärker fallen aber die
kardiovaskulär bedingten Sterbefälle ab: Wenn ich recht erinnere,
um insgesamt 29,7 %

HEYDEN: Wenn einer mehr Sport treibt, das haben wir ja heute früh
gehört (und ich habe mich dieser Überzeugung persönlich sogar angeschlossen), dann ist man tatsächlich psychisch mehr ausgeglichen

---

* KULLER, L., PERPER, J., COOPER, M.: Demographic Characteristics
  and Trends in Arteriosclerotic Heart Disease Mortality: Sudden
  Death and Myocardial Infarction. Circulation (Suppl. III) 52,
  1 (1975).

und wenn man weniger raucht oder nicht raucht, dann fühlt man sich im Ganzen besser und, wenn man dazu noch mit ß-Rezeptorenblockern behandelt wird, dann kriegt man keine Angst mehr - das habe ich heute gelernt - also ich glaube, ich würde mich dem anschließen.

EGGER: Ich möchte auch in dieselbe Kerbe schlagen. Wenn wir uns im Theoretischen wie im Praktischen auf Risikofaktoren konzentrieren wie das Rauchen, so könnte man doch Rauchen als verhaltensmäßiges Korrelat von psychosozialem Stress auffassen. Man könnte es jedenfalls einmal so verstehen. Die Frage ist dann: was haben wir getan, wenn wir aus einem Raucher einen Nichtraucher machen? Haben wir damit nicht auch weiterreichende Verhaltensänderungen des Patienten bewerkstelligt? Oder, anders ausgedrückt, muß nicht jetzt der Patient mit ihn erregenden Prozessen anders umgehen? Hat er jetzt vielleicht bessere Strategien zur Stressbekämpfung erworben als das Rauchen oder nicht? Kurz: wenn wir das Rauchen angehen, gehen wir dann nicht auch den psychosozialen Stress in irgendeiner Weise an? Und ist dann der Stress nicht wiederum der primäre Fokus unserer Intervention?

HEYDEN: Ein Typ A, der geraucht hat und ein Exraucher wird, der wird dadurch nicht ein Typ B, sondern der wird eher noch aktiver in seiner schöpferischen Aktivität. Und ich glaube, das - wenn Sie so wollen - könnte man eine psychosoziale Änderung des Menschen nennen. Aber das, was ich messen kann, ist: der Mann raucht nicht mehr, und das ist das Entscheidende.

SCHIMERT: Im Mittelpunkt unserer Betrachtungen steht ja der Stress. Es ist eine Frage: ist es denn mit dem Stress nicht genauso wie mit der Fettsucht? Die Fettsucht per se ist ja kein Risikofaktor, aber wer zuviel ißt und genetisch eine Neigung zur Hypertension hat oder zum Diabetes hat, wird eben frühzeitig Diabetiker und wird frühzeitig Hypertoniker. So könnte man den Stress genauso einordnen wie die Fettsucht nicht als Stress per se, aber als Förderer bei entsprechender genetischer Situation und natürlich in dem Sinne wie es eben Herr VON EIFF gesagt hat, Förderer der Hypertension und dadurch eben letztenendes auch einer der Risikofaktoren.

KERBER: Ich muß gestehen, daß ich während der ganzen letzten Stunde den Fragestand nicht mehr ganz begriffen habe. Wenn ich es richtig verstanden habe, wollte Herr HEYDEN seine These aus dem Medical Tribune hier verteidigen oder jedenfalls aufrecht erhalten, daß psychosoziale Stressoren keinen pathogenetischen Effekt haben. Welche Argumente sind dafür nun vorgebracht worden? Ich habe sie nicht fassen können. Ich könnte nicht einmal die Argumente wiederholen, wie bewiesen werden soll, daß die bisherigen Untersuchungen in dieser Richtung nichts beweisen. Ich habe nur gehört, daß es andere Faktoren gibt, die, wenn man sie senkt, den Herzinfarkt oder gewisse Symptome oder die gesamte Mortalität senken.

BRUNNER: Ich möchte eine Antwort geben an Herrn VON EIFF in Bezug auf die kontrazeptiven Pillen in Israel. Ich habe keine genauen Zahlen, aber ich habe den Eindruck, daß die Frauen bei uns sogar weniger Pillen nehmen als üblich in westeuropäischen oder amerikanischen Städten. Ich glaube, es gibt da noch andere Faktoren.

Wahrscheinlich haben israelische Mütter mehr Sorgen und mehr schlaflose Nächte als Frauen in der westlichen Welt. Und dies ist, wie mir scheint, ein sehr wesentlicher Faktor.

Ich möchte eine zweite Frage aufwerfen, eine historische Frage. Man kann doch nicht sagen, daß das deutsche Bürgertum des 19. Jahrhunderts oder die wohlhabenden Schichten der viktorianischen Zeit schlecht gegessen haben. Sie haben sogar sehr gut gegessen. Wir wissen es aus kulturhistorischen Erzählungen und von Bildern usw. Wir wissen zwar nicht, wie hoch der Cholesterin-Spiegel war, aber es ist kein Zweifel, daß Koronarinfarkte sehr selten waren. Ich weiß nicht, ob es Studien gibt über die durchschnittlichen Blutdruckwerte in dieser Zeit. Es ist mir nicht bekannt, vielleicht weiß einer der Herren etwas darüber, aber jedenfalls in diesen vergangenen Zeiten hat das Essen als atherogener Faktor keine so wesentliche Rolle gespielt. Also irgendetwas ist in der Zwischenzeit passiert.

Noch eine letzte Bemerkung zu dem Typ A und der physical activity. Es ist doch klar, daß die Typ A-Leute erfolgreicher sind, sonst wären sie ja nicht Typ A. Sie sind ja nur Typ A, weil sie bessere Erfolge haben. Ich glaube überdies nicht, daß alle Typ A-Leute schlechter dran sind; nur der erfolglose, frustrierte Typ A ist schlechter dran. Der Typ B kommt gar nicht in die Situation, sich an dem sportlichen Konkurrenzkampf zu beteiligen, weil er sich von vornherein nicht soviel Herausforderungen aussetzt. Infolgedessen kommt er nicht in die Situation, erfolglos zu sein.

HÜLLEMANN: Ich glaube, wir hatten uns hier mehrfach geeinigt, daß eine Verhaltensänderung nicht möglich ist. HEHL unterscheidet in seinem Test, PSS 25, der heute schon ein paarmal zitiert wurde, zwischen Verhaltenseinstellung und Verhaltensäußerung. Es ist sicherlich die Verhaltensäußerung, die wir ändern können. Die Manipulation geht beim Raucher wahrscheinlich nur so weit, daß er sich keine Zigarette mehr anzündet. Die (tiefergehende) Einstellung bleibt unverändert. So wird beispielsweise der Typ A seinen ihm eigenen Schwung, seinen "drive", beibehalten. Von diesen Überlegungen ausgehend haben wir gemeinsam mit HEHL eine Hypothese aufgestellt, die wir "Primärmotorik" nennen: Wir hatten folgende Beobachtungen an Mitgliedern eines sporttherapeutischen Clubs von Infarktpatienten sammeln können: daß die Patienten, die "bei der Stange blieben", also nicht absprangen, keine "Trainingsschwänzer", und früher überdurchschnittlich sportlich aktiv waren. Um das 25. Lebensjahr wurden sie "gebremst": Sie heirateten, sie gingen ihrem Beruf nach und fanden für eine zusätzliche körperliche Aktivität keine Zeit mehr. Aber der innere Schwung, ihre Programmierung auf eine erhöhte Aktivität blieb erhalten. Die Patienten entwickelten einen risikoreichen Lebensstil mit Zigarettenrauchen, Überernährung, ungeregeltem und psychisch sehr belastendem Berufsalltag. Man kann interpretieren, daß Menschen, die einen großen Schwung haben - etwa auch diese Typ A-Menschen - und diese innere Verhaltenseinstellung durch Umweltbedingungen nicht mehr in adäquaten (motorischen) Verhaltensäußerungen ausleben können, sich in Ersatzäußerungen ausagieren. Damit wird eine risikoreiche Entwicklung gezündet, die sich mit den Kriterien Bewegungsmangel, Übergewicht, Zigarettenrauchen beschreiben läßt.

Wir haben unsere Hypothese Primärmotorik genannt, weil wir annehmen, diese Verhaltenseinstellung wird früh in der kindlichen Entwicklung festgelegt. Es ist damit nicht gesagt, diese Verhaltenseinstellung sei genetisch bestimmt. Es ist wohl gleichgültig, ob eine Verhaltenseinstellung genetisch bestimmt oder frühkindlich geprägt ist, auf jeden Fall muß man sich mit dieser Einstellung sein Leben lang "herumschlagen".

Was nun das praktische Handeln anbelangt, so sollten wir ganz dankbar sein, daß wir auch ohne grundsätzliche Änderung der Verhaltenseinstellung doch die Möglichkeit haben, konkret intervenieren zu können, indem wir dem Raucher die Zigarette wegnehmen. Unsere Handlung muß ich auf das primär Begegnende, das ganz Nüchterne, das sehr Rationelle, wenn Sie so wollen, das Vordergründige konzentrieren. Sicher sind unsere Handlungen interpretationsbedürftig; sie haben eine subjektive Not. Allein schon aus diesem Grunde sind Konzepte wie "psychosozialer Stress", Hypothesen wie "Primärmotorik" notwendig.

HALHUBER: Ich möchte in dem Zusammenhang auf eine Arbeit im Europäischen Journal of Cardiology hinweisen von ELIOT "Stress and Cardiovascular Disease"*, die deshalb von Interesse ist, weil Her HEYDEN in jenem Statement in der Medical Tribune auf die Situatio in Finnland als ein Gegenargument hingewiesen hat. Interpretiere ich Sie da richtig?

HEYDEN: Nein, leider nicht. Herr EPSTEIN hat schon von der nordkarelischen Studie berichtet, die Ihnen nicht bekannt war, wo mit einer weitreichenden Gesundheitserziehungsaktion (Ernährungsänderung, Hypertoniebehandlung, intensivierte körperliche Aktivität, Raucherentwöhnung in Beruf und Freizeit) die Hauptrisikofaktoren beeinflußt werden und zu einer 40% igen Reduktion der Koronar-Mortalität geführt haben. Ich glaube, daß das viel wichtiger ist als das, was Herr RAHE uns von Lebensänderungs-Einheiten berichtet. Diese Lebensänderungs-Einheiten - da könnten wir hier endlose Argumente vorbringen und am Schluß würde trotzdem keiner drauskommen. Die letzte Arbeit von E.L. GOLDBERG und G.W. COMSTOC im American Journal of Epidemiology** habe ich mit dem größten Vergnügen gelesen. Sie würde Herrn RAHE vollkommen widersprechen. Also ich glaube, daß man mit diesen Lebensänderungs-Einheiten nicht viel anfangen kann. Aber das Praktische - was die nordkarelische Heart Association gemacht hat -, endlich die höchste Mortalität der Welt in Finnland zu senken durch Gesundheitserziehungs-Maßnahmen, das hat Hand und Fuß.

---

* ELIOT, Robert S.: Stress and cardiovascular disease, European Journal of Cardiology, 5/2, 97 - 104 (1977).

** GOLDBERG, E.L. und COMSTOCK, G.W.: Life Events and Subsequent Illness. in American Journal of Epidemiology 104, 146 (1976).

KATSCHNIG: Ich bin Psychiater und möchte mit einer Frage an die
Kardiologen beginnen: Ich vermute, daß ein Teil der Mißverständ-
nisse der letzten Stunde darauf zurückzuführen ist, daß die abhängige Variable, also die "cardiovascular disease" oder der
Herzinfarkt - schon das ist mir nicht ganz klar geworden aus den
Diskussionen, ob es einmal um das eine und dann um das andere,
oder immer um beides geht - daß es sich hier nicht um eine homo-
gene Entität handelt, sondern daß es hier möglicherweise Subpopulationen gibt, für deren Entstehung Sie eine Erklärung suchen.
Der Herzinfarkt selbst ist ja offenbar etwas, das schon auf der
pathogenetischen Ebene aus verschiedenen Subpopulationen zusammengesetzt ist; es ist ja bekannt, daß in einigen Fällen nicht
unbedingt eine koronare Herzerkrankung vorangeht. Wenn dann so
grandiose Statements, wie das der "American Heart Association",
getroffen werden, dann wird hier insofern gesündigt, als sehr
verschiedene Dinge zusammengeworfen werden; außerdem sind derartige Aussagen nicht unbedingt aus medizinischer, sondern aus le-
gistischer Sicht getroffen, um Kompensationsbegehren abzuwehren.
Juristen fassen das Leben gerne in große Kategorien zusammen und
was dann mit einer solchen Autorität gesagt wird, kann uns leicht
irreführen. Auf der anderen Seite gilt aber das gleiche für die
unabhängige Variable, für den Stress. Ich habe mir heute notiert,
was alles unter Stress verstanden worden ist, von Autorennen an-
gefangen bis Durchführen von Additionen und Aufenthalt in Stress-
kämmerchen, die eigens für diesen Zweck konstruiert werden; aus
den Ergebnissen solcher Experimente leitet man dann bestimmte pa-
thophysiologische Teilstrecken ab, die in der Genese von koronaren Herzerkrankungen möglicherweise eine Rolle spielen. Wenn wir
aber zum psychosozialen Stress kommen und hier eine Gruppe von
Leuten mit dem Glaubensverständnis auftritt: "Wir glauben daran,
daß Stress eine Rolle spielt, so aus eigenen Erfahrungen, die wir
alle als Menschen haben, und aus Einfühlungsvermögen mit anderen,
mit Patienten, die wir kennen, die so etwas erlebt haben, bei denen das eine Rolle spielt", dann ist wieder der gleiche Mechanismus wie bei der "American Heart Association" am Werk. Da werden
je individuelle Erfahrungen, die wir haben, zusammengeworfen auf
einen Haufen. Das gleiche passiert dann in einzelnen Studien, die
alle nicht vergleichbar sind. Ich kenne die Life Event Forschung
sehr genau und weiß, daß die verschiedenen Meßinstrumente, die
vorgeben, Life Events zu messen, ganz Verschiedenes messen. Am
Schluß sagen aber dann alle: Wir haben festgestellt, Life Events
spielen für die Entstehung dieser oder jener Krankheit eine Rolle.
Ich möchte außerdem vor solchen Zusammenfassungen, wie die von
Herrn ELIOT, die hier ausgeteilt wurde, warnen, denn in derartigen Zusammenfassungen geschieht das gleiche wieder. In ihnen werden alle möglichen Studien, die im Grunde genommen nicht vergleichbar sind, zusammengeworfen, weil letzlich doch ein gewisses Glaubensbekenntnis dahintersteht, wenn man derartige Zusammenfassungen schreibt. Ich würde sehr dafür sein, daß sowohl die
"cardiovascular people" ihre Patienten in Subpopulationen differenzieren, wie auch die "stress people" ihre Konzepte etwas klarer kriegen und möglicherweise auch hier Submechanismen identifizieren. Und man möge sich bitte nicht in eine derartig grandiose Feststellung der "American Heart Association" verkrallen,
psychosoziale Stressoren spielten keine Rolle für "cardiovascular
diseases", das läßt sich in dieser Allgemeinheit medizinisch ja
überhaupt nicht sinnvoll behaupten.

NÜSSEL: Wir wenden uns hauptsächlich gegen die unselige Vermischung der Dinge. Diese Vermischung ist in dem gezeigten Film von F. VESTER besonders deutlich geworden. Der Herzinfarktpatient war dick, Raucher, und bekommt in einer akuten Stress-Situation ein Telegramm. Das ist zuviel für ihn und er bekommt einen Koronar-Anfall. Meine Kritik:

1. Die Auslöse-Situation ist gar nicht einmal typisch. Fast alle Zentren des WHO-Register-Projektes beobachteten relativ wenig Infarkte am Arbeitsplatz. Bei uns waren es ca. 6%, wobei man berücksichtigen muß, daß der Arbeitstag immerhin 8 Stunden ausmacht.

2. Das kombinierte Vorkommen von Übergewicht, Zigarettenkonsum und Stress wird in der in dem Film dargestellten Situation bei den Dicken und den Rauchern dazu verleiten, die Ursache des Anfalls im wesentlichen auf den Stress abzuschieben. Der Betrachter wird weiter essen und weiter rauchen und seine "böse Frau", seinen "bösen Chef" oder seinen "bösen Hausbesitzer" als "Krankmacher" beschimpfen.

Diese Vermischung von Stress und somatischen Risikofaktoren ist in der Gesundheitserziehung zu vermeiden. Nach dem gegenwärtigen Wissensstand sollten wir uns zunächst einmal voll auf eine Beeinflussung der zur Manifestation von somatischen Risikofaktoren führenden Lebensweisen konzentrieren und sollten darüber hinaus das intensivieren, was wir schon seit Jahren tun, nämlich eine systematische Erforschung der Einflüsse durch Stress.

THEORELL: Several speakers have touched the problem of the interplay between genetics and psychosocial factors. I just want to show you this picture (Tabelle 1). This is from an experiment with a series of male twin pairs. There are 17 monozygotic (MZ) male twin pairs between 51 and 74 years of age and 13 dizygotic (DZ) pairs in the same age. The subjects were exposed to a stressful interview during which we measured cardiovascular parameters, heart rate, ballistographic amplitude (which corresponds to stroke volume), peripheral pulse volume and systolic and diastolic blood pressure. We had the opportunity of comparing how similar two members of the MZ pairs were with regard to, for instance, blood pressure in comparison to the similarity of the same measure within the DZ pairs. Table 1 shows the intrapair variance DZ/MZ F-ratios. The higher ratio you have, the more similarity there was in the MZ pairs in comparison to that of the DZ pairs. The table demonstrates that the diastolic and systolic blood pressure and vasoconstriction - vasodilatation were more determined by genetic factors during the interview than at rest.

KERBER: Weil ich auf meine einfache Frage keine Antwort bekommen habe, möchte ich selber darauf hinweisen, daß der Beweis, daß es keine psychosozialen Stressoren als Risikofaktoren für Herzkrankheiten gibt, äußerst schwierig zu führen ist. Wie beim Beweis, daß es kein Phlogiston oder keinen Himmelsäther gibt, kann auch hier der Beweis nur dadurch erbracht werden, daß man nachweist, daß man alle Erscheinungen erschöpfend erklären kann ohne Annahme dieser unbekannten Faktoren. Die Frage bleibt also offen. I want to say this for the record.

Tabelle 1

	Intrapair variance F ration $\frac{DZ}{MZ}$
Heart rate	rest 5.55^{++} interview 5.50^{++}
Pulse amplitude	rest 0.30 interview 3.20^{+}
Change in pulse amplitude	rest $---$ interview 9.27^{++}
Syst. blood pressure	rest 1.77 interview 3.47^{++}
Diast. blood pressure	rest 2.10 interview 3.17^{++}

$^{+}$ = $p < 0.005$; $^{++}$ = $p < 0.01$.

VON EIFF: Wir haben schon in der Mittagspause diskutiert, wie es kommt, daß im Ruhezustand signifikante Korrelationen nicht vorhanden sind, aber bei Belastung. Eine mögliche Erklärung wäre, daß hier inhomogene Kollektive vorliegen. Gerade der Ruhezustand ist eminent schwierig zu definieren, und so ist möglicherweise nur ein Teil im Ruhezustand. Durch einen Stimulus geschieht hingegen eine gewisse Homogenisierung.

SCHAEFER: Ich glaube das nicht. Das ist viel einfacher. Der Ruhezustand wird durch andere Faktoren determiniert als die Reaktion auf ein Interview, die ja letzten Endes eine emotionale Reaktion ist. Die emotionale Reaktion ist festgelegt durch die Emotionalität des Menschen, die ein - wie man sieht und wie auch bekannt ist - sehr stark genetisch determinierter Faktor ist, während die Ruhezustände ebenso determiniert sind wie alle morphologischen und physiologischen Normalbefunde. Ich würde meinen, daß das Ganze höchstwahrscheinlich ein verhältnismäßig simples physiologisches Phänomen darstellt.

HÜLLEMANN: Ich möchte die Ausführung von Herrn SCHAEFER nur noch ergänzen. Wir haben mit der kontinuierlichen direkten Blutdruckmessung sehr viele Hochdruckpatienten und Normalpersonen untersucht. Wir hatten ein standardisiertes Belastungsprogramm aufgestellt: Ergometertest, Hitzebelastung, Sauna, aktive Orthostase, biographisches Interview (das Herr REINDELL durchführte). Generell gesagt: die Blutdruckregulation ist "unordentlich". Es gibt nicht den Reaktionstyp. Manche Personen reagieren auf psychologische Belastungen höher als auf Ergometerbelastungen. Die Interpretation solchen Verhaltens ist schwierig. Wir müssen es zunächst einmal als Faktum hinnehmen.

HALHUBER: Gestatten Sie dem Initiator und Moderator dieses Werkstattgespräches ein persönliches, vielleicht etwas bekenntnishaftes Schlußwort am Ende dieser sehr lebendigen Diskussion:

Ich habe nach dem Einleitungsreferat in einem privaten Gespräch und an einem simplen Beispiel, das mir sehr viel zu denken gegeben hat, verständlich zu machen versucht, daß es für mich keinen wesentlichen Widerspruch gibt zwischen dem, was Herr HEYDEN und Herr VON UEXKÜLL gesagt haben: Unser jüngster Infarktpatient war 17 Jahre alt (koronarangiographisch nachgewiesen: ohne Kranzgefäßanomalie) und hat 60 Zigaretten geraucht. Also ein Fall von Gesundheitserziehung für Herrn HEYDEN? Ich pflege aber, wenn ich von diesem 17jährigen Infarktpatienten erzähle, zu ergänzen: Als ich seine Mutter kennenlernte, habe ich auch verstanden, warum er 60 Zigaretten geraucht hat. - Da haben wir doch die Brücke zwischen Gesundheitserziehung und Psychotherapie! Damit ich diesem jungen Mann die 60 Zigaretten abgewöhnen kann - was übrigens nicht gelungen ist - muß ich seine Lebenssituation oder das, was wir hier psychosozialen "Stress" nennen, seine Überbeanspruchung im Leben, erkennen und in den Griff bekommen. "Familientherapie" als Stresstherapie! Etwas anderes ist die allgemeine ärztliche Zuwendung, die Intensität der Kommunikation, unabhängig von den jeweiligen Methoden der "Stress"-Prävention und -Therapie: Bei den Ernährungsstudien - etwa von LEREN in Norwegen und anderen - scheint die eindeutig höhere Kontaktrate mit Patienten, die in der Studie waren, gegenüber den Patienten in der Kontrollgruppe die entscheidende Rolle gespielt zu haben und nicht nur die Ernährungsumstellung. Das ist zumindest eine beachtenswerte Arbeitshypothese von U. STOCKSMEIER.

Wir haben aber nicht nur methodische Probleme, die wir erkennen müssen. Wir alle haben doch erhebliche Sprach- und Verständigungsprobleme und Erlebensunterschiede. Diese sind aber zu überwinden. Das habe ich in den vergangenen 10 Jahren beobachten dürfen. Es ist ein "privilège de l'âge", daß man da geduldiger wird. Gerade bei diesem Werkstattgespräch habe ich die Erfahrung gemacht, daß die Verständigungsschwierigkeiten allmählich abnehmen und daß eine ökologische, soziosomatische, interdisziplinäre Kardiologie nicht mehr utopisch ist. Ich hoffe aber auch, daß in den Gesprächen gestern und heute auch für die Teilnehmer erkenn- und spürbar geworden ist, warum unsere Thematik bis an die Sinnfragen der Existenz reicht und warum das Rollenverständnis der Ärzte sich allmählich ändert. Wir werden in Zukunft gleichzeitig bessere Techniker, Erzieher, Sozialarbeiter und politisch Handelnde sein müssen.

Hinweis des Herausgebers:

Die Beiträge von E. NÜSSEL und E. KURZ, Ch. BECKER-CARUS, W.
MÜLLER und F. HAUß und H. SCHAEFER konnten aus Zeitmangel nicht
mehr vorgetragen und diskutiert werden. Ich möchte mich dafür in
aller Form entschuldigen und den Herren danken, daß sie ihre Beiträge für den Verhandlungsbericht zur Verfügung gestellt haben.

Der Beitrag von Herrn SCHAEFER hat für mich den Charakter einer
eigenwilligen Zusammenfassung des gegenwärtigen Standes der Problematik und einer zukunftsträchtigen "Provokation". Deshalb
sollte er den Abschluß bilden.

Einschlägige Erfahrungen aus der Präventions-Feldforschung

E. Nüssel und E. Kurz

Der Erfolg einer Studie zur intervenierenden Prävention steht und fällt mit einer hohen Beteiligung der Zielgruppe. Bei unserem WHO-Herz-Kreislauf-Vorsorgeprojekt in Eberbach und Wiesloch galt es, ca. 10.000 30 bis 60jährige Männer und Frauen für die Beteiligung an der Ausgangsuntersuchung zu gewinnen. Die Ausgangsuntersuchung beschränkte sich auf eine Kontrolle der sieben bekannten Risikofaktoren und auf eine kurze anamnestische Erhebung.

Bei der Planung geeigneter Strategien zur Erreichung einer hohen Beteiligung (Abb. 1) sind wir mehrfach von gezielten Hypothesen ausgegangen, die sich im Verlauf des Projektes als unrichtig oder wenig relevant erwiesen.

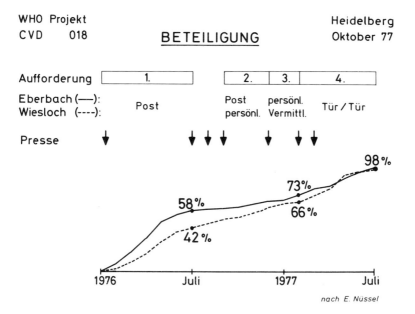

Abb. 1. Beteiligung bei verschiedenen Aufforderungsphasen zur Teilnahme an einer Herz-Kreislauf-Vorsorgeuntersuchung in Eberbach und Wiesloch

Hierfür einige Beispiele:

- Bei der ersten Aufforderung wurde in Eberbach (58%) eine deutlich höhere Beteiligung als in Wiesloch (43%) erreicht. Unsere
  Erwartungen waren genau umgekehrt: Wir hatten die Verhältnisse
  in beiden Städten vorher ziemlich intensiv studiert und rechne-
  ten mit einer sehr niedrigen Beteiligung in Eberbach.

- Intensive Pressekampagnen sowie motivierende Aktivitäten in Betrieben führten zu wesentlich geringerem Erfolg als erwartet.

- Mit großer Skepsis wurde eine Aktion eingeleitet, die im wesentlichen darin bestand, daß Ärzte der Universitätsklinik von Haus
  zu Haus gingen, um die Säumigen in einem persönlichen Gespräch
  zu motivieren. Man befürchtete, daß dies von den Bürgern überwiegend negativ aufgefaßt würde. Das Gegenteil war der Fall.
  Die überwiegende Zahl der aufgesuchten Bürger reagierte äußerst
  freundlich. Die Kollegen, welche Abend für Abend bei über 3.000
  Bürgern die Aktion durchführten, waren voll hoher Erwartungen
  in bezug auf die Beteiligung. Der weitaus größte Teil der aufgesuchten Bürger versprach nämlich mehr oder weniger eindeutig,
  in Kürze die Untersuchung durchführen zu lassen. Es sollte zwar
  insgesamt die Beteiligung um ca. 10% durch diese Aktion gesteigert werden, dennoch aber blieb dieses Ergebnis weit unter den
  Erwartungen, die auf Grund der Gespräche mit den Bürgern als
  begründet angesehen wurden. Diese Aktion ließ uns also zweimal
  irren:

  1. Die Bürger reagierten freundlicher als erwartet.
  2. Die Versprechungen wurden in weit geringerem Umfang reali-
     siert als erwartet.

- Relativ große Hoffnungen setzten wir auf die postalische Auf-
  forderungsaktion, bei welcher die Briefe mit persönlicher An-
  rede und originaler Unterschrift sowie mit Sonderbriefmarken
  versehen waren. Der Erfolg war äußerst dürftig und stand in kei-
  men Verhältnis zum Aufwand.

- Schließlich entschlossen wir uns, prominente Bürger der Städte
  zu bitten, Freunde und gute Bekannte in einem persönlichen Ge-

spräch zur Teilnahme zu motivieren. Diese äußerst aufwendige
Aktion brachte eine Mehrbeteiligung von nur ca. 50 Bürgern,
wenngleich über 1.000 Bürger persönlich von ihren Freunden angesprochen wurden. Fast alle "Vermittler" waren höchst enttäuscht über das Verhalten ihrer Freunde und Bekannten, weil
ihnen die Teilnahme "hoch und heilig" versprochen worden war.

- Nachdem mit den verschiedenen geschilderten Methoden keine
  Aussicht auf eine weitere Steigerung der Beteiligungsraten bestand, wurden zusammen mit psychologisch und soziologisch ver-
  sierten Kollegen Pläne für eine Situationsanalyse erarbeitet.
  Durch umfangreiche Erhebungen sollten die Gründe für die Säu-
  migkeit analysiert und Wege zur Motivation der Bürger aufgezeigt werden. Aus finanziellen Gründen konnte jedoch diese Studie nicht durchgeführt werden. Die Notlage zwang zu einem
  "Amoklauf". Entgegen allen Warnungen entschlossen sich einige
  Mediziner der Universitätsklinik, den Bürgern eine Untersuchung
  in der Wohnung anzubieten. Man ging wiederum von Tür zu Tür.
  Diese Aktion erbrachte in wenigen Wochen eine Steigerung der
  Beteiligung um 30%, so daß eine Gesamtbeteiligung von 98% in
  beiden Städten erreicht werden konnte. Inzwischen sind wir der
  Meinung, daß die damals erarbeiteten Pläne zur Situationsanalyse
  zu sehr von theoretischen Überlegungen bestimmt waren und unsere Aktivitäten in eine falsche Richtung gelenkt hätten.

Rückblickend müssen wir zugeben, allzu oft Hypothesen benutzt zu
haben, die sich nachher als wenig relevant oder gar falsch erwiesen. Die Beweggründe psychosozialen Verhaltens sind so viel-
fältig und komplex, daß sie mit rationalen Mitteln kaum erfaßbar
sind.

Die Konsequenz ist: Das Sitzen am Schreibtisch, das Darübernach-
denken, wie es sein könnte, muß dringend durch eine Intensivie-
rung der Feldforschung ergänzt werden. Diese empirische Forschung
sollte von möglichst allgemein gehaltenen Hypothesen ausgehen.

Umweltänderung, Kompetenzerweiterung als selbstgewählte Wege der Stressbewältigung – oder präventive Sozialisation

Ch. Becker-Carus

Der Ausgangspunkt unserer Überlegungen findet sich in einer Aussage von J. SIEGRIST (1977) treffend umrissen: "Wenn sich die Beobachtung verallgemeinern läßt, daß die vorwiegend untersuchten medizinischen Risikofaktoren bei der Vorhersage frühzeitiger koronarer Erstinfarkte einen relativ schwachen Prädiktorwert besitzen, dann muß die kardiologische Forschung stärker als bisher ihr Bezugssystem erweitern und sowohl umwelt- und verhaltensspezifische als auch genetische Gegebenheiten systematisch einbeziehen." Einer der Grundmotoren in einem solchen umfassenderen "Risikofaktorenmodell" dürfte wohl, wie auf dem Werkstattgespräch in der Klinik Höhenried vom 9. Juli 1976 deutlich wurde (STOCKSMEIER, S. 149 in HALHUBER 1977) die ganze "psychosoziale Stressung" sein, die erst im einzelnen aufzugliedern und gesondert zu analysieren ist, wie dies bereits in verschiedenen Arbeiten der neueren psychosozialen Herzinfarktforschung in Angriff genommen wurde.

(DEMBROSKI, 1977; CONNOLLY, 1976; LEVI, 1976; FRICZEWSKI und THORBECKE, 1976; THEORELL, 1974, 1976). Nach SIEGRIST (1977) hat sich dabei ein großer Teil klinisch-psychologischer Forschung auf die Untersuchung spezifischer Verhaltensmuster (Typus-A-Muster oder "Coronary Prone Behavior Pattern") von Infarktpatienten, d.h. auf psychische Disposition beschränkt, ohne die chronischen und akuten Belastungen dieser Patienten zu berücksichtigen. Hierher gehören

a) chronisch-soziale Risikosituationen (Familie, gesellschaftliche Lage, Belastungen im Arbeitsbereich) sowie

b) akute soziale Risikosituationen (lebensverändernde Ereignisse in der prämorbiden Phase) vgl. BECKER-CARUS und HEYDEN 1977.

Nach einem Bericht der World Health Organization (1975) lassen dazu verschiedene konsistente Befunde in verschiedenen Kulturen vermuten, daß die Charakteristika der sozialen Umgebung des Individuums, speziell zum Beispiel die Teilhaftigkeit an einer geschlossenen Familie und der Zugang zu Gruppenunterstützung, abschirmend wirken gegenüber Einflüssen, die zu Krankheit und Unwohlsein führen (KRAMER, 1969). Unseres Erachtens nach liegen gerade in diesem Bereich entscheidende Risikodispositionen, die einer präventiven Beeinflussung und möglichen Änderung zugänglich sind.

Bei einer Studie über die Motivation zur Weiterbildung an einer Fachschule unter Verlassen des innegehabten, relativ sicheren Arbeitsplatzes, bei Erwachsenen im Durchschnittsalter von 26 Jahren, stießen wir darauf, daß bei diesen Personen unabhängig von der verbal angegebenen Begründung, wie Weiterbildung, eine der wesentlichsten Ursachen des Arbeitsabbruchs in dem psychosozialen Stress gesehen werden muß, dem diese Personen in ihrer Berufssituation ausgesetzt waren, wobei der Wechselwirkung von Persönlichkeitsfaktoren, familiären Faktoren und Berufssituation eine wesentliche Rolle zukommt.

Die Untersuchung wurde durchgeführt an einer neuen, 1972 gegründeten Weiterbildungseinrichtung der BRD: der Fachschule für Datenverarbeitung und Organisation (FSDVO) in Böblingen. Aufgabe und Ziel dieser weiterbildenden Fachschule ist es, die Studierenden nach einer Weiterbildungszeit von 4 Semestern (2 Jahre) zu befähigen, als Organisatoren, Systemanalytiker, Systemprogrammierer und Führungskräfte des mittleren Managements tätig zu werden.

In die Erhebung (M. RÜCKER; W. SOMMERMEYER, 1977) einbezogen wurde die gesamte Anzahl der Studierenden der FSDVO als Experimentalgruppe. Die Kontrollgruppe wurde durch Anschreiben früherer Kollegen zusammengestellt, wobei folgende Bedingungen erfüllt sein mußten:

1. Die Vergleichspersonen mußten noch in einem Arbeitsverhältnis stehen, durften also keine Weiterbildungsentscheidung getroffen haben.

2. Ihr Arbeitsbereich und ihre Stellung innerhalb des Unternehmens mußte vergleichbar mit dem sein, was bei der Experimentalgruppe vor der Weiterbildungsentscheidung zutraf.

3. Sie mußten im Alter der Experimentalgruppe vergleichbar sein.

Zur Erhebung von Persönlichkeitsmerkmalen wurde der FPI (FAHRENBERG, SELG, 1971) herangezogen, während zur Erfassung der sozioökonomischen und psychosozialen Bedingungen in Elternhaus, Schule und Beruf ein besonderer Befragungsbogen erstellt und vorgegeben wurde (s. RÜCKER & SOMMERMEYER).

Ergebnisse

Der Vergleich von Experimental- und Kontrollgruppe (s. Tabelle 1) erbrachte einige interessante Ergebnisse. Wie aus der Tabelle ersichtlich, unterscheiden sich die Personen der Experimentalgruppe ("Weiterbildungstyp") in mehreren stressbelasteten Persönlichkeitsfaktoren des FPI signifikant von den Werten der Kontrollgruppe. Der Weiterbildungstyp zeigt deutlich höhere Werte auf den Skalen der Aggressivität, Depressivität, Erregbarkeit und der Gehemmtheit sowie auch nahe an die Signifikanz reichende höhere Nervosität. Im einzelnen heißt das, nach der Interpretation der FPI-Skala, daß die sich Weiterbildenden im Vergleich zu dem im Betrieb Verbleibenden durch höhere "Impulsivität und Unbeherrschtheit" charakterisiert sind, was die Aggressivität anbelangt. Die Depressivität ist ferner auch zu verstehen als Mißgestimmt- und Selbstunsicher-Sein (versus "zufrieden, selbstsicher") bis hin zu einem allgemeinen Insuffizienzgefühl, das jedoch bei der Lage der Werte im Durchschnittsbereich noch längst nicht erreicht sein dürfte. Die höhere Erregbarkeit ist nach der Testbeschreibung auch zu verstehen als Reizbarkeit und geringe Frustrationstoleranz schon bei alltäglichen Schwierigkeiten, durch die sich der Weiterbildungstyp von der Kontrollgruppe unterscheidet. Die höheren Werte der Gehemmtheit sind gemäß der Skalenbeschreibung auch Anzeichen für größeres Lampenfieber und körperliche Beschwerden vor bestimmten Anlässen oder bei Aufregung. Im Gegensatz dazu

Tabelle 1. Mittelwerte der sich Weiterbildenden (G 1) und der im Beruf Verbliebenen (G 2) auf den angegebenen FPI-Skalen. Die Unterschiede zu beiden Gruppen sind für alle aufgenommenen Werte auf dem 5 % Niveau signifikant

	Exp. Gruppe G 1	Kontroll-gruppe, G 2	
Aggressivität (FPI 2) spontan, aggressiv	4,19	3,45	nicht aggressiv beherrscht
Depressivität (FPI 3) mißgestimmt selbstunsicher	4,21	3,58	zufrieden selbstsicher
Erregbarkeit (FPI 4) reizbar leicht frustriert	4,02	3,55	ruhig, stumpf
Gehemmtheit (FPI 8) gehemmt gespannt	4,60	3,77	ungezwungen kontaktfähig

zeichnen sich die im Betrieb Verbliebenen durch größere Ungezwungenheit, Selbstsicherheit, Selbstbewußtheit und geringere körperliche Erwartungsspannung aus. Interpretierend können diese Ergebnisse wie folgt zusammengefaßt werden. Die sich Weiterbildenden, obwohl durchaus im Normalbereich, stellen sich im Gegensatz zu den im Betrieb Gebliebenen als emotional labiler und unreifer dar, können ihre Aggressivität schlechter in eine sozial akzeptierte Form umsetzen, schaffen sich so möglicherweise Konflikte, die durch ihre Häufung die Entstehung von Minderwertigkeits- und Insuffizienzgefühlen, Kontaktunfähigkeit und Selbstunsicherheit sowie verminderte Frustrationstoleranz bewirken. Mit diesen Eigenschaften dürften diese Personen auch im Betrieb weniger Erfolg gehabt haben als die Kontrollgruppe, was sich auch in der höheren Unzufriedenheit (siehe weiter unten) ausdrückt.

Eine solche, aus den FPI-Daten resultierende Beschreibung deckt
sich weitgehend mit den Verhaltensmerkmalen des Typus-A-Musters,
wie es SIEGRIST kürzlich (1977) zusammenfassend beschrieben hat,
mit hohem physiologischen Aktivierungspotential (leichte Erregbarkeit) und der Diskrepanz zu hoher Kontrollambition, das heißt
ausgeprägtem Streben nach Kontrolle wichtiger Bereiche der unmittelbaren Umgebung, die er durch den variablen Bereich: Streben
nach sozialer Anerkennung und Beliebtheit sowie das idealisierte
Selbstwertgefühl zu erfassen vorschlägt.

Daß auch ein Streben nach sozialer Anerkennung bei den sich Weiterbildenden vorliegt, dürfte durch das folgende Ergebnis der
weiteren Befragung belegt werden. Die sich Weiterbildenden wurden
mittels sieben siebenstufiger polarer Skalen nach ihrer Motivation zur Weiterbildung befragt (s. Tabelle 2). Hierbei erhielt
die Begründung "Bildungsbedürfnis" mit Abstand das höchste Gewicht.

Tabelle 2. Rangfolge und Wichtigkeit (Bedeutung) der erfragten
Motivation bei der Entscheidung zu Weiterbildung und Berufsabbruch

Rangfolge	Motiv	M	S
1	Bildungsbedürfnis	5,60	1,22
2	Einkommenssteigerung	4,68	1,53
3	Anpassung an Arbeitsmarkt	4,67	2,00
4	Erwerb eines Titels	3,69	1,81
5	Konflikt im Betrieb	2,55	1,91
6	Anstoß von Bekannten	2,27	1,61
7	Privater Konflikt	1,53	1,43

Ein deutlicher und signifikanter Unterschied zwischen beiden Gruppen trat ferner bei der Befragung nach der Zufriedenheit im Betrieb auf. Signifikant größere Unzufriedenheit wurde bei der Gruppe der sich Weiterbildenden gefunden.

Auch hiermit dürfte das Vorliegen einer der elementaren sogenannten Risikofaktoren aufgezeigt sein, die über die Zeit zu einer stressenden Belastung führen. Nach SCHAEFER (1977), der sich auf epidemiologische Ergebnisse bezieht, sind solche Faktoren, die Lebensunzufriedenheit hervorrufen (Verweigerung von Sozialprestige) sogar als pathogen anzusehen.

Auf Grund dieser Resultate, die wir als Indizien werten, wird deutlich, daß wir in der Gruppe des Weiterbildungstyps eine spezifische Auswahl aus der Vergleichspopulation vor uns haben, die eine besonders hohe Stressanfälligkeitsdisposition aufweist, und die dieser - ob bewußt oder nicht - in der Weise begegnet, daß sie durch ihre eigene Initiative zur Arbeitsaufgabe und der Übernahme der Weiterbildung gewissermaßen hier durch Kompetenzerweiterung einen Weg der Stressbewältigung oder Stressprävention eingeschlagen hat.

Da anzunehmen ist, daß auch die sozioökonomischen und psychosozialen Bedingungen der Probanden einen wesentlichen Einfluß auf die Weiterbildungsentscheidung hat, wurden zwei Fragebögen entwickelt, die die hierfür wichtig erscheinenden Daten erfassen sollten, sowohl des Probanden selbst als auch seines Ehegatten, seiner Eltern und vor allem über die betriebliche Situation, in der er sich zuletzt befunden hat bzw. sich die Vergleichsgruppe befindet. (RÜCKER, M. & SOMMERMEYER, W., 1977)

Erstaunlicherweise fanden sich hierbei nur wenig signifikante Unterschiede zwischen den beiden Gruppen. Hier ist vor allem die Schulbildung der Mutter zu erwähnen, diese ist bei der Experimentalgruppe signifikant besser (s. Tabelle 3), während für die Väter keine signifikanten Unterschiede bestehen. In der Experimentalgruppe korreliert die Schulbildung der Mutter sowohl mit der Gesamtheit als auch mit der angegebenen, erlebten Selbstunsicherheit im Betrieb ($r = 0.259$ ss).

Beide Gruppen unterscheiden sich ferner sehr signifikant in dem
Erziehungsverhalten der Eltern auf der Dimension gleichgültig –
interessiert (sieben-stufige Skala). Die sich Weiterbildenden erlebten also im Durchschnitt ihre Eltern eindeutig als interessier-
ter als die im Betrieb Verbliebenen.

Tabelle 3. Vergleich der prozentualen Häufigkeiten der Schulbildung der Eltern. Signifikanzniveau p < 0.05

	Schulbildung der Mutter		Signif. der Diff.	Schulbildung des Vaters		Signif. der Diff.
	G 1	G 2		G 1	G 2	
Volksschulabschluß	79%	97	*	76	77	
Mittlere Reife	21	0	*	15	19	
Abitur	1	0		8	0	
Hochschulabschluß	0	3		1	3	

Diese aufgefundenen Beziehungen lassen sich recht eindeutig interpretieren, wenn man von der Annahme ausgeht, daß dieses Interesse der Eltern sich besonders auf schulische und berufliche Probanden bezog, so daß im Zusammenhang mit der höheren Schulaus-
bildung der Mutter für den sich Weiterbildenden daraus die inter-
nalisierte Verpflichtung erwuchs, den Bildungserwartungen der
Eltern zu entsprechen. So hat möglicherweise das Sozialisations-
element "Schulbildung der Eltern", besonders die höhere Schulbildung der Mutter, in Form einer einzulösenden "Hypothek" zu der
größeren Gehemmtheit beigetragen, deren Überwindung wie auch wohl
der der übrigen eher belastenden Eigenschaften (s.o.) gerade durch
Weiterbildung gesucht wird: Weil die elterliche Bildungserwartung
bei dem Gefühl der eigenen Unzulänglichkeit in diese Richtung
drängt.

Die Bedeutung der familiaren Sozialisation für eine mögliche spätetere Stressanfälligkeit zeigte sich auch in einer anderen Untersuchung, in der wir bei einer realen Stress-Situation auch die
Herzfrequenz der Probanden aufzeichneten (BECKER-CARUS, 1977,
NICOLAUS & NEMETT, 1977). Diese Untersuchung führten wir an verschiedenen Arbeitsämtern des Landes Baden-Württemberg während der
routinemäßigen Eignungsuntersuchungen für unterstützungsfähige
Umschulung durch. Hier zeigten sich signifikante Unterschiede
hinsichtlich der Stresstoleranz bei den Prüfungskandidaten. Es
ließen sich deutlich drei Gruppen unterscheiden: mit niedriger
(68.3 p/m), mit mittlerer (81.4 p/m) und hoher (102.7 p/m) Pulsfrequenz. Diese Gruppen unterschieden sich auch signifikant in
ihrer familiaren Sozialisation hinsichtlich ihres Verhältnisses
zu den Geschwistern, ihrer Erziehung durch den Vater, wie auch
der allgemeinen Familienatmosphäre (s.Tabelle 4).

Tabelle 4. Beziehungen zwischen der Ausprägung von bestimmten
Sozialisationsfaktoren und der psychophysiologischen Reaktion
auf Stress in einer realen Belastungssituation

	Gruppen signif. unterschiedlicher Herzfrequenz während Eignungsuntersuchung M1=68.3 M2=81.4 M2=102.7 p/m			Signifikanzen Duncan p < 0.05
Verhältnis zu Geschwistern	2,5	2,3	1,7	1-2, 2-3
Erziehung durch Vater (nicht streng - streng)	3,0	3,1	4,1	1-2. 2-3
Familienatmosphäre	3,5	3,7	4,4	n. s.

Leider konnten in der zuerst genannten Studie an der FSDVO keine
physiologischen Maße erhoben werden, doch scheinen uns, die Daten
der beiden Untersuchungen zusammengenommen, auf die Bedeutung der
familiaren Sozialisation für eine spätere Stressanfälligkeit hinzuweisen und zugleich Ansatzpunkte zu geben für mögliche Präventivmaßnahmen, die hier in der Familie bereits einsetzen sollten.

Literatur

BECKER-CARUS, C.: Empirische Untersuchungen über psychophysiologische Folgen von ausbildungs- und berufsbedingter Stressbela-
stung. Vortrag auf dem II. Sylter Symposium über Stressforschung
1977

BECKER-CARUS, C.u. HEYDEN, TH.: Stresswirkungen in Labor- und
Realsituationen in Abhängigkeit von REM-Schlaf und psychophysiologischer Aktivation. Zeitschr. f. Exp. u. Angew. Psychologie 1977

CONNOLLY, J.: Life events before myocardial infarction. J. of
Human Stress, 2, 3-17 (1976)

DEMBROSKI, TH. M.: The type A coronary-prone behavior pattern:
present status and future directions. Vortrag auf dem II. Sylter
Symposium über Stressforschung 1977

FAHRENBERG, J.u. SELG, H.: Freiburger Persönlichkeitsinventar.
Freiburg 1971

FRICZEWSKI, F.u. THORBECKE, R.: Arbeitssituation und koronare
Herzkrankheiten. Das Argument, Sonderband. AS 12 Berlin 1976,
190-220

HALHUBER, M.J. (Hrsg.): Psychosozialer Stress und koronare Herzkrankheit. Verhandlungsbericht vom Werkstattgespräch am 8. und
9. Juli 1976 in der Klinik Höhenried. Berlin Heidelberg New York:
Springer 1977

KRAMER, M.: Applications of mental health statistics. Geneva:
World Health Organization 1969

LEVI, L.:Stress, Nebenniere und Schilddrüse. In: A.W. von Eiff
(Hrsg.) Seelische und körperliche Störungen durch Stress. Stuttgart New York: Fischer 1976, 47-64

NICOLAUS, J., NEMETT, G.: Untersuchung der psychophysiologischen
Belastung von Personen mit hoher versus niedriger Aktiviertheit
in psychologischen Testsituationen unter Berücksichtigung von
Persönlichkeits- und Leistungsvariablen. Dipl. Arbeit. Psychologisches Institut d. Univ. Tübingen 1977

RÜCKER, M., SOMMERMEYER, W.: Untersuchung zur Bedingungsstruktur qualifizierender und industriebezogener Weiterbildung. Dipl. Arbeit. Universität Tübingen 1977

SIEGRIST, J.: Psychosoziale Risikokonstellationen bei vorzeitigen Herzinfarkten. Vortrag auf dem II. Sylter Symposium über Stressforschung 1977

THEORELL, T.: Selected illnesses and somatic factors in relation to two psychosocial stress indices. J. Psychosom. Research, 20, 7-20 (1976)

THEORELL, T.: Live events before and after the onset of a premature myocardial infarction. In: B.P. Dohrenwend. 1.C. 1974, 101 -117

WORLD HEALTH ORGANIZATION: Fifty-seventh Session: Psychosocial factors in health. 20. Nov. 1975, Document EB 57/22

Der Stellenwert der Herzinfarkt-Risikofaktoren unter sozialmedizinischen Gesichtspunkten*

W. Müller und F. Hauss**

Zusammenfassung:

An einem Kollektiv von 451 männlichen Herzinfarktpatienten der
Klinik Höhenried (Totalerhebung von unter 60-jährigen Patienten,
Infarkt nicht älter als 2 Jahre, Erhebungszeitraum 1973, Retrospektivstudie) konnte der in neueren Studien aus Industrieländern beschriebene Trend gefunden werden, daß die unteren sozialen Schichten (un- und angelernte Arbeiter) in der KHK-Statistik
überrepräsentiert sind. Eine Selektion unserer Stichprobe durch
die einweisenden Krankenhäuser bzw. bürokratische Maßnahmen der
Sozialversicherungsträger wird diskutiert.

Aus der Gesamtstichprobe wurden hinsichtlich der beruflichen Qualifikation drei einheitliche Substichproben gebildet und die Belastung der Patienten durch die "klassischen" Risikofaktoren empirisch festgestellt. Am wenigsten ist die Gruppe der kaufmännischen Angestellten betroffen. Das zeigt sich insbesondere in der
verhältnismäßig geringen Belastung durch die Hyperlipidämie, ebenso bei einer Analyse der gleichzeitigen Belastung durch die drei
"Haupt"-Risikofaktoren Hypertonie, Hyperlipidämie und Zigarettenrauchen.

Dieses Ergebnis steht im Widerspruch zur weit verbreiteten Meinung vom alleinverursachenden Charakter der Risikofaktoren für
den Herzinfarkt, nach der man eine zuverlässige Streuung der Risikofaktoren in den einzelnen beruflichen Qualifikationsgruppen
erwarten müßte. Ebensowenig vermag die "klassische" Theorie phy-
sikochemischer Risikofaktoren Argumente dafür zu liefern, wieso
in den drei beruflichen Qualifikationsgruppen bei unterschiedlicher Risikofaktorenausprägung kein Unterschied in den wichtigsten
Begleitsymptomen der KHK bestand: In jeder der drei Stichproben

*   Aus der Projektgruppe für sozialmedizinische Rehabilitation
    der Landesversicherungsanstalt Oberbayern und aus der Klinik
    Höhenried für Herz- und Kreislaufkrankheiten (Ärztlicher Di-
    rektor: Prof. Dr. med. Max J. HALHUBER).

** Unser Mitarbeiter Matthias WERNER hat einen wesentlichen Bei-
    trag zum Gelingen dieser Arbeit geleistet. Unsere besondere
    Anerkennung gilt auch Helga GRIESMÜLLER und Christl KLEIN.

hatte durchschnittlich jeder zweite Herzinfarktpatient häufig
Angina pectoris.

Ebenso stellte es sich heraus, daß sich die Reihenfolge der sechs
von uns registrierten Risikofaktoren bei unseren Herzinfarktpatienten stark von der Rangfolge der prognostisch gewonnenen Risikofaktoren in der Framingham-Studie unterschied und die Ausprägung
der Risikofaktoren bei einer "gesunden" westdeutschen Vergleichs-
stichprobe nicht den von der Theorie zu erwartenden Abstand zu
den Herzinfarktpatienten hatte.

Wir sehen in den gefundenen Ergebnissen eine Unterstützung unserer
Vermutung, daß die "klassischen" Risikofaktoren nicht die Rolle
für die Entstehung des Herzinfarktes spielen, die ihr ein Teil
der Epidemiologen zuschreiben möchte. Vielmehr sollten Arbeits-
und Lebensbedingungen mehr in den Mittelpunkt zukünftiger Betrachtungen rücken.

Allgemeine Problemstellung

Der Ausgangspunkt für die vorliegende Untersuchung war die kritische Frage nach den gesicherten Zusammenhängen von Herzinfarkt
und "klassischen" Risikofaktoren:

Finden sich bei Patienten mit Myokardinfarkt solche ohne Risikofaktoren (RF) - der paradoxe Fall - und läßt sich dafür eine ein-
leuchtende "soziogenetische" Erklärung finden? Die Theorie der
"klassischen", physikochemischen Risikofaktoren zur Ätiologie der
koronaren Herzkrankheit (KHK) wird hierzulande in jüngster Zeit
zunehmend unter klinischen und wissenschaftstheoretischen Gesichtspunkten diskutiert (HALHUBER, 1977, SCHAEFER und BLOHMKE,
1977): Die Präventivmedizin sucht nach neuen interdisziplinären
sozial-therapeutischen Ansätzen.

In der Epidemiologie wird man sich zusehends des "Theoriendefi-
zits" in der Lehre von den "klassischen" RF bewußt und versucht
mit umfassenden theoretischen Modellen sich der Wirklichkeit zu
nähern ("Hierarchie der RF für den Herzinfarkt", SCHAEFER, 1977).

Ein weiteres, wichtiges Argument für eine Revision der allzu eng
gefaßten "klassischen" RF-Theorie sind die sogenannten "Escapers"

"Der weitaus größte Teil derer, die alle drei beobachteten RF aufwiesen, erkrankte dagegen nicht. (... waren es z.B. nur 90 von
493 Personen, die einen Herzanfall erlitten, obgleich sie einen
erhöhten Blutdruck als RF aufwiesen. Von 595 Probanden mit den
drei wichtigsten Risikofaktoren, Blutdruck und Blutfette erhöht
und Raucher, erkrankten nur 82)." (EPSTEIN, 1972, Zit. nach
SCHAEFER und BLOHMKE, 1977)

Die drei wesentlichen Einzelfragestellungen der Untersuchung

Gibt es bei der Einteilung der Herzinfarktpatienten einer Rehabilitationsklinik (Stichprobe 1973 der Klinik Höhenried) nach
beruflicher Qualifikation zahlenmäßig auffällige Untergruppen?
Wie ist die Ausprägung der RF bei den drei ausgewählten Gruppen
der un- und angelernten Arbeiter, der mit abgeschlossener Lehre
und der kaufmännischen Angestellten? Läßt sich durch eine Gegenüberstellung der Risikofaktoren bei den Herzinfarktpatienten und
einer vergleichbaren "Gesunden"-Stichprobe die Feststellung unter-
mauern, daß "... überhaupt die klassischen Risikofaktoren bei
Trägern von KHK-Symptomen nicht so stark erhöht sind, wie man erwartet hätte." (SCHAEFER & BLOHMKE, 1977) Unterscheiden sich die
drei Berufsgruppen mit Myokardinfarkt in der Nachinfarktphase hinsichtlich des zeitlichen Rehabilitationsverlaufs und kann das in
Zusammenhang gesehen werden mit der sozialen Situation der Patienten?

Methodik

Methodisch handelt es sich um eine retrospektive Totalerhebung
für den Untersuchungszeitraum 1973. Wir sind also mit dem retrospektiven Ansatz auf folgendes Modell beschränkt: "Man fahndet
nach dem Vorliegen von "Faktoren" in der Krankheits- und Lebens-
geschichte der Probanden, die das akut auftretende Ereignis hätten
herbeiführen können". (SCHAEFER & BLOHMKE, 1977).

Die Daten wurden Krankenakten der Herz- und Kreislaufklinik Höhen
ried entnommen und deskriptiv dargestellt*.

Die Stichprobe der Patienten

Die Stichprobe der vorliegenden Untersuchung umfaßt insgesamt 451
Patienten, die wegen eines Herzinfarktes zu einem Heilverfahren i
der Klinik Höhenried weilten. Einschränkende Aufnahmebedingungen
waren:

- nur männliche Patienten,
- unter 60 Jahren,
- deren Infarkt nicht älter als 2 Jahre war.

Die Patienten durften in der Zeit zwischen Infarkt und der Aufnahme in die Klinik keine weiteren Rehabilitationsmaßnahmen erhalten, also z.B. kein Wiederholungsheilverfahren. Sämtliche Patienten sind entweder bei einer Landesversicherungsanstalt oder
der Bundesversicherungsanstalt für Angestellte versichert und in
Bayern ansässig. Den größten Anteil stellten die Patienten aus
Oberbayern.

Die Untersuchungsparameter

Die Meßgrößen wurden so gewählt, daß sie einen möglichst hohen
Grad an Reproduzierbarkeit besaßen. Wir ließen uns von dem Grund-

---

* Eine Überprüfung der gefundenen Ergebnisse mit einem erweiter-
  ten demographischen und sozialmedizinischen Variablensatz anhan
  einer wesentlich größeren Stichprobe (Herzinfarktpatienten aus
  Höhenried von 1970 - 1973), die eine detaillierte statistische
  Analyse erlaubt, ist in Vorbereitung.

satz leiten, eher weniger, dafür aber umso präzisere Parameter zu
nehmen. So mußten wir z.B. auf den wichtigen Faktor Bewegungsmangel verzichten, da er im Rahmen Retrospektivstudie im nachhinein
nicht mehr eindeutig einzugrenzen war.

Die schließlich verwendeten Untersuchungen gliedern sich in einen
demographischen (Jahrgang, Familienstand sowie Anzahl der Kinder
und berufliche Tätigkeit) und medizinischen bzw. sozialmedizinischen Bereich (RF für den Herzinfarkt (HI), Angina pectoris/A.P.
als wichtiges Begleitsymptom des Infarktes und der Abstand zwischen dem HI und der Rehabilitationsmaßnahme in der Klinik Höhenried).

Da die Analyse der RF ein Kernstück der Untersuchung darstellt,
soll der Erfassungsmodus im folgenden ausführlich dargestellt
werden.

Die Bluthochdruck, Hyperlipidämie, Diabetes mellitus, Hyperuri-
kämie, Rauchen und Adipositas

Wollten wir feststellen, wie viele der "klassischen" Risikofaktoren (RF) bei unseren Herzinfarktpatienten zum Zeitpunkt des Infarktes tatsächlich vorlagen, und damit vermutlich für die Auslösung mitverantwortlich waren, mußten wir Aussagen über einen
Zeitraum machen, in dem die Patienten nicht unter unserer Kontrolle standen. Wenn man auch davon ausgehen kann, daß die Risikofaktoren, wenn sie erst einmal über längere Zeit bestehen, ohne Veränderung der Lebensbedingungen relativ zeitstabil sind, so galt
es dennoch sicherzustellen, daß in die Auswertung alle Risikofaktoren mit aufgenommen wurden, die unmittelbar vor dem Infarkt für
den Patienten Bedeutung hatten. So mußte z.B. dafür gesorgt werden,
daß ein Patient mit Hypertonus,der auf Grund eines im Akutkrankenhaus aufgestellten Therapieplanes in Höhenried als "Normotoniker"
erschien, von uns zur Beantwortung der Frage nach den tatsächlich

vorkommenden Risikofaktoren vor dem Infarkt als Hypertoniker registriert wurde. Das Problem läßt sich prinzipiell auf alle Risikofaktoren übertragen, trifft aber vor allem für die Hyperlipidämie, die Adipositas und das Rauchen zu. Um diese möglichen Meß-
unstimmigkeiten zu minimieren, gingen wir folgendermaßen vor: Zunächst wurden sämtliche unter der Rubrik Diagnose erscheinenden
Risikofaktoren erfaßt und sodann sämtliche anamnestische Angaben
zum Zeitpunkt vor dem Infarkt auf das Auftreten von RF hin untersucht. Für die Ermittlung des Übergewichtes wurde auch noch der
Aufnahmebefund berücksichtigt, in dem es nicht selten hieß "...
altersentsprechender Allgemeinzustand, früher über-heute normal-
gewichtiger Patient, ...".

Die Definition für die einzelnen Risikofaktoren in unserer Untersuchung war wie folgt:

1. Bluthochdruck

Kenngrößen: Primärer und sekundärer Bluthochdruck, labiler und
Belastungshypertonus.
Die Zusammenlegung von primärem und sekundärem Bluthochdruck ergab sich aus der Fragestellung der Untersuchung, für die eine
Differentialdiagnose innerhalb der Hypertonie nicht notwendig war
Die Hinzunahme des labilen und Belastungshypertonus zum allgemeinen Risikofaktor Bluthochdruck stützt sich auf neuere epidemiologische Ergebnisse aus der Blutdruckforschung, daß auch die "mil-
deren" Formen der Hypertonie behandlungsbedürftig sind. SCHETTLER
(1970) formuliert zu dem Problem: "In der von einer gewissen Will-
kür nicht freien Definition der Begriffe labil und stabil ...".
Oder zu demselben Problem S. HEYDEN (1969): "... weisen aber darauf hin, daß durch eine prophylaktische Therapie der Hypertonie
auch die Atherosklerose gehemmt werden kann." Diese weit gefaßte
Registrierung der Hypertonie ist für unsere Fragestellung nach
dem tatsächlichen Vorhandensein von Risikofaktoren bei eingetre-
tenem Herzinfarkt sehr wichtig.

2. Hyperlipidämie

Kenngrößen: Hypercholesterinämie und Hypertriglyzeridämie.
Auf die Registrierung von isoliert auftretender Hypertriglyzeridämie wurde nicht zuletzt deshalb verzichtet, da sie im Schnitt in weniger als 5 % auftrat. Andererseits muß jedoch gesagt werden, daß eine isoliert auftretende Hypercholesterinämie ohne gleichzeitig bestehende Entgleisung des Triglyzeridstoffwechsels auch zahlenmäßig eine vergleichsweise geringe Rolle spielte. Im wesentlichen ist die Hyperlipidämie also in unserer Untersuchung beschrieben durch eine gleichzeitige Erhöhung der Triglyzeride und Cholesterine.

3. Hyperglykämie/Diabetes mellitus

Kenngrößen: Diabetes mellitus, subklinischer Diabetes mellitus, Hyperglykämie.
Auch hier wurde wie bei dem Risikofaktor Hypertonie das Vorstadium eines manifesten Diabetes mellitus als Risikofaktor mitregistriert. Dies hat seinen Grund darin, daß nach epidemiologischen Erkenntnissen "bereits die Hyperglykämie - also ein meßbares Vorstadium des Diabetes mellitus, ein Risikofaktor per se, unabhängig von irgendwelchen Assoziationen mit anderen bekannten Risikofaktoren, für die Entwicklung von ischämischen Herzerkrankungen zu sein scheint". (HEYDEN, 1969)

4. Hyperurikämie

Kenngrößen: uratische Diathese, Gicht, Hyperurikämie, Arthritis urica.

5. Rauchen

Kenngrößen: Raucher - Nichtraucher, Anzahl der Zigaretten.
Die Angaben beziehen sich in jedem Fall auf die Zeit vor dem

Herzinfarkt, zu dessen Behandlung der Patient in die Klinik Höhenried gekommen war.

6. Adipositas

Kenngrößen: Diagnose des Stationsarztes in Höhenried, Angabe des
Arztes in der Epikrise (z.B. "Pt. hatte bis zum Infarkt 20% Übergewicht, jetzt Normalgewicht"), "Broca-Index" (mehr als 10% über
Normalgewicht).
Das Übergewicht sollte meßsicher auf den Zeitraum vor dem Herzinfarkt zutreffen. Um dies zu gewährleisten, wurden alle verfügbaren Angaben zum Gewicht in den Patientenunterlagen mit berücksich
tigt.

Die wichtigste soziale Meßgröße der Untersuchung:
Die berufliche Qualifikation

Modellhafte Überlegungen zur Ätiologie der KHK hat der Heidelberger Sozialmediziner SCHAEFER u.a. in Form einer Risikofaktoren-
hierarchie aufgestellt. Dieses Schema enthält auf seiner höchsten
Ebene genetische, ethische und gesellschaftliche Faktoren sowie
der Persönlichkeit als Wechselwirkungsprodukt. In der unmittelbar
darunterstehenden Wirkfaktorenebene erscheinen soziale Merkmale
wie Schicht, Beruf, Sozialprestige, Mobilität und sozialer Wandel

Natürlich wäre eine detaillierte und zugleich breit gefächerte Er
fassung der o.a. Bedingungen zur Beschreibung des "sozialen
Stress" als dem "zweithöchsten" Auslösefaktor für die KHK die optimale Methode. Sie war uns jedoch im Rahmen einer Retrospektivstudie nicht möglich.

So haben wir versucht, durch die Einteilung der Patienten nach be
ruflicher Qualifikation möglichst viel Bedeutungsvarianz der "sekundären Risikofaktoren 1. Ordnung" (SCHAEFER, 1977) zu erfassen.
Ausgangspunkt war für uns die Berufsangabe der Patienten. Aller-

dings tritt dabei das Problem der Vergleichbarkeit von "Berufen" auf. Bekannt ist aus zahlreichen Ergebnissen der Berufsverlaufsforschung (ABHOLZ, 1976; FUNKE, 1974; OSTERLAND u.a., 1973; THOMA, 1975), daß die Berufsbezeichnung allein wenig über die tatsächlichen sozialen Verhältnisse aussagt.

Wir teilten daher die verschiedenen Berufe unterschiedlich abgestimmten Qualifikationsgruppen zu, wobei wir davon ausgingen, daß nur eindeutige Zusammenhänge zwischen der Berufsangabe und dem Grad der formalen Qualifikation, der zur Ausübung des jeweiligen Berufs notwendig ist, berücksichtigt werden sollten.

Unter diesem Aspekt vernachlässigten wir bei der Gegenüberstellung von Beruf und RF z.B. die Gruppe der Montierer, Chemiearbeiter und Fleischbearbeiter sowie Berufsgruppen, die zahlenmäßig so gering waren, daß systematische Fehler nicht ausgeschlossen werden konnten.

Gegen diese Art der Berufsqualifizierung sind sicher Einwände möglich, vor allem wegen der unterschiedlichen Tätigkeitsmerkmale innerhalb ein und desselben Berufes. Sie bietet jedoch den Vorteil, daß sie jederzeit auch bei einer anderen Stichprobe reproduziert werden kann. Somit erhoffen wir uns eine größere Möglichkeit zur Verallgemeinerung unserer Ergebnisse.

Die Einteilung nach dem Grad der formalen Qualifikation bietet zudem noch den Vorteil, auf einer recht allgemeinen Ebene soziale Klassifikationen treffen zu können. So beschreibt die Aussage "ungelernt" ja mehr als die Tatsache, daß derjenige Patient oder die Patientengruppe nach Schulabschluß keine anerkannte Qualifikation zur Ausübung des angegebenen Berufes hinter sich gebracht hat. Der Grad der Ausbildung spielt in den gesamten Lebenszusammenhang eines Menschen hinein und bestimmt wesentlich seine soziale Schicht.

Ergebnisse und deren Diskussion

Dieser Abschnitt gliedert sich entsprechend der Reihenfolge der
drei Fragestellungen jeweils in einen Ergebnisteil der vorliegenden Untersuchung und unüblicherweise in einen unmittelbar darauf
folgenden Diskussionsteil, da es uns um der besseren Übersicht-
lichkeit willen darauf ankam, Ergebnisse aus anderen Studien sofort zum Vergleich heranzuziehen.

Die berufliche Tätigkeit der Höhenrieder Herzinfarktpatienten
von 1973:

Entsprechend den beschriebenen Einteilungskriterien für den Beruf
ergab sich für die insgesamt 451 in Frage kommenden Patienten folgende Verteilung (Abb. 1):

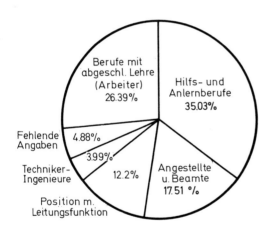

*Abb. 1. Prozentuale Verteilung der Berufe bei den Höhenrieder
Herzinfarktpatienten von 1973*

Besonders auffällig ist die große Anzahl der Fälle in den Kategorien I und II: nimmt man sie zusammen, so können wir feststellen,
daß fast 2/3 der Patienten als Arbeiter in Hilfs- bzw. Anlernbe-
rufen sowie in Berufen mit abgeschlossener Lehre tätig sind. Gemessen am bayerischen Durchschnitt sind es mehr Un- und Angelernt

und weniger Arbeiter mit abgeschlossener Lehre als zu erwarten gewesen wäre.

Bevor wir andere Untersuchungen über Zusammenhänge zwischen der sozialen Situation und KHK referieren, soll zunächst das Problem der Selektion unserer Stichprobe diskutiert werden. Da unsere Patienten sämtlich im Rahmen einer Rehabilitationsmaßnahme in die Klinik Höhenried eingewiesen wurden und die Heilmaßnahme von der Rentenversicherung bewilligt wird, ist eine systematische Veränderung der Stichprobe durch institutionelle Faktoren wahrscheinlich. Ebenso müssen wir davon ausgehen, daß die einweisenden Ärzte aus den Praxen und Krankenhäusern nicht uneingeschränkt den Programmen der Rehabilitationsmedizin zustimmen und auf diese Weise der Patientenzugang nach Höhenried beeinflußt wird. Infolgedessen wäre für eine Analyse der Berufsverteilung ein Vergleich mit LVA- und BfA-Berufs- und Morbiditätsstatistiken, die ganz Bayern betreffen, das Mittel der Wahl; hierzu existiert jedoch kein Datenmaterial, so daß uns nur ein weniger scharfer Vergleich möglich war.

Da jedoch die von uns gefundenen Ergebnisse, was die Grundgesamtheit (= Industrieland s.u.) und die Art der Studie (= "klinische Arbeit" s.u.) angeht, die Ergebnisse der Forschung in den letzten Jahren bestätigen bzw. noch darüber hinausgehen, läßt vermuten, daß der mögliche Selektionsfaktor "Rehabilitationsmaßnahme" der Rentenversicherung für unsere Untersuchung keine ausschlaggebende Rolle spielt.

In einer amerikanischen Prospektivstudie über die Zusammenhänge zwischen Beruf, Ausbildung und Koronargefäßerkrankungen an 270 000 Angestellten der Bell-Telephon-Company kam HINKLE 1968 zu folgendem Ergebnis: Es erwies sich, daß der Herzinfarkt nicht d i e Krankheit für den Manager, sondern viel eher für den "einfachen Arbeiter" darstellte. Es gab eine geradezu inverse Beziehung zwischen dem sozialen Rang im Beruf und der Ausbildung von Herz-Kreislauferkrankungen. Die einzige Ausnahme bildete die Gruppe der Vorarbeiter. Der Verfasser nannte die Studie bezeichnenderweise "Studie kontra Mythos".

Ähnliches stellt FELLINGER für die WHO fest: "In diesem Zusammenhang sind jüngste Anzeichen von soziopsychologischen Aspekten besonders bemerkenswert: je höher die Berufszufriedenheit, umso geringer der koronare Index; extrinsische Faktoren wie Rauchen und Trinken scheinen im Lichte dieser Befunde von geringerer Bedeutung zu sein". Auch andere ausländische Arbeiten über Zusammenhänge zwischen sozialer Schicht und KHK-Morbidität bzw. -Mortalität zeigen ähnliche Tendenzen auf *. Bezugnehmend auf die These vom Herzinfarkt als "Managerkrankheit" stellt SCHAEFER (1977) fest: "Es scheint uns sogar so zu sein, daß sich die schichtbedingte Anfälligkeit (gemeint ist für den Herzinfarkt und die Angina pectoris, Anmerkung der Verfasser) umkehrt." Diese vermutete Verschiebung einer höheren KHK-Inzidenz in die unteren sozialen Schichten kann noch exakter beschrieben werden: "Die Mehrzahl der Studien in den Industrieländern berichtet von einer höheren KHK-Rate in niedriger sozialen Schichten, alle Arbeiten aus mehr ländlichen Gebieten finden jedoch übereinstimmend, daß die gehobenen Schichten häufiger an KHK erkranken." (SCHAEFER u. BLOHMKE, 1977)

Nimmt man als weiteres Kriterium die Art der jeweiligen Studien hinein, so ergibt sich als Eindruck: Frühere "klinische" Arbeiten finden KHK in höheren Schichten häufiger, neuere epidemiologische Feldstudien dagegen bei den niedrigeren Schichten.

Verteilung der Risikofaktoren in den frei ausgewählten Berufsgruppen:

Für die Analyse des Zusammenhangs zwischen beruflicher Qualifikation und dem Auftreten von Risikofaktoren beschränkten wir uns auf Grund der begrenzten Interpretationsfähigkeit der Berufsangaben auf drei Qualifikationsgruppen. Quasi als Kontrollgruppe zu der Gruppe der an- und ungelernten Arbeiter (N = 119) sowie solchen

---

* Dazu sehr detailliertes Material und eine ausführliche Literaturübersicht in: Arbeitssituationen und KHK, FRICZEWSKI, F. und THORBECKE, R., Preprint des Wissenschaftszentrum Berlin, 1977 und in SCHAEFER und BLOHMKE (1977).

mit abgeschlossener Lehre (N = 67) dienen die kaufmännischen Angestellten (N = 24), die sich in der Stichprobe der Höhenrieder
HI-Patienten von 1973 durch eine besondere Homogenität innerhalb
der Angestellten- und Beamtengruppe auszeichnen. Die geringen Al-
tersdifferenzen zwischen den Gruppen (s. Tabelle 1) können ver-
nachlässigt werden. Durchschnittlich waren die Patienten der drei
Untergruppen zum Zeitpunkt der Rehabilitationsmaßnahme ca. 50 Jahre alt. Ebenso bestand kein Unterschied bei einem wichtigen Begleitsymptom des Herzinfarktes, der Angina pectoris (AP): Im
Durchschnitt hatte jeder zweite Patient in den drei Berufsgruppen
AP.

Die Verteilung der drei "klassischen" Risikofaktoren auf die einzelnen Gruppen läßt sich pauschaliert zusammenfassen:

Abgesehen von der Hypertonie mit einer Differenz von 1,4% zwischen
den Gruppen II und III haben die kaufmännischen Angestellten teilweise (Hyperlipidämie) eine erheblich niedrigere Ausprägung als
die Patienten mit Hilfsberufen und abgeschlossener Lehre (s. Tabelle 2). Nimmt man die weiteren RF Diabetes und Adipositas hinzu,
so findet man auch hier bei den kaufmännischen Angestellten ein
vermindertes Auftreten. Eine Ausnahme bildet die Hyperurikämie.
In einer von SCHAEFER und BLOHMKE durchgeführten Prospektivstudie
an ca. 1 000 Probanden kommt es sogar in allen vier erhobenen RF
Hypercholesterin, Hypertonie, Übergewicht und Zigarettenrauchen
zu einem eindrucksvollen Überwiegen der Arbeiter gegenüber den Angestellten (s. Tabelle 2). Wir müssen offensichtlich recht unterschiedliche Möglichkeiten und Einschränkungen des "Beanspruchungs-
grades" durch die "klassischen" Risikofaktoren für Arbeiter und
Angestellte konstatieren. Das gleiche Bild zeigt sich auch bei dem
kumulierten Auflisten von Risikofaktoren. Hier sind ebenfalls Arbeiter stärker belastet als Angestellte (Abb. 2). Die Graphik für
die kaufmännischen Angestellten ist deutlich linksschief während
die beiden anderen Qualifikationsgruppen eine annähernde Normal-
verteilung aufweisen. Sind es bei den Hilfsberufen und solchen mit
abgeschlossener Lehre im Durchschnitt nur knapp die Hälfte, die
keinen oder nur einen Hauptrisikofaktor haben, so sind dies bei
den kaufmännischen Angestellten genau zwei Drittel der Patienten

Tabelle 1. Relative Häufigkeiten der Risikofaktoren in den drei
Berufsgruppen

	I Anlern/Hilfs- berufe	II Berufe mit ab- geschl. Lehre (Arbeiter)	III Kaufmännische Angestellte
Jahrgang X = S =	23,6 6,9	22,9 6,3	21,3 5,8
Hypertonie	24,3	19,4	20,8
Hyperlipidämie	46,2	56,7	29,2
Rauchen	84,9	83,5	79,2
Zigaretten X = pro Tag S =	28,67 15,80	24,16 13,83	27,42 20,08
Diabetes	30,3	32,8	29,2
Adipositas	52,9	53,7	45,8
Gicht	11,8	19,4	16,7

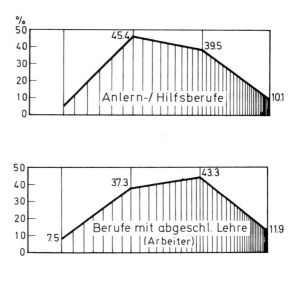

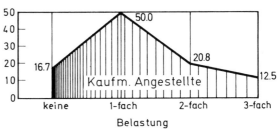

Abb. 2. *Relative Häufigkeiten der "Haupt"-Risikofaktoren in den drei Berufsgruppen (Mehrfachbelastung)*

mit einer geringen oder fehlenden Risikofaktorenbelastung. Der "paradoxe" Fall des Herzinfarktpatienten ohne die drei "Haupt"-Risikofaktoren tritt bei den kaufmännischen Angestellten immerhin zu rund 17% auf, während dies bei den beiden anderen Gruppen im Durchschnitt nur ca. 6% ausmachen.

Folgt man der "klassischen" Risikofaktorentheorie, so müßte die Verteilung der Risikofaktoren sich in den einzelnen Gruppen annähernd gleich sein. Geht man aber mit SCHAEFER (1977) davon aus, daß "Beruf und soziale Schicht ... die wichtigsten sozialen Variablen demographischer Art" bei der Entstehung der KHK sind und "alle Lebenssituationen und alle sozialen Lebensbedingungen, unter denen Angst, Aggression, Spannung und andere Formen des psychosozialen Stress auftreten, eine höhere Wahrscheinlichkeit der Entwicklung von erhöhten Risikowerten der primären Risikofaktoren (Blutdruck, Blutfette, Katecholamine etc.) aufweisen", so müßte sich daraus eine höhere allgemeine Belastung der beiden Arbeiterstichproben ableiten lassen. Hinsichtlich der "klassischen" Risikofaktorentheorie bleibt jedoch offen, wieso auch die von uns untersuchten kaufmännischen Angestellten ihren Infarkt erlitten, obwohl sie durch die "primären" Risikofaktoren wie Bluthochdruck und Hyperlipidämie relativ wenig betroffen waren.

Tabelle 2. Relative Häufigkeiten verschiedener Risikofaktoren in den Berufsgruppen. Originaltabelle aus BLOHMKE (1972)

	Arbeiter %	Angestellte %	Beamte %	Alle Probanden %
Cholesterin 249 mg%	48,4	32,6	52,8	44,0
Hypertonie RR diast. 95 mm Hg	24,8	20,5	22,4	23,0
Übergewicht 120%	12,5	7,4	8,4	10,0
Rauchen 10 Zig./Tag	44,5	36,5	31,8	39,0
Infarktanamnese bei Eltern	6,2	5,9	9,8	7.0

Auch in anderen Arbeiten (ABHOLZ, 1976; FUNKE, 1974; OSTERLAND, 1973; THOMA, 1975) wird ein unterschiedliches Verhalten zu Gesundheit und Krankheit sowie ein unterschiedlicher Grad der Beanspru-

chung in den verschiedenen Sozialschichten festgestellt. Man geht
davon aus, daß die stark mittelschichtorientierten Dienstleistun-
gen im Gesundheitswesen, sowie die eingeschränkten Möglichkeiten
zur Selbstentfaltung im privaten Lebensbereich es der sozialen Un-
terschicht erschweren, die im Verhältnis zu anderen Schichten
stärkere Beanspruchung aufzufangen.

Einen anderen Erklärungssatz finden wir in einer mehr auf das
"Konsumverhalten" zielenden Richtung: "Der Schutz der Oberschich-
ten scheint also ein Resultat gesundheitsbewußteren Lebens zu
sein, das sich gerade in den letzten Jahren auszubilden beginnt"
(SCHAEFER u. BLOHMKE 1977), oder "... nach Ansicht HINKLE'S ist
der anerzogene, besonders in den Industriestaaten vermehrte Fett-
und Proteinkonsum einer der wesentlichsten KHK-auslösenden Faktoren". Ähnliche Argumente finden sich in einer Untersuchung des
National Heart, Blood and Lung Institute in Bethesda/Maryland,
welche sich unter anderem mit der Abnahme der KHK als Todesursa-
che seit 1975 beschäftigt: Das besonders bei den Amerikanern mit
höherem Bildungsniveau und gut bezahlten Stellungen festgestell-
te geringere Serumcholesterin wird, besonders, was die Gebildeten
betrifft, darauf zurückgeführt, daß diese auf die jahrelangen
Warnungen in den Medien vor bestimmten Nahrungsmitteln reagiert
hätten. Die unterschiedliche Verteilung der Cholesterinwerte wurde
in einer Stichprobe von rund 70 000 Patienten gefunden.

Andere amerikanische Untersuchungen aus früheren Jahren fanden
entweder keine Beziehung zwischen den Blutlipiden und Beruf bzw.
sozialer Schicht oder höhere Lipidspiegel in höheren sozialen
Schichten (STAMLER, 1960; HUNTER, 1963; LEWIS, 1963; EPSTEIN,
1965, zit. nach SCHAEFER u. BLOHMKE, 1977). Es bleibt allerdings
vorläufig offen, welchen Erklärungsanteil für diese unterschiedlichen Befunde das individuelle Verhalten oder die unterschiedliche soziale Situation hat.

In einer Studie über den Zusammenhang von Angina pectoris-Be-
schwerden bei Myokardinfarkt und beruflicher Schichtung kommt
BAKKER (1967) zu dem Schluß, daß "Patienten mit AP sozial weniger
erfolgreich, weniger ausgebildet, seltener Facharbeiter oder An-
gehörige höherer Berufe sind als Patienten mit einem Myokardin-

farkt ohne AP-Symptome". Diesen Befund können wir, was die von uns
untersuchten Berufsgruppen betrifft, nicht bestätigen, da in jeder
der drei Gruppen die AP als Begleitsymptom des Herzinfarkt prozen-
tual gleichhäufig auftrat (ca. 50%). Da die "klassischen" Risikofaktoren in den Berufsgruppen so unterschiedlich waren, können wir
auch von dieser Seite keine Erklärung für die Gleichverteilung der
AP gewinnen.

Ausprägung und Rangfolge der Risikofaktoren in dem Gesamtkollektiv
der drei Berufsgruppen:

Für eine globale Analyse der Risikofaktorenverteilung fassten wir
die drei Berufsgruppen zu einer einzigen Gruppe zusammen. Die Ergebnisse der Auswertung finden sich in Abbildung 3. An der Spitze
rangiert mit rund 84% der "klassische" Risikofaktor Rauchen und
das mit einer täglichen Durchschnittsmenge von 27 Zigaretten. Auf
fast gleichem Niveau befinden sich Fettleibigkeit und Hyperlipidä
mie; davon ist ungefähr jeder zweite Herzinfarkt-Patient betroffen. Zahlenmäßig weniger auffallend sind Hypertonie (22%) und Dia
betes mellitus (31%), obwohl wir bei der Dokumentation der beiden
Parameter auch die leichten Formen berücksichtigt haben. Von geringer Bedeutung scheint die Hyperurikämie zu sein.

In einer ersten deutschen zusammenfassenden Veröffentlichung der
sogenannten Post-Framingham-Ära publizierte HEYDEN (1972) eine
"Rangordnung der Risikofaktoren" für den Herzinfarkt. Gewichten
wir die Risikofaktoren in der von uns untersuchten Herzinfarktstichprobe nach ihrer relativen Häufigkeit, so finden wir bei einer Gegenüberstellung mit der Rangordnung von HEYDEN deutliche Un
terschiede:

Framingham-Studie	Patienten mit Myokardinfarkt (Klinik Höhenried, 1973)
1. Hypercholesterinämie	1. Rauchen
2. Zigarettenrauch-Inhalation	2. Adipositas
3. Hypertonie	3. Hyperlipidämie
4. Hyperglykämie	4. Diabetes
5. Hyperurikämie	5. Hypertonie
6. (indirekt) Adipositas	6. Hyperurikämie

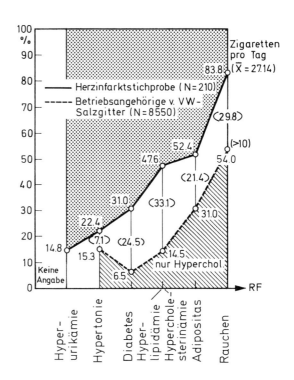

Abb. 3. Verteilung der Risikofaktoren in der untersuchten Herzinfarktstichprobe im Vergleich zu einer Gruppe ohne Herzinfarkt

In der jüngsten deutschen Veröffentlichung aus Framingham kommt der "Vater" der Studie, T.R. DAWBER (1976), zu dem Schluß: "Die Hauptrisikofaktoren, die am stärksten mit der Entwicklung der koronaren Herzerkrankung korrelierbar sind, bleiben nach wie vor

Bluthochdruck, Cholesterin und Zigarettenrauchen". Unbestrittene Nummer 1 sei der Bluthochdruck. In unserer HI-Stichprobe hat der hohe Blutdruck den 5. Platz. Der Unterschied könnte methodisch dadurch erklärt werden, daß in einer Prospektivstudie, wie sie in Framingham durchgeführt wurde, durch die kontinuierlichen Blutdruckmessungen die Hypertonie besser erkannt wird. In einer anderen deutschen Untersuchung mit Querschnittansatz fanden die Autoren ebenfalls "keine klare Korrelation von Blutdruck und Symptomen der KHK". (SCHAEFER und BLOHMKE, 1977)

Interessant ist auch der Vergleich mit einer deutschen Stichprobe (THOMA, 1975): In der ersten Hälfte der siebziger Jahre erfasste man im Rahmen einer Vorsorgestudie bei VW/Salzgitter im Raum Niedersachsen über 8 000 männliche arbeitsfähige Arbeitnehmer. Die Reihenfolge der bei dieser Stichprobe gefundenen Risikofaktoren war bis auf die Hypertonie (Harnsäure wurde nicht bestimmt) identisch mit der bei den Herzinfarktpatienten gefundenen Verteilung (Abb. 3). Außer bei der Hyperlipidämie, wobei in der VW/Salzgitter-Studie nur die Hypercholesterinämie registriert wurde, sind die Unterschiede bei den RF Rauchen und Bluthochdruck zwischen unseren HI-Patienten und den "gesunden" Probanden der Vorsorgeuntersuchung geringer als erwartet. Bei dem "RF Nr. 1" von Framingham beträgt die Differenz nur 7%.

Vergleicht man die allgemeine statistische Erwartung für eine "gesunde" repräsentative bundesrepublikanische Stichprobe in dem von uns vorgefundenen Altersbereich, so bewegt sich der Prozentsatz der Hypertoniker bei unseren Herzinfarktpatienten exakt in den Grenzen, die man nach der Wahrscheinlichkeitsrechnung erwartet, nämlich zwischen 20 und 25% (JAHNECKE, 1974); die VW/Salzgitter-Stichprobe ist durchschnittlich 5 Jahre jünger als unsere und hat infolgedessen ohnehin eine geringere statistische Hypertonieerwartung.

SCHAEFER resümiert das Ergebnis der Untersuchung, in der, bezogen auf das Auftreten der Risikofaktoren, nur eine geringe Letalität festgestellt wurde: "Meine Frage ist nun, warum die anderen Probanden nicht ebenso erkrankt sind wie diese (mit den anderen sind

die nicht erkrankten Risikofaktorenträger gemeint, Anmerkung der
Autoren). Eine Frage, die von der klassischen Theorie zunächst
nicht beantwortet werden kann." (SCHAEFER, 1977) Und an anderer
Stelle, die Ergebnisse von Framingham wertend, kommt er zu dem
Schluß, daß ... "die Bedeutung dieser klassischen Risikofaktoren
als alleinige Ursache der koronaren Herzkrankheit überschätzt worden ist. Das hätte man voraussagen können, wenn man die Framingham-Studie sorgfältig studiert hätte". Mit anderen Worten, die
Diskrepanz zwischen der von uns gefundenen Rangfolge der Risikofaktoren im Vergleich mit Framingham und die verhältnismäßig
geringe Differenz in der Ausprägung der Risikofaktoren Rauchen
und Hypertonie beschreibt eine bereits bekannte Tatsache: Die
klassische Risikofaktorentheorie hat da ein Loch, wo es um die
konkrete Identifizierung von Schädigungsgrößen bei einer mani-
fest gewordenen Herzerkrankung geht. Diese entscheidende Lücke
der Theorie weist dem häufig vertretenen Anspruch auf Kausalerklä-
rung der Risikofaktoren für die Entstehung von Herzkreislaufer-
krankungen den Rahmen zu, der ihm gebührt: Die Risikofaktoren sind
wichtige und therapeutisch achtenswerte Größen, haben jedoch vermutlich den Charakter von Mediatoren für andere Wirkgrößen, die in
der "Gesamtorganisation der Menschen" einen höheren Stellenwert
einnehmen.

Eine mögliche Erklärung für die von der "klassischen" Risikofaktorentheorie abweichenden Ergebnisse der vorliegenden Untersuchung
könnte eine amerikanische Arbeit über die Ätiologie der KHK unter
Verwendung eines statistischen Modells aufzeigen.
Der angewandte Forschungsansatz läßt sich auch in engem Zusammenhang mit der von SCHAEFER und BLOHMKE (1977) postulierten Hierarchie sehen: In der Studie wurden die Varianzanteile einer Reihe
"unabhängiger" Variablen für die abhängige Variable KHK ermittelt
(MIT-Press, 1973). Das Ergebnis sollte den kompromißlosen Verfech-
tern einer einzig und allein über eine Reduzierung der Risikofaktoren herbeizuführenden Senkung der Herzkreislauf-Morbidität zu
denken geben: Die Risikofaktoren klärten nur 25% der Bedeutungsvarianz auf. Die Autoren stellten fest, daß Arbeitszufriedenheit
wohl einer der einflußreichsten Faktoren für die Entstehung von
Herzkreislaufkrankheiten sei. Ihre eigenen Worte:

"Warum ist Arbeitszufriedenheit vielleicht der beste Faktor, das
Leben zu verlängern? Zweifellos sind auch andere Faktoren wichtig
Ernährung, regelmäßige Bewegung, Gesundheitsvorsorge und genetische Probleme. Aber unsere Untersuchungsergebnisse legen nahe, da
diese Faktoren nur 25% aller Risikofaktoren für Herzkreislaufer-
krankungen ausmachen. Das bedeutet: wenn Cholesterinspiegel, Blut
druck, Rauchen, Blutzuckerspiegel, Harnsäurespiegel usw. lückenlo
kontrolliert würden, wäre damit doch nur 1/4 aller Herzinfarkte i
den Griff zu bekommen.

Obwohl diese Untersuchungen noch keine abschließenden Ergebnisse
zulassen, scheint es doch so, daß die individuelle Arbeitsrolle,
die Arbeitsbedingungen und andere soziale Faktoren in starkem Zusammenhang mit den ungeklärten 75% der Faktoren zu sehen sind."
(MIT-PRESS, 1973)

Nachdem das Konzept, den Patienten nach seinem Infarkt möglichst
früh zu rehabilitieren, allmählich durchgesetzt hat, ist eine Mi-
nimierung des Abstandes zwischen dem Herzinfarkt und dem Heilverfahren in das besondere Interesse gerückt. In den von uns untersuchten Berufsgruppen zeigen sich recht erhebliche Unterschiede
(s. Tabelle 3). Die "schnellsten" Rehabilitanten sind die kaufmän
nischen Angestellten mit rund drei Monaten Zeitabstand, die "letz
ten" sind die Patienten aus der Berufsgruppe der un- und angelern
ten Arbeiter (ca. fünf Monate); genau dazwischen liegen mit rund
vier Monaten die Arbeiter mit einer abgeschlossenen Lehre. Auffäl
lig ist auch die Streuung der Zeitabstände um den Mittelwert: Man
kann sagen, daß die kaufmännischen Angestellten einheitlich sehr
früh in die Klinik Höhenried kommen (s = 1.11), während sich in
den beiden Berufsgruppen der Arbeiter relativ große Schwankungen
ergeben (2 = 2.47 bzw. 3.85).

Betrachten wir die familiäre Situation der Patienten, so erweisen
sich auch hier die un- und angelernten Arbeiter als am meisten be
lastet: Ihre Familien sind häufiger kinderreich (verheiratet, dre
und mehr Kinder = 31,4%) und sie sind mit 5,2% die einzige Berufs
gruppe, die mit Kindern in einer nicht intakten Familie leben.
Es stellt sich die Frage, ob eine große Zahl von Kindern für beid

Tabelle 3. Familienstand und Zeitraum zwischen Herzinfarkt und Aufnahme in die Klinik Höhenried bei drei ausgewählten Qualifikationsgruppen

	Anlern/Hilfs-berufe	Berufe mit ab-geschl. Lehre (Arbeiter)	Kaufmännische Angestellte
Abstand HI-HV X = (in Monate) S =	5,13 3,85	4,36 2,47	3,12 1,11
Familienstand (in %) ledig, ohne Kinder	3,4	6,0	-
ledig, mit Kinder	-	-	-
verheiratet, ohne Kinder	8,5	13,4	8,3
verheiratet, 1 Kind	23,9	35,8	33,3
verheiratet, 2 Kinder	24,8	26,9	45,8
verheiratet, 3 und mehr Kinder	31,4	16,4	12,5
gesch., getr. lebend, ohne K.	-	1,5	-
gesch., getr. lebend, verwit-wet, mit Kinder	5,2	-	-

Elternteile unter den Lebensbedingungen dieser Industriegesell-
schaft einen "sozialen" Risikofaktor in der Ätiologie der KHK darstellt. Im SCHAEFER'schen Hierarchiemodell würde diese Belastung
als "Sekundärfaktor" einzuordnen sein, der nach JENKINS (1971,
zit. nach SCHAEFER u. BLOHMKE, 1977) "precursor" der KHK genannt
werden kann. Nun hat dieser "Faktor" seine mögliche Bedeutung
nicht verloren, wenn die KHK, oder in deren Verlauf der Herzinfarkt eingetreten ist. Es ist denkbar, daß sich die familiäre Situation auch in der Zweitprävention des Herzinfarkt negativ be-
merkbar macht, z.B. in Form von längeren Abständen zwischen dem
Infarktereignis und der Rehabilitationsmaßnahme.

Gehen wir mit HALHUBER davon aus, daß die "Frührehabilitation eine
optimale Methode der Zweitprävention ist und eine adäquate Weiter-
behandlung des verängstigten und selbstunsicheren Infarktpatienten
unmittelbar nach der Entlassung aus dem Akutkrankenhaus ..." darstellt, so erscheint es uns umso problematischer, daß daß die von
uns untersuchten un- und angelernten Arbeiter mit einer mehr als
doppelt so häufigen Belastung durch eine kinderreiche Familie als
die kaufmännischen Angestellten bei der "nahtlosen Durchführung
stationärer und ambulanter Maßnahmen zur medizinischen, sozialen
und beruflichen Rehabilitation ..." (HALHUBER, 1977) benachteiligt
sind.

Literatur

ABHOLZ, H.H. (Hrsg.): Krankheit und soziale Lage. Frankfurt, New
York, 1976

BLOHMKE, M.: Ergebnisse epidemiologischer Untersuchungen. In Epidemiologie, epidemiologische Methodik, Schriftenreihe der Bayerischen Landesärztekammer, Band 29, München 1972

DAWBER, T.R.: Erfahrungen aus der Framingham-Studie - 25 Jahre
Framingham. Z. Herz-Kreislauf 8, Nr. II, 615 (1976)

FELLINGER, K.: The Etiology of Cardiovascular (Particulary Cornary
Diseases, with Reference to Environmental Factors and Possible
Prevention. Geneva: WHO, 1973

FUNKE, H. et al.: Industriearbeit und Gesundheitsverschleiß. Fran
furt, 1974

HALHUBER, M.J. (Hrsg.): Psychosozialer "Stress" und koronare Herzkrankheit. Berlin, Heidelberg, New York: Springer 1977

HALHUBER, M.J. et al.: "2 Jahre 'Früh'-Rehabilitation nach Herz-infarkt an der Klinik Höhenried", FORTSCHRITTE DER MEDIZIN, 91. Jg., Nr. 3

HEYDEN, S.: Risikofaktoren für das Herz. Boehringer Mannheim GmbH, Mannheim 1972

HEYDEN, S.: Risikofaktoren für das Herz 1 und 2, Boehringer Mann-heim GmbH, Mannheim 1975

HEYDEN, S.: Epidemiologie. In: Herzinfarkt Grundlagen und Proble-me, Hort W. (Hrsg), Berlin, Heidelberg, New York: Springer 1969

HORT, W. (Hrsg.): Herzinfarkt Grundlagen und Probleme. Berlin, Heidelberg, New York: Springer 1969

JAHNECKE, J.: Risikofaktor Hypertonie. Mannheim 1974

OSTERLAND et al.: Materialien zur Lebens- und Arbeitssituation von Industriearbeitern in der BRD. Frankfurt 1973

SCHAEFER, H., BLOHMKE, M.: Herzkrank durch psychosozialen Stress. Heidelberg: Hüthig 1977

SCHAEFER, H.: Vortrag auf dem Symposium: Psychosozialer "Stress" und koronare Herzkrankheit. Höhenried, 1976 erschienen unter gleichnamigem Titel, M.J. Halhuber (Hrsg.), Berlin, Heidelberg, New York: Springer 1977

SCHETTLER, G. (Hrsg.): Innere Medizin, Bd. I und II, Stuttgart: Thieme 1970

SPECHT, K.G.: Arbeit, Umwelt und Lebensgewohnheiten bei Früh- und Altersrentnern. Nürnberg: Inst. f. empirische Soziologie, LVA Baden, LVA Württemberg, 1977

THEORELL, T.: On Risk Faktors for Premature Myocardial Infarction in Middle-Aged Building Construction Workers - a Comparison with Other Selected Illnesses. In: Psychosozialer "Stress" und koronare Herzkrankheit. M.J. Halhuber (Hrsg.), Berlin, Heidelberg, New York: Springer 1977

THOMA, P. (Hrsg.): Medizinsoziologie. Frankfurt, New York, 1975

Work in America, Report of a Special Task Force to the Secretary of Education and Welfare. Cambridge, Mass.: MIT Press 1973

Zwischenbericht über die Ergebnisse der Herz-Kreislauf-Früherken-nungsuntersuchungen KV-Niedersachsen, BKK VW und Salzgitter, 1977

Die ärztliche Problematik von Freizeit und Urlaub im Hinblick auf Stress-Therapie und Stress-Prävention

M.J.Halhuber

A. W. VON EIFF hat in seinem Buch "Stress - unser Schicksal?"
und auf dem diesem Buch vorausgehenden Symposion der Katholischen
Akademie in Bayern auch dem Philosophen Josef PIEPER das Wort gegeben zum Thema "Musse und Kult". Ich kann gerade dieses Kapitel
und auch das zugehörige schmale Büchlein von J. PIEPER allen mit
dieser Problematik Befaßten nur warm empfehlen. Ich lese es seit
mehreren Jahrzehnten selbst auch immer wieder, um mich vor einer
prinzipiellen Überbewertung der Aktivität und dem Absolutsetzen
der sozialen Funktion zu schützen. Hier kann es mir nur darum
gehen, einige Hinweise zur Bedeutung dieser Problematik für uns
Ärzte in unserer täglichen Patientenberatung und auch für uns
selber zu geben. Auf den vielen "Straßen" der Freizeitgestaltung,
der Erholung und vielleicht auch der Erholungsforschung scheint
es mir erschreckend viele "Geister-Fahrer" zu geben, wie man jene
Autofahrer nennt, die auf den Autobahnen uns auf der falschen
Fahrbahn entgegen kommen. Ich kann beim Bild bleiben: Wer im
Sommer während der Hauptreisezeit auf Autobahnen und Fernstraßen
unterwegs war, kann ein garstig Lied vom "Urlaubsstress" singen.
Die Instinktunsicherheit in der Gestaltung der eigenen Freizeit,
am Feierabend, am Wochenende und im Urlaub ist so groß geworden,
daß sie auch an uns Ärzte als Lebensberater herangetragen wird
(wobei ich glaube, daß wir sehr oft dabei selbst unsicher und
überfordert sind). Im Jahre 1972 hat der erste ADAC-Ärztekongreß
in München sich unter Vorsitz von Herrn W. WACHSMUTH der "ärztlichen Problematik des Urlaubs" gewidmet. Der Verhandlungsbericht
(im Springer-Verlag Berlin-Heidelberg-New York 1973 erschienen)
ist heute noch und gerade im Zusammenhang mit unserem Thema le-
senswert und aktuell. Ich hatte damals die Ehre, ein Rundtischgespräch über die echte Erholung zu leiten. Aus Mißtrauen gegen

den Begriff einer "echten" Erholung und zum Schutz gegen Ideolo-
gisierung (LENZ: Ideologie ist interessengebundene Interpretation
der Welt) hatte ich einen Jeden der prominenten Gesprächsteilnehmer gebeten, ein 1-Minuten-Bekenntnis zu seiner eigenen Art
der Erholung abzulegen. Natürlich kam dabei heraus, daß Erholung
für jeden ganz anders aussieht, daß es kein Schema gibt und daß
z.B. Urlaub gerade dann erholsam sein kann, wenn es zu einem aus-
giebigen "Eu-Stress" kommt. Ausgerechnet der verdienstvolle Lei-
ter des Studienkreises für Tourismus, der Psychologe HAHN, hat
damals ehrlich bekannt, daß er außer einem Faulenzer-Urlaub
auch den amüsanten Urlaub, der erst um 2 Uhr morgens endet, oder
den unvernünftigen Urlaub (mit einem Jeep durch die Sahara zu
fahren und unter Umständen 600 bis 700 Kilometer pro Tag zurück-
zulegen) für sich beansprucht. Ich zitiere: "Mit einem Wort, ich
bin dafür, die Art von Urlaub zu verbringen, der im Gegensatz zu
dem ist, was man zuhause hat oder nicht hat, und ich behaupte als
Psychologe, daß es nicht nur um eine physische Erholung, sondern
ebenso stark um die psychische Erholung geht". Ich glaube, daß
hier der Psychologe ein allgemeines, anthropologisch und auch
ärztlich zu vertretendes Prinzip herausgearbeitet hat, daß Urlaub
eben "das Andere" ist. Die Engländer sagen "change is as good as
rest". Diese Feststellung ist vielleicht zum besseren Verständnis, wenn auch nicht immer zur Rechtfertigung der offenkundigen
Auswüchse in der Urlaubsgestaltung vieler unserer Zeitgenossen
notwendig.

In jüngster Zeit ist die Diskussion über die optimale Zeitein-
teilung von Urlaub und auch von Kuren wieder diskutiert worden.
Kurorte, wie z.B. Bad Dürheim oder Baden-Baden bieten "Kurzkuren"
an. Sie sind meines Erachtens dann ärztlich vertretbar, ja sogar
empfehlenswert, wenn sie als Anzeizprogramme im Rahmen von Ge-
sundheitsseminaren veranstaltet werden, die ärztlich geleitet
sind und wirklich Alternativen zum bisherigen Lebensstil des Be-
troffenen bieten. Es gibt sicher keine allgemein gültige optimale
Urlaubsdauer und Urlaubsweise. Auch Professor BOCK hat bei jenem
Rundtischgespräch über die echte Erholung bekannt, daß er seinen
Jahresurlaub in zwei Portionen gemacht hat, daß er jedes Jahr nach
dem Wintersemester 14 Tage zum Skifahren ins Hochgebirge gegangen

ist und jeden Sommer, nach dem Sommersemester, sofort 14 Tage zum Wildwasserpaddeln. Es gibt also kein Schema und wenn im "Zeit-Magazin" vor einigen Jahren gefragt worden ist, ob der deutsche Urlauber mehr für's Trimmen oder das Träumen sei, so kann ich mir aus ärztlicher Sicht nur wünschen, daß Trimmen und Träumen im Urlaubsprogramm von uns Europäern gleichberechtigt werden und damit komme ich auch schon zu einem guten Schluß dieses Abschnitts. Ich möchte mit einem Zitat aus einem Aufsatz von Frau Professor Liselotte DIEHM "Der Freizeithelfer als Beruf" und aus dem Lexikon für Pädagogik 1970 von HAVELOFF schließen: "Ziel der Freizeiterziehung ist der freizeitmündige Jugendliche oder Erwachsene, der seine Freizeit im Alltag, am Wochenende oder im Urlaub im Sinne der Emanzipation von Daseinszwängen zu nutzen weiß. Freizeit-Erziehung will dazu beitragen, den Freizeitspielraum mit seinen Chancen der Personalisation und der Sozialisation dem individuellen Zugriff zu eröffnen. Dafür gibt es keine Rezepte und keine vorgegebenen Wertungen für bestimmte Freizeitbeschäftigungen, etwa mit der Vokabel "sinnvoll". Was sinnvoll ist, muß der auf dem Weg zur Freizeitmündigkeit Befindliche selbst entscheiden lernen. Daß er Entscheidungen trifft, darauf kommt es an und dazu will Freizeiterziehung helfen" und dazu muß auch jede Gesundheitserziehung zur nichtmedikamentösen Stress-Prävention helfen.

Umweltänderung als Prävention

H. Schaefer

Die Diskussion um den Begriff "Stress" hat sich stark in den politischen Raum verlagert. Das beweisen insbesondere die Diskussionen um die "Humanisierung des Arbeitsplatzes". Dabei finden sich
nicht selten willkürliche Formulierungen. Als ein unpolitisches
Beispiel mag der "Elektrostress" dienen, also einer Erscheinung
am Leibe von Mensch oder Tier, welche durch hochgespannte elek-
trische Felder hervorgerufen wird und Stresscharakter haben soll.
Wir wissen jedoch gerade über den Einfluß elektrischer Felder auf
den Menschen und das Tier so gut wie nichts und die Annahme eines
Elektrostress ist vollkommen willkürlich.

Diese starke politische Komponente hat natürlich ihre Gründe.
Diese Gründe liegen vorwiegend darin, daß in der Tat das moderne
Leben überreich an Faktoren ist, welche auch in einem wissenschaftlich leidlich definierbaren Sinn Stress erzeugen. Es läßt
sich folgender Katalog von Umweltbedingungen aufstellen, welche
besonders stressauslösend wirken:

1. Die Anforderungen an den Menschen werden ständig komplizierter.
2. Die Senkung der Ausbildung in den Schulen führt zu einer Steigerung der Stressreaktionen auf die steigende Komplikation.
3. Alle Funktionen werden erschwert, z.B. durch Komplizierung des
   Verkehrs, durch Eingemeindung, die ganz besonders stark stresserzeugend wirken dürfte, durch Zunahme der Bürokratie in fast
   allen Lebensbereichen.
4. Die Reizsituationen häufen sich. Es kommt zu einer höheren
   "Trefferwahrscheinlichkeit" von Reizsituationen für das Individuum.
5. Die Sicherheitsmechanismen schwinden im täglichen Leben fast
   überall, sie wachsen nur in bestimmten technischen Situationen,

die unfallgefährdend sind. Dort, wo Unfälle nicht zur Rede
stehen, bleibt die Sicherheit vor dem Stress vollkommen außer
Betracht.

6. Alle Kämpfe und Konflikte radikalisieren sich zunehmend.

7. Es kommt hierbei zu einer Eskalation der Emotionen vorwiegend
durch die Wirkung von Rückkopplungsprozessen.

8. Die Rationalität wird ganz allgemein abgebaut, insbesondere
im politischen Raum. Als extremes Beispiel darf der Terror
gelten, der weltweit zunimmt.

9. Fehler unserer Erziehung führen zu einer zunehmenden Unange-
paßtheit an den Stress gerade der jungen Generation. Solche
Erziehungsfehler werden in der frühkindlichen Periode, in der
Schule und allgemein in allen Gesellschaftsschichten gemacht.
Es fällt dadurch der Faktor des "Coping" aus.

10. Es ist ein bemerkenswerter Mangel an Training in Stress-Situationen festzustellen. Das allgemeine Wohlleben und der Wohl-
stand sind hier die Hauptursache.

11. Wir erleiden einen erheblichen Verlust an Grunderfahrungen in
schwierigen Situationen mit Schmerz, Leid, Krankheit und Tod
Alle diese Faktoren führen dazu, daß Stress in all seinen
Spielarten quantitativ ständig zunimmt.

Der Stress hat 2 Quellen: den Reiz (die Stressoren) und die Reaktionsbereitschaft, die den Stress im Adaptationssydrom abbaut.
Verweigerung der Adaptation ebenso, wie die Unfähigkeit zu ihr er
fordert also eine Änderung der Umwelt zur Beherrschung des Stress

Die Wirkung dieser Formen von Stress erfolgt vorwiegend über eine
Aktivierung des sympathischen Nervensystems. Die Konsequenzen sind
handgreiflich: Es wird insbesondere der Kreislauf belastet, das
Herz neigt zu vermehrten Extrasystolen, der Stoffwechsel steigt,
Schäden durch Vasokonstriktion nehmen zu.

Es gibt Stressoren, an die sich der Mensch schwer adaptieren kann
Es sind insbesondere solche, welche die angeborenen Verhaltensmu-
ster des Menschen als Grenzen der Adaption oder als Quelle der
Reaktion auf Stressoren betreffen.

Unter die unvermeidbaren Stresswirkungen gehören vor allen Dingen Reaktionen auf angeborene Verhaltensweisen. Angeboren ist z.B. das Bedürfnis nach sozialem Prestige, nach sozialer Geltung, sowie insbesondere das Schutzbedürfnis. Wo diese angeborenen Bedürfnisse nicht befriedigt werden, stellt sich Stress ein.

Nicht adaptierbar sind insbesondere alle emotionalen Reaktionen auf echte oder vermeintliche Bedrohung. Die derzeitige soziale Umwelt enthält zahlreiche "bedrohliche" Faktoren. Insbesondere sind, nach epidemiologischen Ergebnissen, alle Faktoren pathogen (also Risikofaktoren), welche die Lebensunzufriedenheit hervorrufen, also Sozialprestige verweigern, Angst machen, Probleme der "Ambiguity", soziale Instabilität und Inkongruenz.

Die Menschen scheinen den Versuch zu machen, ihre Reaktionen durch Pharmaka zu normalisieren. Es fragt sich also, ob unsere Zivilisation soweit fortgeschritten ist, daß wir nur noch durch Hilfsmittel diese Umwelt ertragen. Falls die Belastungen durch diese Umwelt durch Medikamente nicht mehr beherrschbar, der Mensch also nicht mehr an diese Umwelt adaptierbar wird, entstehen offensichtlich Gesundheitsstörungen, deren Mechanismen wir insbesondere bei den koronaren Herzkrankheiten sehr genau kennen. Man kann die Formulierung wagen, daß ein vorzeitiger Tod des Menschen eine der Formen seiner Adaptation an die immer unnatürlicher werdende Umwelt ist.

Die Möglichkeiten der Anpassung des Menschen an seine soziale Umwelt liegen schon in den Jahren der ersten Kindheit. Hier wird durch Erzeugung des Urvertrauens (ERIKSON), durch die Stabilisierung der Emotionalität als Folge des Umgangs mit einer konstanten sozialen Umwelt die Grundlage für die spätere Stabilität der Gemütslage des Menschen gebildet. Es ist zu vermuten, daß die starke Zunahme des Stress in unserer Zeit nicht zuletzt durch ein Versagen der Prägungsfaktoren schon in frühester Kindheit verursacht wird. Das bedeutet nicht, daß nicht auch die späteren Lebensjahre des Menschen einen entscheidenden Anteil an der Bildung seiner Persönlichkeit und damit an der Bewältigung von Stress-Situationen haben.

Prävention zur Bekämpfung der Stress-Situation wäre also nur möglich, wenn man den Katalog der Umweltbedingungen, die offensichtlich stark stresserzeugend wirken, als Grundlage einer Umweltveränderung nimmt. Es ist offenbar, daß die gesellschaftspolitischen Maßnahmen der Gegenwart in vielerlei Hinsicht gegen die Möglichkeiten verstoßen, gesellschaftliche Lösungen mit einem Minimum an Stress zu realisieren. Wir leben in einem Zeitalter der Gigantomanie, machen uns selten Vorstellungen von den biologischen Konsequenzen unseres Tuns, weder bei der Erfindung neuer Bauformen noch bei den politischen Lösungen, welche eine Umstrukturierung von Gemeinden, Kreisen und Städten beabsichtigen.

Man wird freilich nicht übersehen dürfen, daß die präventiven Bedürfnisse des Menschen keinesfalls dadurch bestimmt werden, daß man die Umweltfaktoren mißt, von denen der Stress erzeugt wird. Es ist vielmehr so, daß der Stress nur abhängt von dem Grade der Beachtung, den diese Umweltfaktoren beim Individuum finden und von der emotionalen Reaktion, die als Folge dieser Beachtung ausgelöst wird. Man kann also nicht etwa durch Sozialindikatoren oder ähnliche meßtechnische Kunstgriffe die Stress-Situation in allgemeiner Form voraussagen. Stress ist ein in jeder Hinsicht individuelles Problem, die Prävention gegen den Stress kann also mit Erfolg auch bei den Individuen angreifen und ihre Emotionalität und Reaktionsbereitschaft äußeren Faktoren gegenüber zu beeinflussen versuchen. Freilich hängt die Entscheidung darüber, was an gesellschaftspolitischen Maßnahmen zur Dämpfung der Stressfaktoren möglich ist und was nicht, weitgehend von der Messung dieser Faktoren ab, hat also von gesicherten Tatsachen auszugehen, von denen man annehmen kann, daß sie die Menschen im statistischen Mittel in bestimmter Weise beeinflussen. Objektive Maßnahmen zur Stressminderung und subjektive Maßnahmen müßten Hand in Hand gehen. Das bedeutet nicht, daß der Stress nur dadurch zu bekämpfen ist, daß man etwa die Gesellschaftsstruktur ändert. Die Stressfaktoren unserer gesellschaftlichen Umwelt sind in der Regel völlig unabhängig von der Gesellschaftsstruktur und der politischen Struktur eines Landes. In Rußland ist der Stress grundsätzlich nicht anders als in Deutschland. Es kann sich also nur darum handeln, unabhängig von allen politischen Grundbedingungen der

menschlichen Existenz die Detailfragen richtig zu lösen. Daß bei
der Lösung solcher konkreten Einzelfragen die politische Struktur
eine Rolle spielt, wird dabei nicht bestritten werden können. Das
Problem ist aber nicht primär politisch. Wohl aber sollten wir uns
darüber klar werden, daß die Menschheit für die augenblicklichen
sozialen und technischen Strukturen unserer Umwelt einen hohen
Preis zu zahlen hat, nämlich den einer fortwährenden Schädigung
ihrer Gesundheit. Angesichts der Tatsache, daß die Lebenserwar-
tungen in den letzten 100 Jahren auf rund das Doppelte angestiegen ist, mag die Beeinträchtigung unserer Gesundheit durch unsere
Umwelt nicht allzu schwer wiegen. Wenn wir aber weitere Erfolge
in der Verbesserung der Gesundheit und der Verlängerung unseres
Lebens haben wollen, so wird das sicherlich nur durch diese beiden Grundmethoden gelingen: durch eine Umstrukturierung unserer
Umwelt einerseits, durch eine bessere Anpassung des Menschen an
diese Umwelt andererseits.

In den sozialen Konflikten ist der Mitmensch obligate Quelle des
Risikos. Jedermann hat deshalb in einer Gesellschaft Pflichten
hinsichtlich seines eigenen mitmenschlichen Verhaltens. Eine hu-
mane Welt kann nur eine Welt der "Mitmenschlichkeit" sein. Die
Flucht in die Befriedigung durch "Sachwerte" ist eine totale Frustration in emotionaler Hinsicht, und zudem ökonomisch riskant.

In diesem Zusammenhang ist die Wohlstandspolitik zu bedenken, die
in der Gegenwart insbesondere durch die Gewerkschaften betrieben
wird. Nicht als ob eine gewerkschaftliche Politik, welche für den
Arbeiter ein Maximum an Lebensqualität zu erreichen sucht, grundsätzlich falsch ist. Offensichtlich fragwürdig ist aber eine Politik, welche die Lebensqualität nur auf dem Gebiete einer Kon-
sumsteigerung, d.h. also auf einer Erhöhung des Reallohns sucht.
Der allgemeine politische Zug der Gegenwart geht freilich ganz in
diese Richtung. Das hat zum Teil seinen Grund darin, daß diese
Verbesserung der Realsituation der Menschen unserer Zeit der be-
quemste Weg ist. Der Weg, der sehr viel mehr Erfolg verspräche,
ist freilich für alle Teile unbequem zu gehen, am problematisch-
sten vermutlich sogar für den Arbeitgeber, der in weit höherem
Maße als bisher das Problem der Mitmenschlichkeit gerade im Betrieb zu bedenken hätte.

Die ganze Fragwürdigkeit der Stressdiskussion ergibt sich aus der
neuerdings aufkommenden Unterscheidung zwischen einem nützlichen
und einem schädlichen Stress, dem Eu-Stress und dem Dis-Stress.
Wann ein Stress nützlich, wann schädlich ist, läßt sich, wegen
der individuellen Reaktionsbereitschaft und wegen der starken Abhängigkeit dieser Reaktionen von anderen Situationen und früheren
Lebensschicksalen, grundsätzlich nur von Fall zu Fall und nicht
einmal grundsätzlich für jedes Individuum entscheiden. Die Natur
des Stress ist also in ihrer Wünschbarkeit oder Unwünschbarkeit
nur aus dem Zusammenhang entscheidbar, in dem das Stressphänomen
auftritt. Es scheinen mir im Augenblick keine Möglichkeiten zu
bestehen, den nützlichen vom schädlichen Stress methodisch grundsätzlich zu unterscheiden. Eine solche Unterscheidung wäre nur
durch langdauernde epidemiologische Untersuchungen möglich, die
allein schon dadurch methodisch außerordentlich schwierig sind,
weil jede wissenschaftliche Untersuchung der Lebenssituation eines Menschen diese Situation selber im Prinzip verändert, den Menschen in eine neue Situation bringt, einer höheren sozialen Beachtung teilhaftig werden läßt, so daß seine Reaktion auf die
Umwelt durch die Messung selbst grundlegend verändert wird. Diese
Tatsache haben insbesondere die Beobachtungen des sog. Hawthorne-
Experimentes bewiesen. Die Unterscheidung zwischen nützlichem und
schädlichem Stress bleibt daher weitgehend ideologisch. Die Welt-
verbesserung hat also zuerst bei uns als Akteuren zu beginnen,
wenn unser Ethos als Reformatoren glaubhaft sein soll. Wer etwa
behaupten wollte, daß eine Gesellschaftsänderung an sich schon
notwendigerweise zu einem Abbau der Stress-Situationen führen würde, kennt offensichtlich die Tatsachen nicht. Im Zusammenhang mit
den politischen Lösungen dieses Problems muß auf die grundsätzliche Zwiespältigkeit aller Lösungen des Stressproblems hingewiesen
werden. Es ist offenbar, daß jede Vermehrung der asketischen Hal-
tung des Menschen seiner Gesundheit nützt, jede Steigerung des Kon-
sums aber sie schädigt. Es ist ebenso offenbar, daß zahlreiche
Faktoren des Stress mit den Vergnügungen des Menschen eng verknüpft sind, z.B. mit Autofahren, weiten und anstrengenden Reisen
und dergleichen mehr. Es gäbe also ein Konzept der Stressbewältigung durch präventive Veränderungen unserer Umweltsituation,
das eine Stärkung asketischer Lebensprinzipien einerseits, eine

Minderung der Konfliktsituation durch steigende Mitmenschlichkeit
in den Betrieben andererseits, ein besseres Training des Menschen
im Umgang mit modernen Stress-Situationen drittens, eine ausge-
wogenere Erziehung gerade in früher Kindheit viertens und fünf-
tens, wenn auch keinesfalls als wenig bedeutende Maßnahme, eine
Änderung der technischen stresserzeugenden Einflüsse zum Ziel hat.
Eine solche Politik der Lebensverbesserung trägt gleichzeitig notwendigerweise konservative und revolutionäre Züge.

Psychosozialer „Stress" und koronare Herzkrankheit

Verhandlungsbericht vom Werkstattgespräch am 8. und
9. Juli 1976 in der Klinik Höhenried

Herausgeber: M. J. Halhuber

Gesprächsteilnehmer: W. Butollo, A. W. v. Eiff, L. v. Ferber,
M. J. Halhuber, E. Heftner, H. Hofmann, D. v. Holst,
W. Kerber, E. König, H. Konzett, D. Langen, H. Lechleitner,
M. Lepper, L. Levi, H. Lydtin, E. Nüssel, H. Schaefer,
U. Stocksmeier, T. Theorell, F. Vester, E. Weidemann

1977. 12 Abbildungen, 8 Tabellen. VIII, 204 Seiten (21 Seiten
in Englisch)
DM 36,–; US $ 18.00
ISBN 3-540-08322-7

Dieser Verhandlungsbericht gibt die lebhaften Diskussionen
eines interdisziplinären Workshop über ein Kontroversthema
wieder, an dem etwa 30 Experten aus verschiedenen Wissen-
schaftsbereichen teilgenommen haben. Von allen wurden
Beiträge zu einer Bestandsaufnahme der Gesamt-Problematik
geleistet. Im Einzelnen wurden folgende Problemkreise
erörtert:
Gesicherte epidemiologische Daten zum Thema (Gibt es den
Typ A und nach Friedman-Rosenman?)
Risikofaktoren für den frühzeitigen Herzinfarkt im mittleren
Alter bei Bauarbeitern – ein Vergleich mit anderen ausge-
wählten Erkrankungen.
Stressoren im Arbeitsleben – Partnerschaft und Familie als
Stressor.
Kardiologische Diagnostik „als ärztliches Gespräch". Kardio-
logische Intensivstation als Stressor.
„Stress" in den Medien und durch die Medien.
Wie wirken Stressoren? Ist psychosozialer Stress meßbar?
Medikamentöse Prävention und Therapie von „Stress".
Sozialtherapeutische Maßnahmen und sozialpolitische
Konsequenzen.

Inhaltsübersicht: Versuch einer kritischen Bestandsaufnahme
zu einem Mode-Thema. – Gesicherte epidemiologische
Daten. – On Risk Factors for Premature Myocardial Infarction
in Middle-Aged Building Construction Workers – a Comparison with Other Selected Illnesses. – Stressoren im Arbeitsleben? Partnerschaft und Familie als Stressor? – Kardio-
gische Diagnostik, das ärztliche Gespräch, kardiologische
Intensivstation als Stressor? – „Stress" in den Medien und
durch die Medien. – Wie wirken Stressoren? Ist psychosozialer
Stress meßbar? Medikamentöse Prävention und Therapie von
„Stress". – Sozialtherapeutische Maßnahmen und sozialpolitische Konsequenzen.

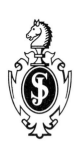

Springer-Verlag
Berlin
Heidelberg
New York

M. J. Halhuber, R. Günther, M. Ciresa

EKG-Einführungskurs

Eine praktische Propädeutik der klinischen Elektrokardiographie
Unter Mitwirkung von P. Schumacher, W. Newesely

1978. 6., ergänzte Auflage. 98 Abbildungen, 7 Tabellen.
VIII, 164 Seiten
DM 24,–; US $ 12.00   ISBN 3-540-08573-4

Das vorliegende Buch ist eine für Ärzte und Studenten
verfaßte Einführung in die Grundlagen der klinischen
Elektrokardiographie, wobei die vektorielle Deutung als
Leitfaden dient. Besonders schwierige Bereiche, wie
z.B. die Differentialdiagnostik des Infarktes, werden
durch schematische Vereinfachungen mit zum Teil
zweifarbigen Zeichnungen verständlich gemacht. Mit
ihrer 20jährigen Lehr- und Kurserfahrung ist es den
Autoren gelungen, in die für den Anfänger erfahrungsgemäß besonders spröde Materie einzuführen und für
das EKG in der Praxis Verständnis aber auch Kritik zu
fördern. Auf die Grenzen der EKG-Befundung in der
Praxis wird in einem Schlußkapitel aufmerksam gemacht.
Auch diese jetzt vorliegende 6. Auflage kann als Text-
buch für die EKG-Einführungskurse der Autoren auf
ärztlichen Fortbildungsveranstaltungen gelten.

Inhaltsübersicht: Die vektorielle Betrachtungsweise. –
Die üblichen EKG-Ableitungen und ihre Beziehung
zueinander. – Die Deutung der „elektrischen" Lage des
Herzens. – Das normale Elektrokardiogramm, Beschrei-
bung und Grenzbefunde. – Gedächtnishilfe zur systema-
tischen EKG-Beschreibung und Beurteilung. – Ventri-
kuläre Leitungsstörungen – Schenkelblockbilder. – Das
WPW-Syndrom. – Das EKG bei Hypertrophie einzelner
Herzteile. – Das Herzinfarkt-EKG. – Die Endteilver-
änderungen. – Das Belastungs-EKG. – Diagnostik der
Herzrhytmusstörungen im EKG. – Das Schrittmacher-
EKG. – Das EKG des Kindes. – Zur Technik des EKG-
Schreibens. – Abschließende Warnungen zur EKG-
Diagnostik.

Preisänderungen vorbehalten

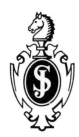

Springer-Verlag
Berlin
Heidelberg
New York